DAS GROSSE

CADMOS

HANDBUCH

Pferde

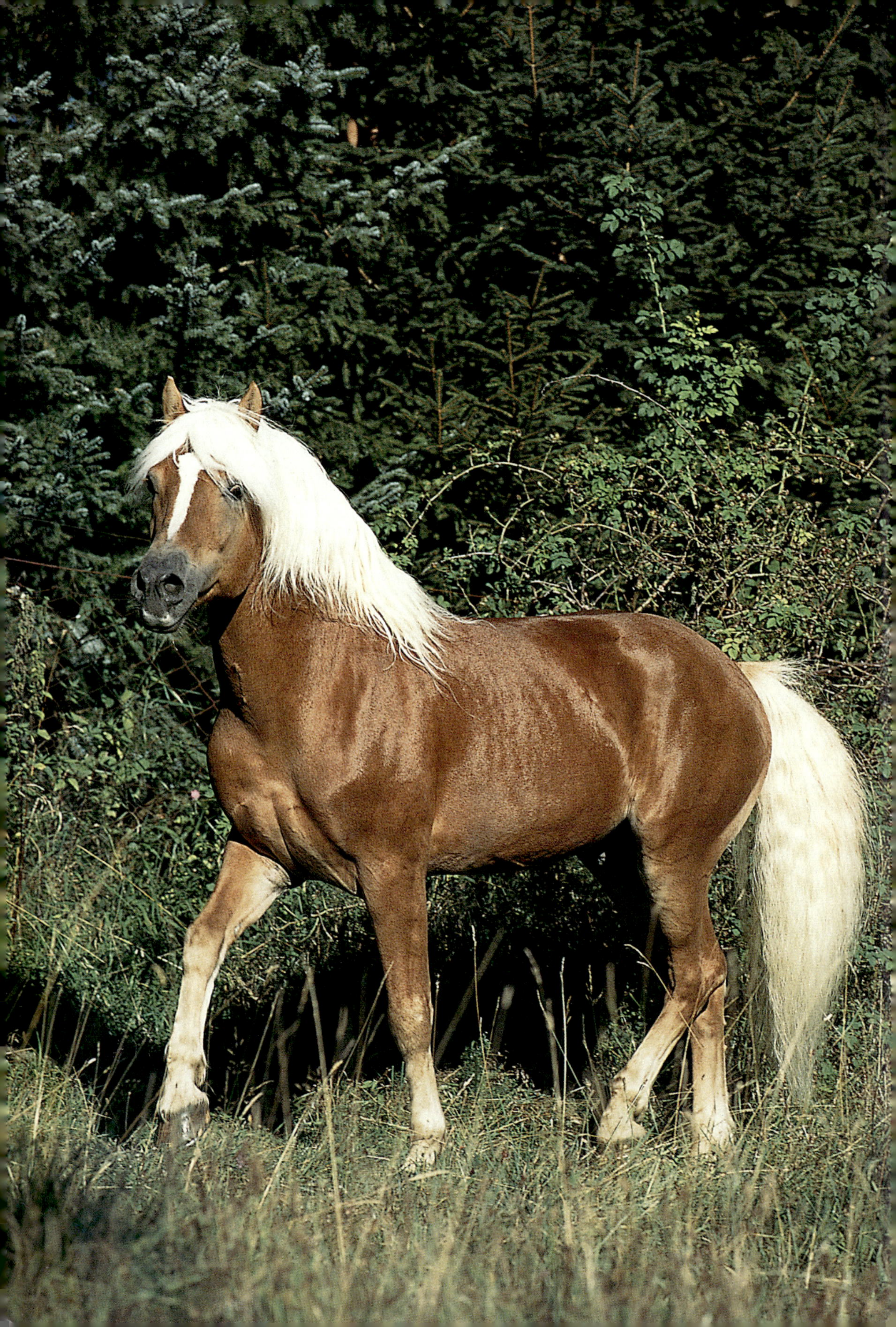

DAS GROSSE

CADMOS

HANDBUCH

Pferde

- RASSEN
- PFLEGE
- TRAINING
- GESUNDHEIT
- HALTUNG
- FÜTTERUNG

von Karin Drewes / Dr. med. vet. Karl Blobel

CADMOS

Gestaltung: Ravenstein + Partner
Titelfoto: Slawik
Fotos ohne Fotonachweis: Schmelzer
Druck: Nørhaven, Viborg

Printed in Denmark

ISBN 3-86127-422-1

INHALT

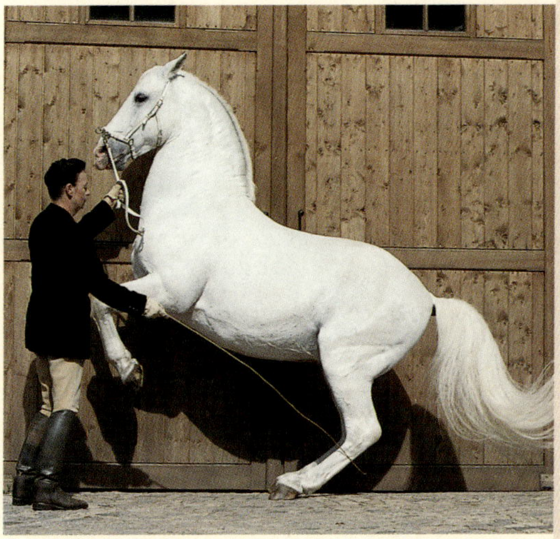

INHALT

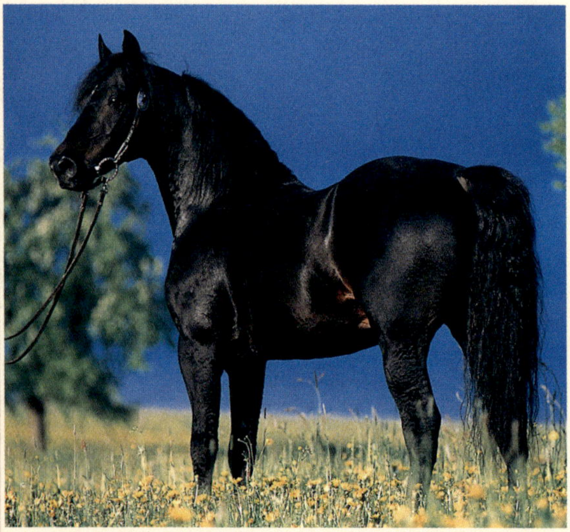

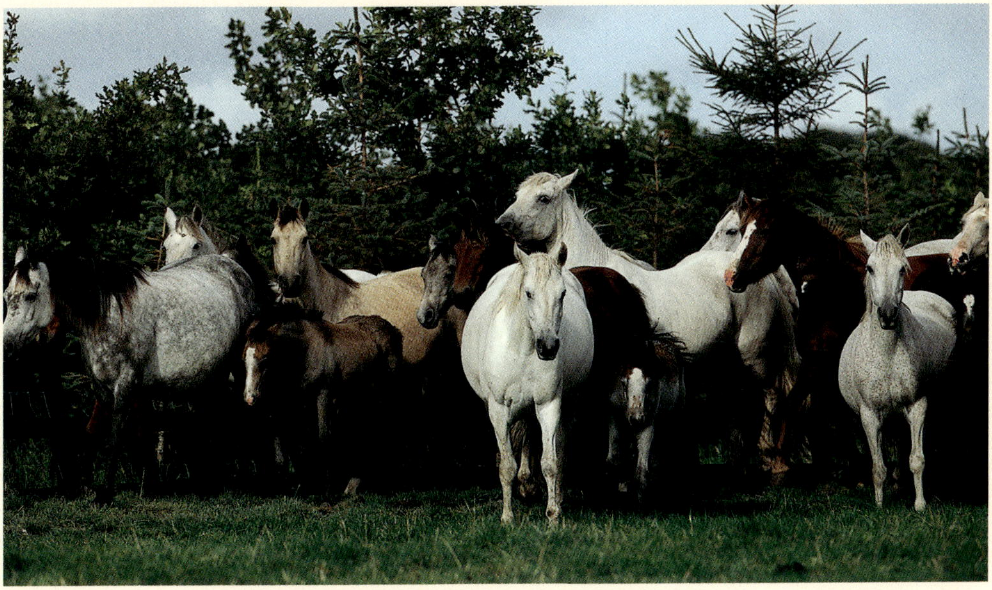

INHALT

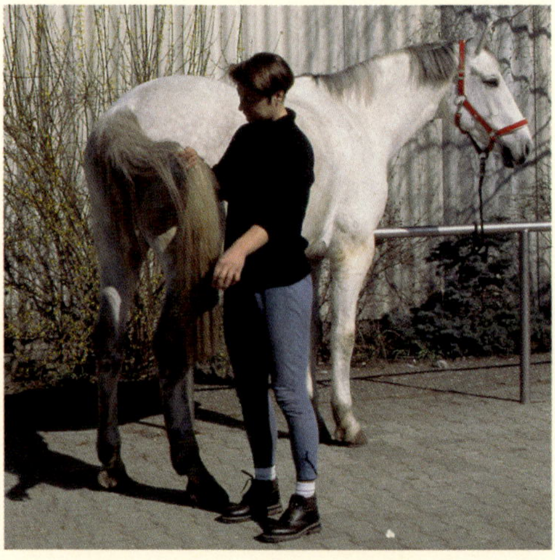

Vorwort

Das Pferd ist von Natur aus ein Herdentier und sehr auf soziale Kontakte innerhalb einer stabilen Rangordnung angewiesen. Als ehemaliges Steppentier ist es außerdem daran gewöhnt, sich auf der Suche nach Nahrung und zur Beschäftigung rund um die Uhr frei bewegen zu können. Die heutigen Haltungsbedingungen – im Stall und auf der Weide – entsprechen diesen Grundbedürfnissen oft nur sehr eingeschränkt.

Einander fremde Pferde müssen erst lernen, sich zu verständigen, sich unterzuordnen oder Führungspositionen zu übernehmen. Viele Weiden sind zu üppig bewachsen, nehmen den Pferden den Bewegungsanreiz, lassen sie zu viel fressen und begünstigen Verhaltensstörungen oder schwere Krankheiten.

Der Grundstock für ein gesundes Pferdeleben wird schon in den ersten Lebenstagen gelegt. Durch Auslauf an frischer Luft wird das gesamte Atemsystem trainiert und das Herz leistungsfähig: Bei jedem Galopp über eine große Weide wird die Elastizität der Lunge gefördert und der Kreislauf gefordert. Das Immunsystem des Fohlens wird sensibilisiert, sodass das heranwachsende Pferd weit weniger krankheitsanfällig ist als ein Fohlen, das größtenteils im Stall aufwächst. Reichlich Bewegung ist außerdem die beste Vorbeugung gegen spätere Erkrankungen der Gliedmaßen.

Verfolgen wir unser Fohlen weiter auf seinem Lebensweg. Lassen wir dabei nicht zu, dass der – leicht abgeänderte – Ausspruch Eugen Roths „Das Fohlen erblickt das Licht der Welt und es wird wahrscheinlich der einzige Lichtblick gewesen sein“ weder in der Pferdezucht noch bei uns, die wir die Pferde lieben, seine Berechtigung findet. Ganz gleich, wie sich das Schicksal des einzelnen Pferdes entscheidet, ob es Freizeitpartner oder Hochleistungssportler wird.

Den vielfältigen Nutzungsmöglichkeiten ist es zu verdanken, dass das Pferd die Industrialisierung überlebt hat. Von Jahr zu Jahr wächst die Schar der Freizeitreiter. Der uralte Pferdesport, der schon bei den Olympischen Spielen der Antike betrieben wurde, lockt auch heute noch Millionen Zuschauer auf die Tribünen der Dressur- und Springplätze oder vor den Fernseher. Die Gesundheit des Pferdes ist dabei die zentrale Voraussetzung für das Freizeiterlebnis des Menschen.

Unschätzbar ist der Wert all der vielen unbekannten Pferde und Ponys für jene Reiter, die nicht mehr wollen als den Kontakt mit dem Tier und der Natur. Man kann nur voll Bewunderung und Demut zur Kenntnis nehmen, auf welche vielfältige Weise die Pferde zum Wohle des Menschen genutzt werden.

Dr. med.vet. Karl Blobel

Einleitung

Seit Jahrtausenden bedient sich der Mensch des Pferdes, dieses freien und stolzen, dieses zugleich furchtsamen und scheuen, aber auch erhabenen und dennoch zutraulichen Wesens.

Der Mensch hat das Pferd domestiziert. Die Pferde leben in unseren Ställen, und dennoch haftet der Duft der Freiheit immer an ihnen, und diesen Duft verspüren wir. Dies ist wohl auch das Geheimnis, das letztlich die Faszination des Zusammenseins mit Pferden ausmacht.

Pferde leben auch heute noch in zwei Welten: Zum einen in der Obhut des Menschen, die Sicherheit vor Feinden, Futter und einen Stall verheißt, die aber auch Unterordnung und Gehorsam bedeutet. Zum anderen leben sie in der Sehnsucht nach unendlicher Weite und freier, ungehemmter Bewegung.

Diese Sehnsucht nach Freiheit findet der aufmerksame Betrachter im Auge des Pferdes, in seinem Blick, der in die Ferne zu schweifen scheint. Dieser Urinstinkt der Pferde, den sie sich über Jahrtausende bewahrt haben, wehrt sich gegen jede Fessel, die ihren Bewegungsdrang einzuengen droht. Zudem verfügen Pferde über eine ganze Reihe hoch entwickelter Sinne, die ihnen in der Wildbahn nicht nur das Überleben sicherten, sondern auch die Grundlage für ein differenziertes Sozialverhalten im Herdenverband bilden.

Jeder Mensch, der sich mit dem Pferd beschäftigt, übernimmt Verantwortung für ein Lebewesen mit fest verwurzelten Instinkten und ganz bestimmten Ansprüchen an seinen Lebensraum. Das Wissen um diese zentralen Bedürfnisse und spezifischen Eigenarten bildet die Basis dafür, dass der Mensch dem Pferd auch heute noch ein gutes, ein so weit wie möglich artgerechtes und gesundes Leben ermöglichen kann.

Das Cadmos Handbuch Pferd vermittelt dieses komplexe Wissen rund um Haltung, Fütterung, Pflege und Training und gibt zugleich einen Einblick in die Vielfalt der vom Menschen geschaffenen Pferderassen, die für verschiedenste Nutzungen jeweils besonders geeignet sind.

Das Wissen ist die eine Seite, das Fühlen eine andere: Es tut unserer Seele einfach gut, Pferde zu beobachten, wie sie sind, wenn sie Pferd sein dürfen. Verweilen wir einen Augenblick am Weidezaun, gerade so lange, bis das Pferd unsere Gegenwart vergessen hat. Genießen wir den Anblick von der Schönheit der freien Bewegung, spüren auch wir ein Stück von der Freiheit, die das Pferd ewig sucht, und tauchen wir ein in die Welt der Pferde.

Karin Drewes

Ethisches und Rechtliches

Seit rund 5000 Jahren steht das Pferd im Dienste des Menschen. Die Entwicklungsgeschichte des Pferdes war und ist eng verbunden mit der sozialen, wirtschaftlichen und politischen Entwicklung der menschlichen Zivilisation.

Heute, wo das Pferd nicht nur Arbeitstier, sondern vor allem auch Sport- und Freizeitpartner geworden ist, stellen sich mehr denn je die Fragen: In welchem Ausmaß darf der Mensch das Pferd für seine Zwecke nutzen? Wann läuft der Mensch Gefahr, die Achtung vor dem Geschöpf Pferd zu verlieren?

So schwierig es ist, eindeutige und für alle Pferdefreunde verbindliche Antworten zu finden: Es geht grundsätzlich um die ethischen Dimensionen im Verhältnis Mensch-Pferd. Vor diesem Hintergrund hat die Deutsche Reiterliche Vereinigung e.V. (FN) 1995 die folgenden ethischen Grundsätze erarbeitet und verabschiedet:

Die ethischen Grundsätze des Pferdesfreundes

1. Wer auch immer sich mit dem Pferd beschäftigt, übernimmt die Verantwortung für das ihm anvertraute Lebewesen.

2. Die Haltung des Pferdes muß seinen natürlichen Bedürfnissen angepaßt sein.

3. Der physischen wie psychischen Gesundheit des Pferdes ist unabhängig von seiner Nutzung oberste Bedeutung einzuräumen.

4. Der Mensch hat jedes Pferd gleich zu achten, unabhängig von dessen Rasse, Alter und Geschlecht sowie Einsatz in Zucht, Freizeit oder Sport.

5. Das Wissen um die Geschichte des Pferdes, um seine Bedürfnisse sowie die Kenntnisse im Umgang mit dem Pferd sind kulturgeschichtliche Güter. Diese gilt es zu wahren und zu vermitteln und nachfolgenden Generationen zu überliefern.

6. Der Umgang mit dem Pferd hat eine persönlichkeitsprägende Bedeutung gerade für junge Menschen. Diese Bedeutung ist stets zu beachten und zu fördern.

7. Der Mensch, der gemeinsam mit dem Pferd Sport betreibt, hat sich und das ihm anvertraute Pferd einer Ausbildung zu unterziehen. Ziel jeder Ausbildung ist die größtmögliche Harmonie zwischen Mensch und Pferd.

8. Die Nutzung des Pferdes im Leistungs- sowie im allgemeinen Reit-, Fahr- und Voltigiersport muß sich an seiner Veranlagung, seinem Leistungsvermögen und seiner Leistungsbereitschaft orientieren. Die Beeinflussung des Leistungsvermögens durch medikamentöse sowie nicht pferdegerechte Einwirkung des Menschen ist abzulehnen und muß geahndet werden.

9. Die Verantwortung des Menschen für das ihm anvertraute Pferd erstreckt sich auch auf das Lebensende des Pferdes. Dieser Verantwortung muß der Mensch stets im Sinne des Pferdes gerecht werden.

(mit freundlicher Genehmigung
der FN – Deutsche Reiterliche Vereinigung e.V.)

Tierschutzgesetz

Der Umgang mit Pferden bzw. mit Tieren allgemein ist auch gesetzlich geregelt. Von praktischer Bedeutung für den Pferdehalter sind vor allem die Paragraphen 1, 2 und 3 des Tierschutzgesetzes:

§ 1

Zweck dieses Gesetzes ist es, aus der Verantwortung des Menschen für das Tier als Mitgeschöpf dessen Leben und Wohlbefinden zu schützen. Niemand darf einem Tier ohne vernünftigen Grund Schmerzen, Leiden oder Schäden zufügen.

§ 2

Wer ein Tier hält, betreut oder zu betreuen hat,

1. muß das Tier seiner Art und seinen Bedürfnissen entsprechend angemessen ernähren, pflegen und verhaltensgerecht unterbringen,
2. darf die Möglichkeit des Tieres zu artgemäßer Bewegung nicht so einschränken, daß ihm Schmerzen oder vermeidbare Leiden oder Schäden zugefügt werden,
3. muß über die für eine angemessene Ernährung, Pflege und verhaltensgerechte Unterbringung des Tieres erforderlichen Kenntnisse und Fähigkeiten verfügen.

§ 3

Es ist verboten,

1. einem Tier außer in Notfällen Leistungen abzuverlangen, denen es wegen seines Zustandes offensichtlich nicht gewachsen ist oder die offensichlich seine Kräfte übersteigen,

1a. einem Tier, an dem Eingriffe und Behandlungen vorgenommen worden sind, die einen leistungsmindernden körperlichen Zustand verdecken, Leistungen abzuverlangen, denen es wegen seines körperlichen Zustandes nicht gewachsen ist,

1b. an einem Tier im Training oder bei sportlichen Wettkämpfen oder ähnlichen Veranstaltungen Maßnahmen, die mit erheblichen Schmerzen, Leiden oder Schäden verbunden sind und die die Leistungsfähigkeit von Tieren beeinflussen können, sowie an einem Tier bei sportlichen Wettkämpfen oder ähnlichen Veranstaltungen Dopingmittel anzuwenden,

2. ein gebrechliches, krankes, abgetriebenes oder altes, im Haus, Betrieb oder sonst in Obhut des Menschen gehaltenes Tier, für das ein Weiterleben mit nicht behebbaren Schmerzen oder Leiden verbunden ist, zu einem anderen Zweck als zur unverzüglichen schmerzlosen Tötung zu veräußern oder zu erwerben; dies gilt nicht für die unmittelbare Abgabe eines kranken Tieres an eine Person oder Einrichtung, der eine Genehmigung nach § 8 und, wenn Ausnahmegenehmigung nach § 9 Abs. 2 Nr. 7 Satz 2 für Versuche an solchen Tieren erteilt worden ist,

3. ein im Haus, Betrieb oder sonst in Obhut des Menschen gehaltenes Tier auszusetzen oder es zurückzulassen, um sich seiner zu entledigen oder sich der Halter- und Betreuerpflicht zu entziehen,

4. ein gezüchtetes oder aufgezogenes Tier einer wildlebenden Art in der freien Natur auszusetzen oder anzusiedeln, das nicht auf die zum Überleben in dem vorgesehenen Lebensraum erforderliche artgemäße Nahrungsaufnahme vorbereitet und an das Klima angepaßt ist; die Vorschriften des Jagdrechts und des Naturschutzrechts bleiben unberührt,

5. ein Tier auszubilden oder zu trainieren, sofern damit erhebliche Schmerzen, Leiden oder Schäden für das Tier verbunden sind,

6. ein Tier zu einer Filmaufnahme, Schaustellung, Werbung oder ähnlichen Veranstaltungen heranzuziehen, sofern damit Schmerzen, Leiden oder Schäden für das Tier verbunden sind,

7. ein Tier an einem anderen lebenden Tier auf Schärfe abzurichten oder zu prüfen,

8. ein Tier auf ein anderes Tier zu hetzen, soweit dies nicht die Grundsätze weidgerechter Jagdausübung erfordern,

8a. ein Tier zu einem derartig aggressiven Verhalten auszubilden oder abzurichten, daß dieses Verhalten
   a) bei ihm selbst zu Schmerzen, Leiden oder Schäden führt oder
   b) im Rahmen jeglichen artgemäßen Kontaktes mit Artgenossen bei ihm selbst oder einem Artgenossen zu Schmerzen oder vermeidbaren Leiden oder Schäden führt oder
   c) seine Haltung nur unter Bedingungen zuläßt, die bei ihm zu Schmerzen oder vermeidbaren Leiden oder Schäden führen,

9. einem Tier durch Anwendung von Zwang Futter einzuverleiben, sofern dies nicht aus gesundheitlichen Gründen erforderlich ist,

10. einem Tier Futter darzureichen, das dem Tier erhebliche Schmerzen, Leiden oder Schäden bereitet,

11. ein Gerät zu verwenden, das durch direkte Stromeinwirkung das artgemäße Verhalten eines Tieres, insbesondere seine Bewegung, erheblich einschränkt oder es zur Bewegung zwingt und dem Tier dadurch nicht unerhebliche Schmerzen, Leiden oder Schäden zufügt, soweit dies nicht nach bundes- oder landesrechtlichen Vorschriften zulässig ist.

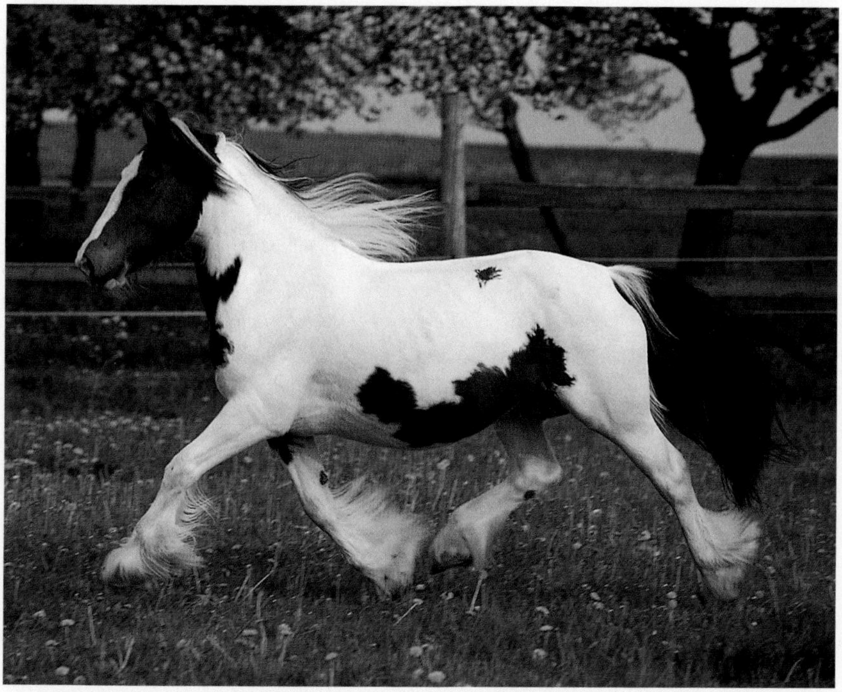

Pferderassen

Die drei Urtypen unserer Pferderassen

In vorchristlicher Zeit machte die Nutzung von Pferden es möglich, Kulturen aufzubauen und zu verbreiten. Als Beispiele seien nur die Indianer Nordamerikas oder auch Dschingis Khan genannt, der von der Mongolei aus ein Weltreich eroberte. In beiden Fällen entstanden bleibende Pferdekulturen.

Zwar ist das Rad schon recht früh erfunden worden, aber genauso gut ist es möglich, dass wandernde Nomaden Pferde mit Gepäck beluden und sich selbst reitend fortbewegten. Sicher ist jedenfalls, dass genau diese Nomaden um 1800 v. Chr. Pferde vor Streitwagen spannten und damit über eine enorm wirksame Kriegswaffe verfügten.

Es gilt als erwiesen, dass alle leichten Pferderassen der Welt auf die drei Urtypen zurückzuführen sind: das Arabische Pferd, den Berber und den Andalusier. Sobald das Pferd domestiziert und die Kastration erfunden war, griff der Mensch ein und züchtete: Das Pferd wurde immer größer, schneller, stärker und schöner.

Arabisches Pferd

Das Arabische Pferd ist die älteste Pferderasse der Welt und gilt als die schönste und vollkommenste in Charakter und äußerer Erscheinung. Dieses Pferd wurde über Jahrtausende mit besonderer Sorgfalt gezogen und nimmt bis heute Einfluss auf sehr viele Pferde- und Ponyrassen. Die gesamte Vollblutzucht beruht auf zwölf arabischen Hengsten.

Araber
Foto: Slawik

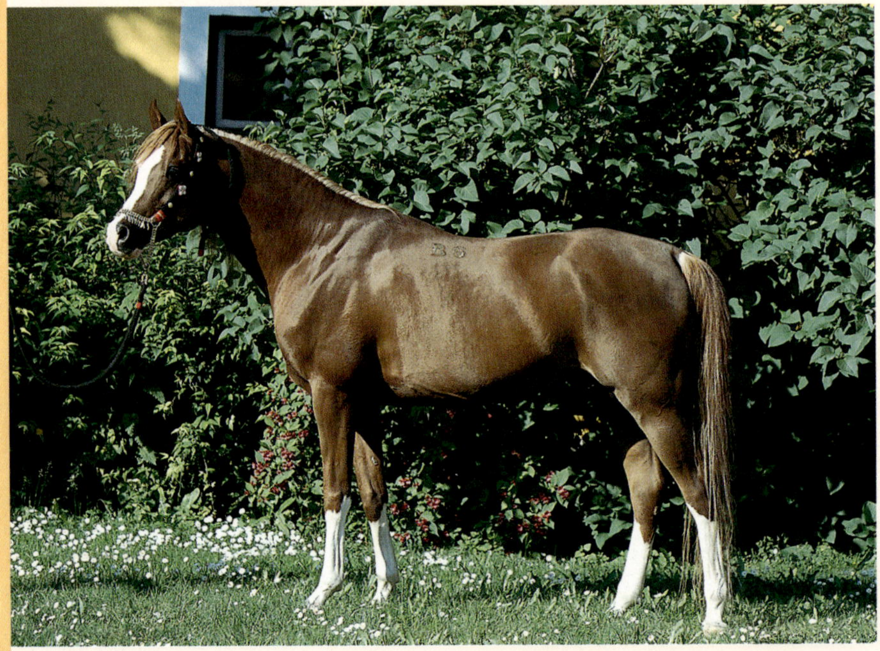

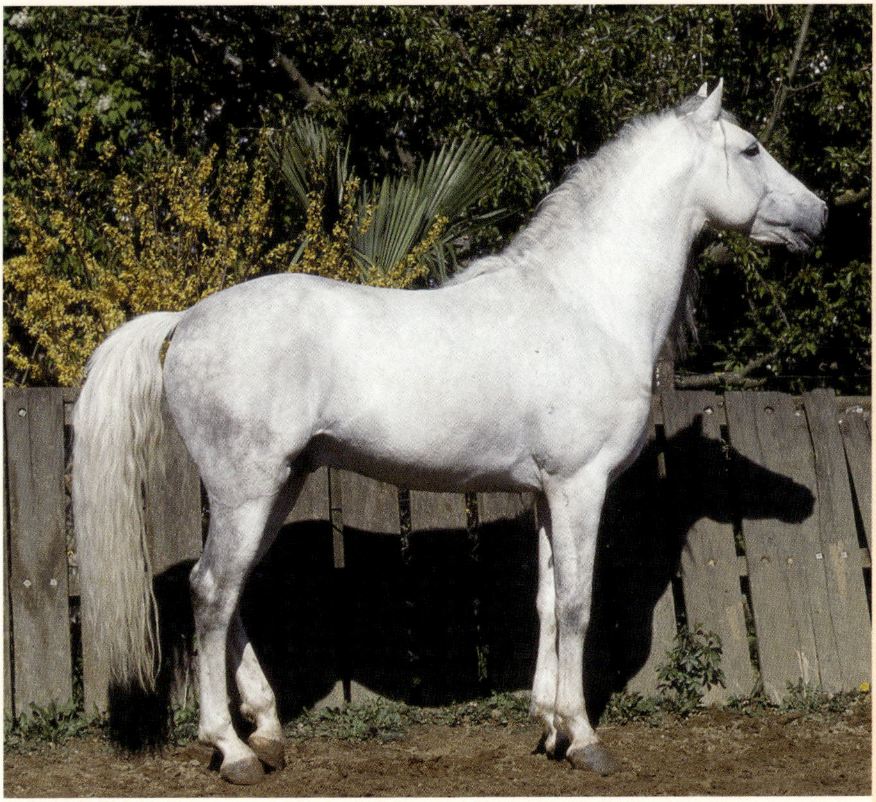

Auch ein Wüstenpferd, aber keine Ähnlichkeit zum Araber: Der Berber. Foto: Slawik

Berber

Der Berber als die zweite Gründerrasse ist wie der Araber ein Wüstenpferd, doch vom Typ her haben die beiden Rassen nicht die geringste Ähnlichkeit miteinander. Der Berber soll ursprünglich aus Marokko stammen und somit großen Einfluss auf die Entstehung des spanischen Andalusiers sowie vieler weiterer europäischer Rassen ausgeübt haben.

Andalusier

Der dritte Urtyp des Pferdes ist der Andalusier, der gemäß den Bestimmungen des spanischen Heeresministeriums, das als Zuchtverband fungiert, „Caballo de Pura Raza Espanola" (PRE) genannt wird – das „Pferd reiner spanischer Rasse".

Das Zentrum der spanischen Pferdezucht liegt im alten Spanien: in Jerez de la Frontera, Cordoba und Sevilla. Die Entstehung des Andalusiers ist nicht genau geklärt; man weiß allerdings, dass vor der Eiszeit die Straße von Gibraltar eine Landbrücke zwischen Spanien und Afrika war. Über diese Brücke sind möglicherweise Berberpferde von Afrika nach Spanien gelangt, und während der Araberherrschaft 711 bis 1492 vermischten sich die spanischen Pferde mit denen berberischen Ursprungs.

Zu den typischen Markenzeichen des Andalusiers zählen der seidige Schweif und die lang wallende Mähne.

Die Pferde der Barockzeit (1580 – 1750)

Der Einfluss des Spanischen Pferdes auf die Lipizzaner, Friesen, Frederiksborger und Kladruber ist unverkennbar. Die prunkvolle Barockzeit brachte einen Pferdetyp heraus, der kompakt, mit kräftiger Hinterhand ausgestattet und trotzdem elegant war. An den europäischen Adelshäusern war es in Mode gekommen, sich mit prunkvollen Paraden und Zirkusspielen zu überbieten, und so zogen diese Pferde in fast allen Marställen ein. Viele züchteten auf der Basis von Andalusiern und Neapolitanern eigene Rassen, wie eben den dänischen Frederiksborger, den kräftigen Kladruber aus Böhmen oder den Lipizzaner.

Auch in den englischen Marställen standen Barockpferde. Die Briten jedoch frönten mehr der Sport- und Wettbegeisterung in Jagd und Rennen. Während sich die Züchter auf dem Kontinent um den so genannten „spanischen Tritt", um hoch gewölbte Hälse und Eleganz, gepaart mit spanischem Temperament, bemühten, entschieden sich die Briten für die Zucht der schnellsten Pferde: das Englische Vollblut entstand.

Heutzutage ist von den einst so heiß begehrten Barockpferden nicht viel geblieben. Viele der damaligen Rassen sind verschwunden, manchmal sind nur noch wenige Tiere erhalten geblieben, mit denen jetzt eine Rückzüchtung versucht wird.

Denn wer sieht sie nicht gern in der Hohen Schule der Dressur, die edlen Barockpferde mit ihrem ausdrucksvollen, rhythmischen Schritt, dem schwungvollen, kadenzierten Trab und dem versammelten Galopp? Kein Wunder, dass Auftritte mit Andalusiern und Lipizzanern auf Schauveranstaltungen inzwischen wieder Hochkonjunktur haben.

Frederiksborger

Im 16. Jahrhundert war Dänemark einer der Hauptlieferanten für Barockpferde an die europäischen Fürstenhäuser. Dänemarks Pferde, die Frederiksborger, stammen aus einem Gestüt, das König Frederik II. im Jahr 1562 gründete.

Auch die Ursprünge dieses eleganten, vorwiegend für die hohen Lektionen der Dressur geeigneten Pferdes gehen auf das spanische Pferd zurück. Der Schimmelhengst Pluto, der 1765 im Königlich Dänischen Gestüt Frederiksborg geboren wurde, war der Gründer der namensgleichen Lipizzanerlinie und führte zu einem Exportboom. Im 19. Jahrhundert kreuzte man östliche und englische Halbbluthengste mit Frederiksborgern und züchtete so ein lebhaftes Reitpferd. Heute ist diese dänische Barockpferderasse fast ausgestorben.

Friese

Der Friese stammt aus Ostfriesland in den Niederlanden, wird aber mittlerweile auch in Deutschland intensiv gezüchtet. Die „schwarzen Perlen" erregen Aufsehen, wo immer sie auftauchen. Einkreuzungen mit östlichem Blut und Andalusiern – die Spanier besetzten die Niederlande während des Achtzigjährigen Krieges (1568-1648) – verbes-

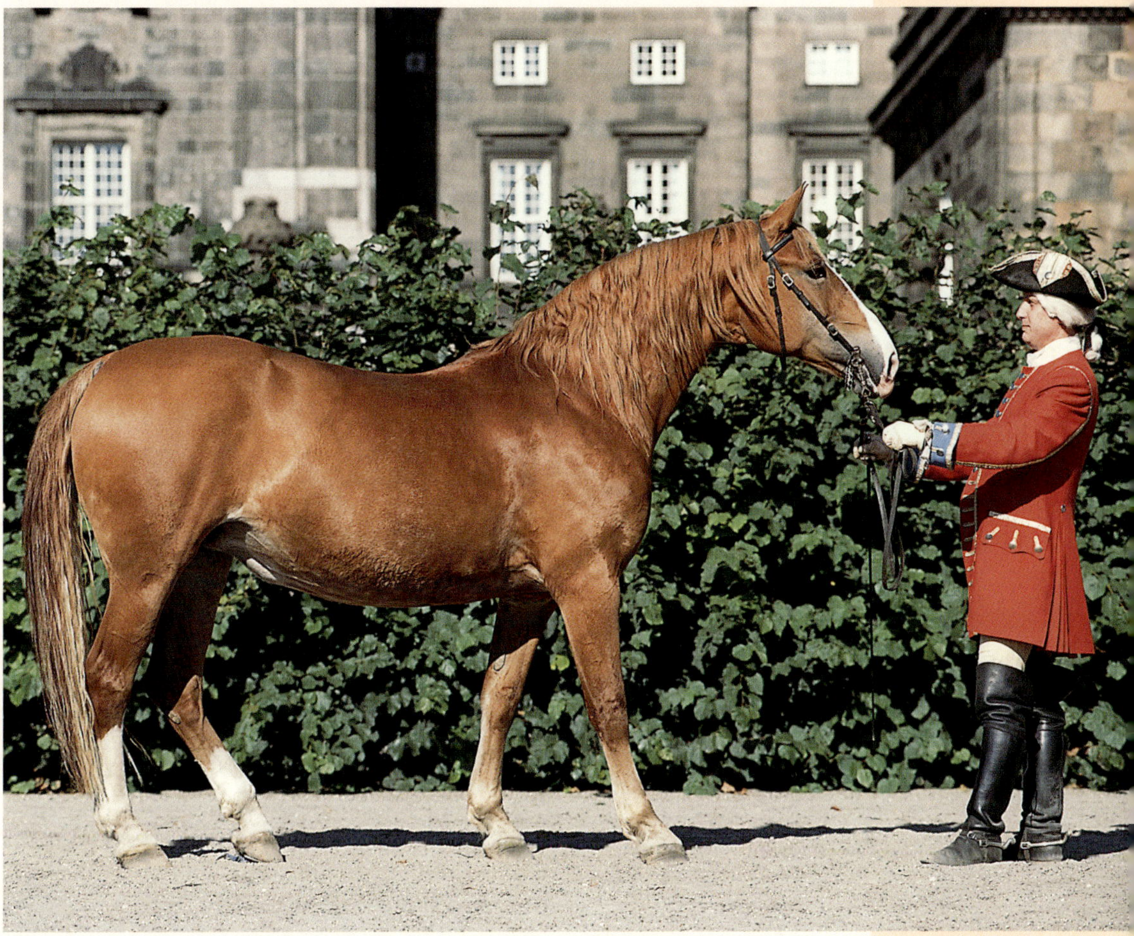

Frederiksborger
Foto: Slawik

serten die Rasse. Alle Friesen sind Rappen; Pferde anderer Farben oder mit Abzeichen werden nicht eingetragen.

Die Friesen beeinflussten viele weitere Zuchten. So besitzen zum Beispiel die Oldenburger einen gehörigen Schuss Friesenblut, und auch das jetzige Shire Horse, früher „Great Horse" genannt, ist nicht unwesentlich vom Friesen geprägt.

Genete

Der Genete war im 15. Jahrhundert das Kriegsross der Iberischen Halbinsel und entstand aus maurischen und hispanischen Pferden. Heute wird dieses intelligente, für die barocke Dressur prädestinierte Pferd aus Andalusiern und Berberpferden rückgezüchtet.

Kladruber

Das Hauptgestüt Kladrub, 1579 gegründet, gehört zu den ältesten noch bestehenden Gestüten der Welt und ist heute tschechisches Nationalgestüt.

Der Altkladruber war ein mächtiger Karossier, sein Aussehen majestätisch, imposant sein Schritt, der Trab mit hoher Knieaktion. Das Zuchtziel war die Produktion eines Repräsentations-

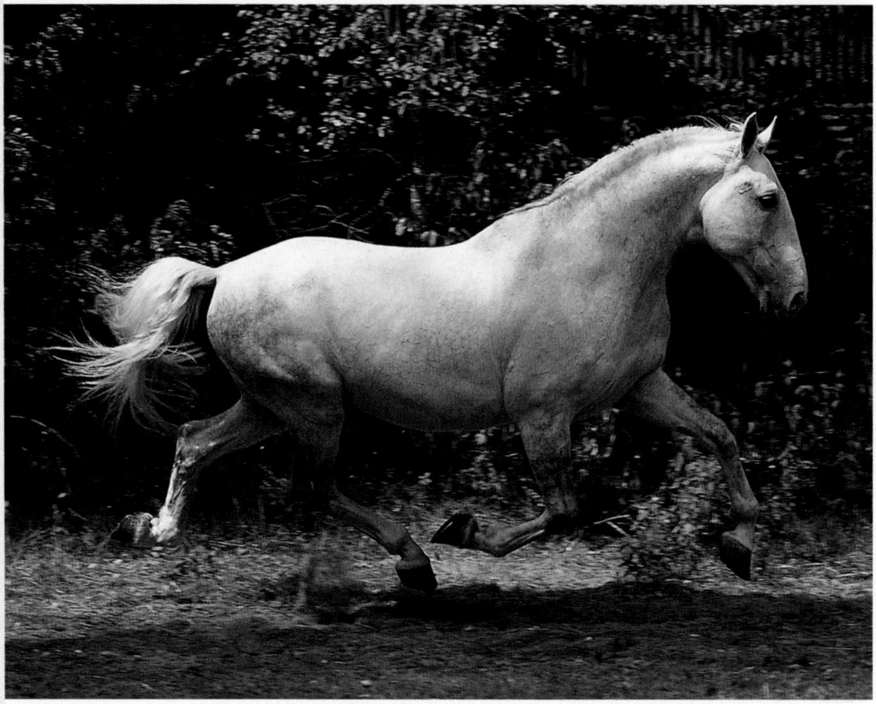

Kladruber
Foto: Slawik

karossiers, insbesondere für den Wiener Hof. Für die Hofzeremonien wurden Schimmel, für die kirchlichen Zeremonien wie Beerdigungen Rappen benötigt.

Eine kleine Herde Rappen steht heute im Gestüt der Forschungsstation für Pferdezucht in Slatinany. Die Schimmelherde, die auch durch Lipizzaner eine Blutauffrischung und damit Typveränderung erfahren hat, ist nach wie vor in den Anlagen von Kladrub beheimatet.

Knabstrupper

Wie der Frederiksborger stammt auch der gepunktete Knabstrupper aus Dänemark. Generell handelt es sich um ein eher grobes, aber dennoch gut zu handhabendes Pferd. Die Rasse – so wird erzählt – entstand in der Zeit der Napoleonischen Kriege und basiert auf einer getupften Stute namens Flaebehoppen, die spanischen Ursprungs gewesen sein soll. Flaebehoppen war bekannt für ihre Schnelligkeit. Ihr Besitzer ließ sie auf seinem Gestüt Knabstrup von Frederiksborger Hengsten decken und begründete somit die heute wieder beliebte Rasse.

Lipizzaner

Seinen Namen verdankt der Lipizzaner dem heute in Slowenien gelegenen Ort Lipica, wo 1580 Gestüt und Zucht gegründet wurden. Auf Befehl des Erzherzogs Karl II wurden 25 spanische Hengste und 24 Stuten importiert, um seinen Stall in Graz und den Marstall in Wien mit ausreichend großen Pferden zu beliefern. In der Reithalle, der

Spanischen Hofreitschule, benannt nach den spanischen Pferden, mit denen sie zuerst zu tun hatten, wurde der Adel im klassischen Reitstil unterrichtet.

Der Lipizzaner ist kein schnelles Pferd, aber aufgrund seiner kraftvollen Hinterhand für die Hohe Schule prädestiniert. Die Rasse soll auf fünf Gründerhengsten beruhen: Pluto (1765), ein weißer spanischer Hengst aus Frederiksborg, Conversano (1767), ein schwarzer Neopolitaner, dem falbfarbenen Kladruber Favory (1779), dem Araberschimmel Siglavy (1810) sowie Maestoso (1819), eine Kreuzung aus Neapolitaner und Spanier. Abkömmlinge aus all diesen Linien sind noch heute in der Spanischen Hofreitschule vertreten.

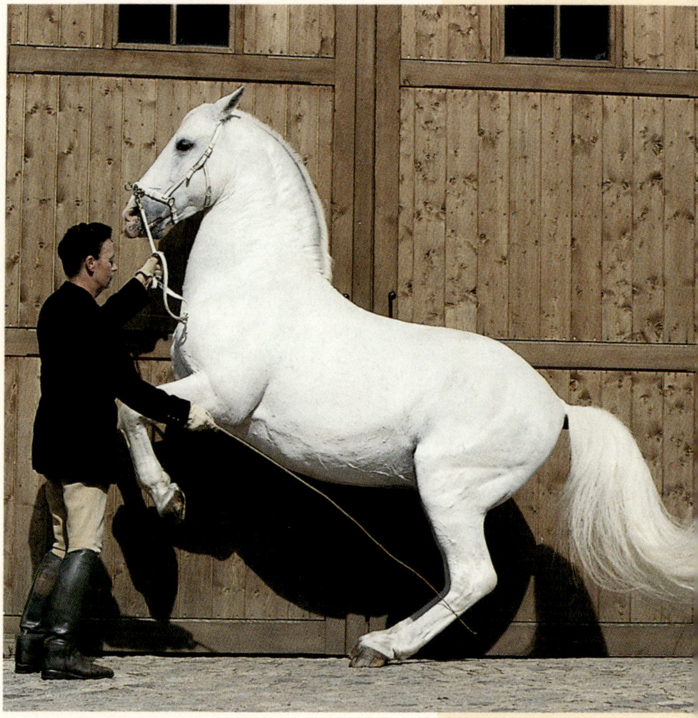

Lipizzaner
Foto: Slawik

Lusitano

Im Grunde genommen ist der Lusitano nichts anderes als das portugiesische Pferd der „Pura Raza Espanola" mit leichten Abweichungen. Aufgrund der Einkreuzung mit Arabern ist er hochbeiniger als sein spanischer Verwandter. Mit seiner Vielseitigkeit und dem Talent zur Hohen Schule der Dressur erfreut er sich zunehmender Beliebtheit.

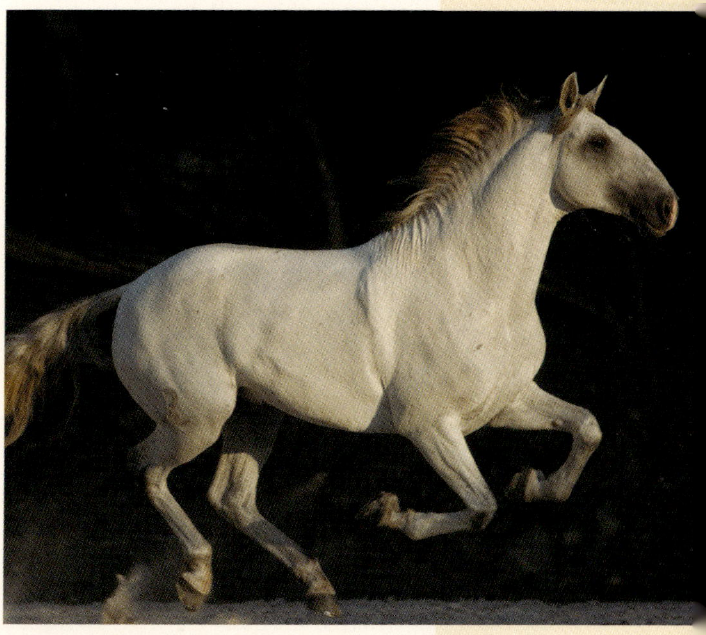

Lusitano
Foto: Slawik

Neapolitaner/Murgese

Der als stark und schön, aber eigenwillig beschriebene Neapolitaner ist nach dem 18. Jahrhundert ausgestorben. Der Murgese aus Apulien kann als sein Nachfahr angesehen werden und wird als schwerer Karossier, aber auch im barocken Typ gezüchtet. Die gesamte Rasse umfasst heute nur etwa 2000 Tiere.

Vollblüter

Für viele Menschen ist der Araber der Inbegriff des Pferdes überhaupt. Und tatsächlich: Ohne den Araber gäbe es das Warmblutpferd, wie wir es kennen, heute nicht. Viele Warmblutrassen weltweit, aber auch viele Ponyrassen wurden durch die Einkreuzung mit Arabern verbessert. Selbst einige Kaltblutrassen veredelte man durch die gezielte Zuführung von Araberblut.

Der Araber vererbte seine Stärken: Schnelligkeit, Ausdauer, Schönheit und Temperament. Wesentliche Impulse lieferten orientalische Pferde zum Beispiel auch für die Entwicklung des Englischen Vollblutes, das wiederum großen Einfluss auf die Zucht des modernen Reitpferdes ausübte.

Es ist nicht übertrieben: Der Araber ist das wichtigste Pferd in der Geschichte der Pferdezucht.

Achal-Tekkiner
Foto: Slawik

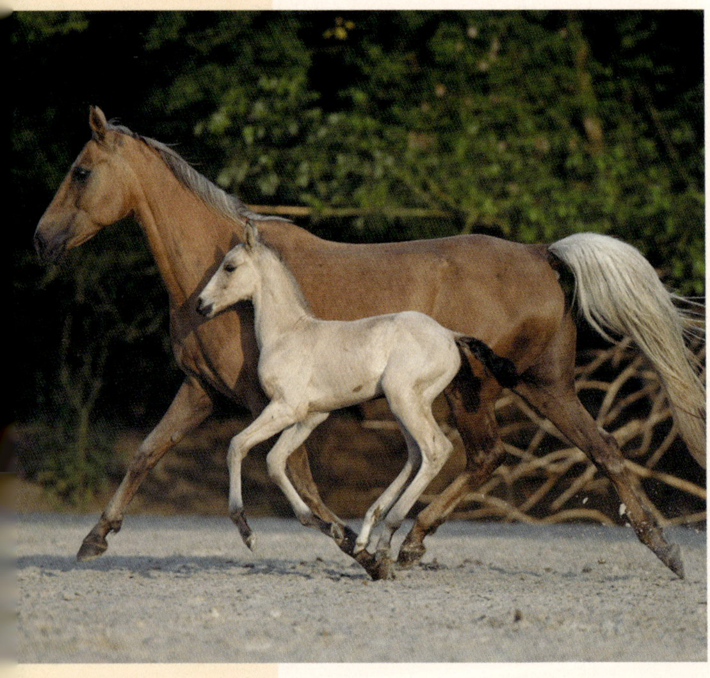

Anglo-Araber

Der Anglo-Araber stammt ursprünglich aus England, wird aber mittlerweile weltweit gezüchtet. Vom Araber geprägt ist er mit seiner Sanftheit, Ausdauer und Leistungsbereitschaft, vom Vollblüter hat er den Rahmen und die Schnelligkeit geerbt. Das Stockmaß soll zwischen 160 und 165 Zentimetern liegen.

Shagya-Araber

Der Shagya-Araber ist benannt nach dem Begründer der Rasse, dem arabischen Hengst Shagya. Der Hengst wurde 1830 in Syrien geboren und in das ungarische Gestüt Bàbolna exportiert. Der Shagya-Araber ist vielseitig verwendbar in allen Reitsportdisziplinen und auch vor der Kutsche. Sein Stockmaß liegt zwischen 150 und 160 Zentimetern.

Achal-Tekkiner

In seiner Erscheinung ist er unverwechselbar, seine Rasse ist wohl eine der ältesten der Welt. Der Achal-Tekkiner gilt als stur und soll alles andere als leicht zu handhaben sein. Gezogen wird er seit mehr als 3000 Jahren in den Oasen der turkmenischen Wüste im Norden des Iran sowie im gesamten mittelasiatischen Raum wie in Kirgisien, Kasachstan und Usbekistan. Seine durchschnittliche Größe beträgt 150 bis 160 Zentimeter. Es überwiegen Füchse mit goldenen Tönungen, aber auch silberne Tönungen, Falben und Isabellfärbungen sind möglich. Ebenso einzigartig wie der metallische Glanz seines Fells sind seine Gänge. Das Pferd läuft nicht, es gleitet in fließenden Bewegungen mit fast unbeweglichem Rücken über den Boden. Die

Ausdauer dieses in jeder Hinsicht außergewöhnlichen Pferdes ist selbst bei extremer Hitze phänomenal. Der moderne Achal-Tekkiner wird als Rennpferd, als Distanzpferd und in Russland auch als Dressur- und Springpferd gezogen.

Englisches Vollblut

Das Englische Vollblut verdankt seine Eigenschaften in erster Linie der Spielleidenschaft der Briten, die für ihre Rennen schnelle Pferde benötigten und zudem bei der Pferdezucht großes Talent bewiesen.

Vom 15. Jahrhundert an kamen immer mehr orientalische Pferde nach England und wurden mit Ponys gekreuzt. Die so entstandenen Stuten bildeten die Grundlage für die um 1700 begonnene Vollblutzucht. Das „General Studbook", das „Geschlossene Zuchtbuch", besteht seit 1791. Es handelt sich um reine Leistungszucht, da die Selektion nur auf Galopprennleistung beruht.

Die Stammväter der Zucht waren drei orientalische Hengste: Godolphin Barb, ein Berber aus Tunis, Byerley Turk aus der Türkei, wahrscheinlich ein Araber, und Darley Arabian, ein Wüstenaraber. Die Abstammung von allen heute rund 700.000 echten Englischen Vollblütern sind auf diese drei Hengste und ein paar Dutzend Stammstuten zurückzuführen.

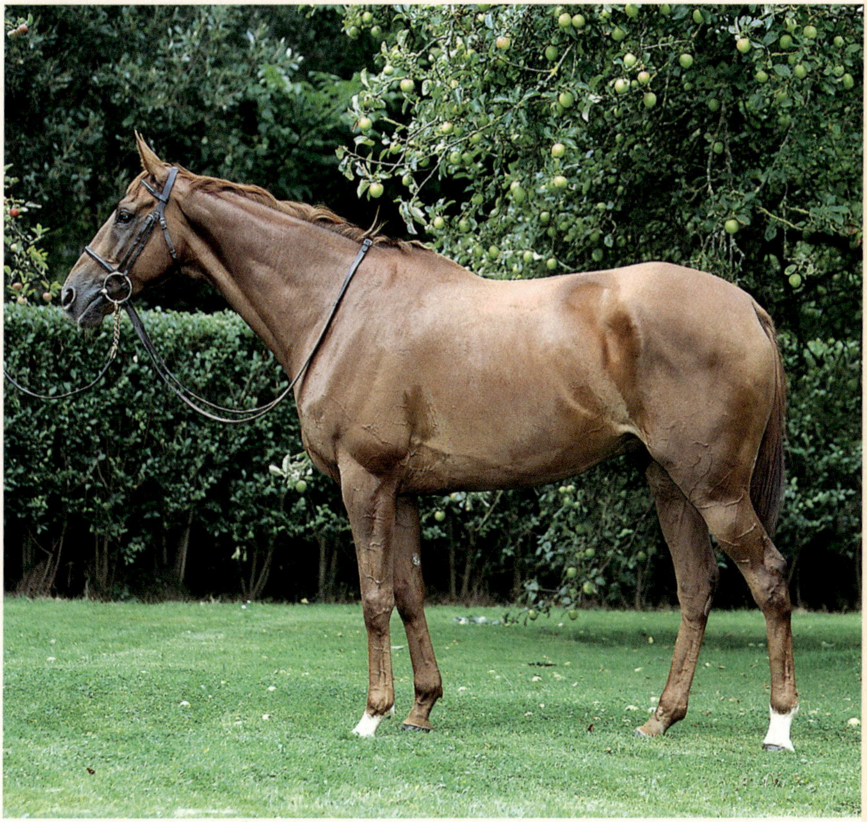

Englisches Vollblut
Foto: Slawik

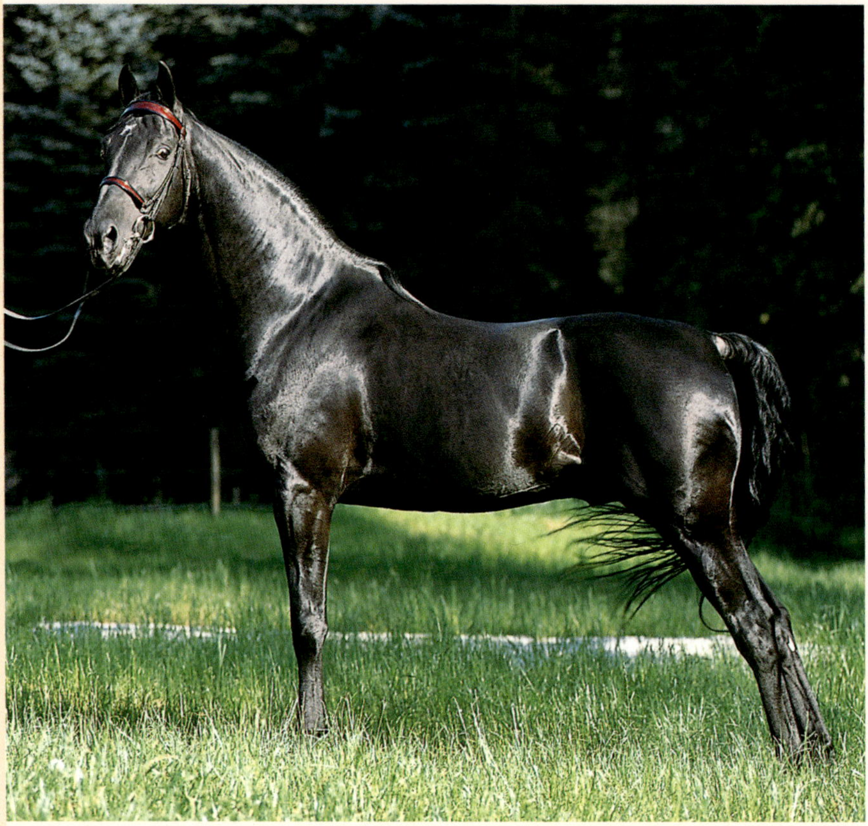

American Saddlebred
Foto: Slawik

Warmblüter

Als Warmblut bezeichnet man einen ganz bestimmten, edel gezogenen, größtenteils vom Englischen Vollblut beeinflussten Typ, der den Anforderungen des modernen Reitsports entspricht. Besonders erfolgreich in der Zucht moderner Warmblüter ist Deutschland.

Alt-Oldenburger

Einst als schweres Warmblut ein hervorragendes Zugpferd, durch die Umzüchtung zum modernen Sportpferd heute kaum noch Bedeutung.

American Saddlebred

Das American Saddlebred entwickelte sich im 19. Jahrhundert in den Südstaaten der USA. Das elegante, vielseitige Pferd wurde gern von den Ranchern zur Farmarbeit benutzt. Sein ausdrucksvoller Gang ist ein Erbe der spanischen Pferde, die Schnelligkeit und Schönheit stammen vom Vollblüter. Modebedingt wurde an der Unterseite des ohnehin hoch getragenen Schweifes ein chirurgischer Eingriff vorgenommen – eine Manipulation, die in Deutschland verboten ist. Außerdem lässt man in den USA die Hufe überlang wachsen und beschlägt sie dann mit Gewichtseisen, um die Gänge noch spektakulärer erscheinen zu lassen. Schade eigentlich; denn der moderne American Saddlebred, ein Drei- oder Fünfgänger, ist an sich schon eine imposante Erscheinung auf allen Schauveranstaltungen und eignet sich zudem als Dressur- und Springpferd.

Appaloosa

Der Appaloosa ist die amerikanische Version des getupften Pferdes. Getupfte Pferde gab es schon immer, wie Überlieferungen aus Höhlenaufzeichnungen belegen. In Dänemark sind es die Knabstrupper, die Franzosen haben ihre „Tiger" und in England heißen sie nach den Zigeunernamen „Blagdon" und „Chubbarie".

Die amerikanischen Appaloosas sollen im 18. Jahrhundert von den Nez-Percé-Indianern im Nordosten Oregons aus spanischen Pferden entwickelt und gezüchtet worden sein. 1876 waren die Indianer und mit ihnen ihre Pferde fast ausgerottet. Erst 1938 wurde die Zucht durch den Appaloosa Verein neu aufgenommen.

Der amerikanische Appaloosa ist durch Einkreuzungen mit Quarter Horses kompakter als der europäische und hat ein Stockmaß von 142 bis 152 Zentimetern.

Bayerisches Warmblut

Ein modernes Reitpferd mit sportlichem Charakter.

Brandenburger

Dem Hannoveraner ähnliches Reitpferd, sportlich und modern.

Camarguepferd

Dieses Pferd stammt aus dem Rhônedelta Südfrankreichs und ist stark von den Berbern geprägt, die durch die

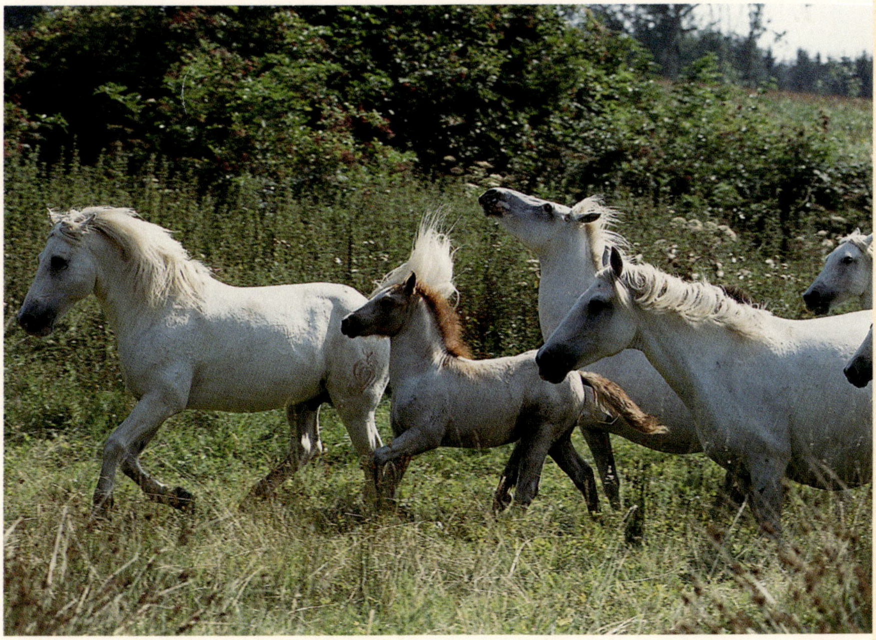

Camarguepferde
Foto: Slawik

maurische Invasion ins Land gelangten. Aufgrund der isolierten Lage der Camargue sind die wilden weißen Pferde unbeeinflusst von fremdem Blut. Das raue Klima – im Sommer extrem heiß, im Winter wird das Land vom Salzwasser überspült – ist verantwortlich für die enorme Härte dieser Pferde.

Den größten Teil des Jahres leben „die weißen Pferde aus dem Meer", wie sie von den Bewohnern der Camargue auch genannt werden, wild. Nur einmal im Jahr werden sie zum Kennzeichnen eingefangen.

Gelderländer

Die Züchter der niederländischen Provinz Geldern züchteten in erster Linie für den eigenen Bedarf ein Kutschpferd, das auch als schweres Reitpferd genutzt werden konnte. Dazu kreuzte man die recht groben Landstuten mit Hengsten aus England, Ägypten, Ungarn, Deutschland, Polen und Russland, und die jeweils besten Nachkommen wiederum untereinander.

Hannoveraner

Der Hannoveraner ist eines der erfolgreichsten europäischen Warmblutpferde und weltweit als Dressur- und Springpferd anerkannt und begehrt.

Die Zucht entstand 1735 im Gestüt Celle von Georg II, Kurfürst von Hannover und König von England. In diesem Gestüt standen 14 Holsteiner Hengste aus Uetersen, die man mit den einheimischen Stuten paarte. Später führte man Vollblüter und auch Trakehner zu. Schon damals wurde stark selektiert. Heute stehen vor dem züchterischen Einsatz harte Leistungsprüfungen. Die Gänge sind stark, energisch und schwungvoll. Das Stockmaß liegt zwischen 160 und 170 Zentimeter.

Hannoveraner, bei der traditionellen Celler Hengstparade.
Foto: Bosse

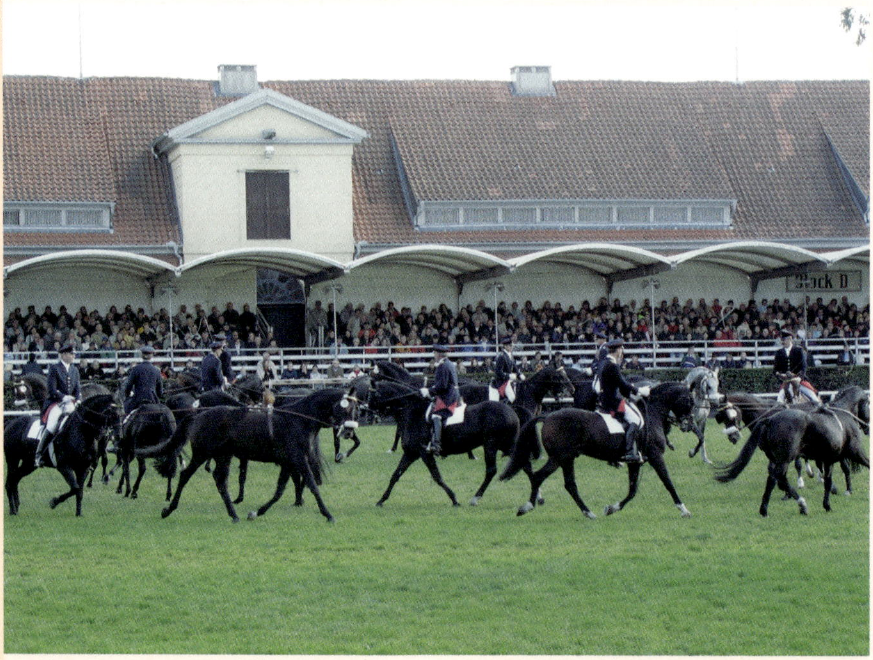

Hackney

Dieses Pferd entstammt mit seiner hohen Beinaktion den englischen Trabern des 17. und 18. Jahrhunderts. Es gilt heute als das spektakulärste Fahrpferd der Welt. Hackney Pferde messen zwischen 150 und 153 Zentimeter Stockmaß.

Hessisches Warmblut

Ein dem Hannoveraner oder Trakehner entsprechendes Reitpferd.

Holsteiner

Der Holsteiner erfreut sich weltweit großer Beliebtheit. Die hervorragende Eignung für den Leistungssport verdankt er seiner Härte, Kraft und Eleganz.

Nach dem Zweiten Weltkrieg kreuzte man in das zunächst schwere Warmblut verstärkt Vollblüter ein, um ein leichteres Turnierpferd heranzuzüchten. Der moderne Holsteiner ist qualitativ ein wertvolles Dressur- und Springpferd, wird aber auch für Jagden und im Vielseitigkeitssport eingesetzt. Holsteiner gehören zu den erfolgreichsten Turnierpferden weltweit und haben einige der besten Springpferde hervorgebracht – man denke nur an den unvergessenen Meteor unter Fritz Thiedemann.

Irish Draught

Der Irish Draught ist ein modernes, eher kaltblütiges Pferd, das dabei geschmeidig, geschickt, athletisch und mutig ist. Entstanden ist es aus einer Mischung von Vollblütern und irischen Landpferden. Seine Größe und sein Charakter gehen auf die schweren europäischen Pferde zurück, meist aus Frankreich und Holland, die bei der Invasion der Anglo-Normannen 1172 nach Irland gekommen waren. Durch die spätere Einkreuzung des englischen Vollblutes bekam das Irish Draught Rahmen und Schnelligkeit.

Die Hengste erreichen ein stattliches Stockmaß von 170 Zentimetern.

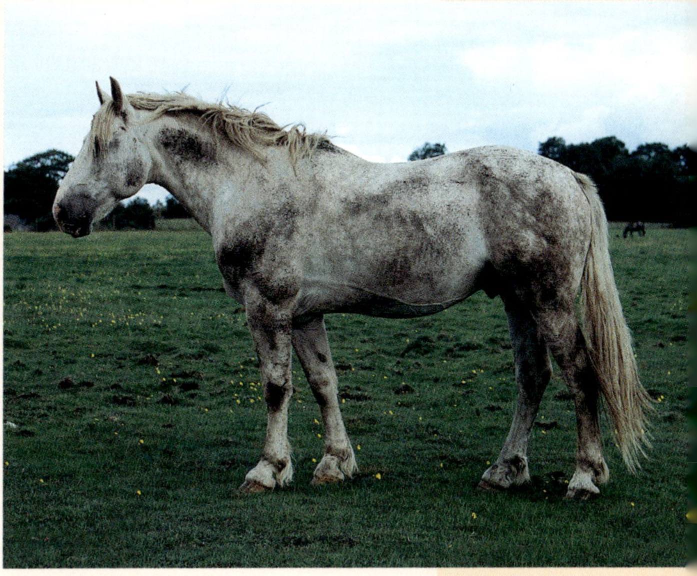

Irish Draught
Foto: Slawik

Irish Hunter

Der Irish Hunter gehört zu den besten Geländepferden der Welt. Er ist eine Kreuzung aus Englischem Vollblut und Irish Draught, zuweilen aber auch Cleveland Bay, Clydesdale oder Welsh Cob.

Irish Tinker

Es ist immer noch eine Streitfrage, ob der Tinker nun zu den Kaltblütern oder Warmblütern gehört. Wir haben ihn bei den Kaltblütern (siehe S. 40) angesiedelt, da er die typischen Merkmale eines Kaltblüters zeigt.

Leutstettener Pferd

Neben Paso, Paso Iberoamericano, Palomino und Pinto ist auch der Leutstettener im Mai 2005 als neue Rasse von der FN in die Zuchtverbandsordnung aufgenommen worden. Das Leutstettener Pferd ist ein elegantes, sensibles und zuverlässiges Reitpferd mit guten Anlagen und eignet sich für den Vielseitigkeitssport ebenso wie für Dressur und Springen. Nur Braune kommen vor, allerdings in allen Schattierungen.

Die Zuchtgeschichte dieses Pferdes ist einzigartig: Der heutige Gestütsherr Prinz Ludwig von Bayern übernahm als Enkel des letzten bayerischen Königs das Gestüt Sárvár in Ungarn von seinem Vater Prinz Franz und rettete es kurz vor Ende des Zweiten Weltkrieges vor den russischen Besatzern. Die Gesellschaft zur Rettung alter und gefährdeter Haustierrassen e.V. ernannte das Leutstettener Pferd zum Pferd des Jahres 2004.

Mecklenburger

Warmblüter aus der ehemaligen DDR, der dem Hannoveraner stark ähnelt.

Missouri Foxtrotter

Diese nordamerikanische Gangpferderasse entstand um 1820 in den Bergen von Missouri und Arkansas, als die dortigen Siedler Morgan Horses, Vollblüter und von spanischem Blut geprägte Pferde kreuzten. Das Resultat war ein ausdauerndes Pferd, das den Reiter in einer so genannten „gebrochenen Gangart" über viele Kilometer tragen kann. Dabei geht das Pferd mit den Vorderbeinen Schritt, während es mit den Hinterbeinen trabt. Diese Gangart wird Foxtrott genannt und ist für den Reiter sehr bequem. Das Pferd bewegt sich leichtfüßig in mäßiger Versammlung mit etwa 8 bis 13 km/h.

Missouri Foxtrotter
Foto: Slawik

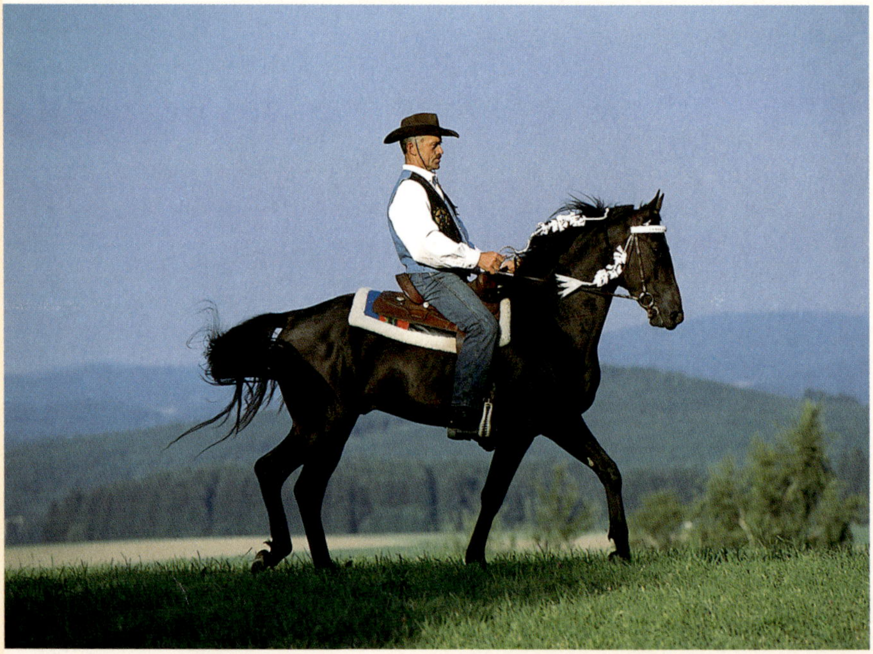

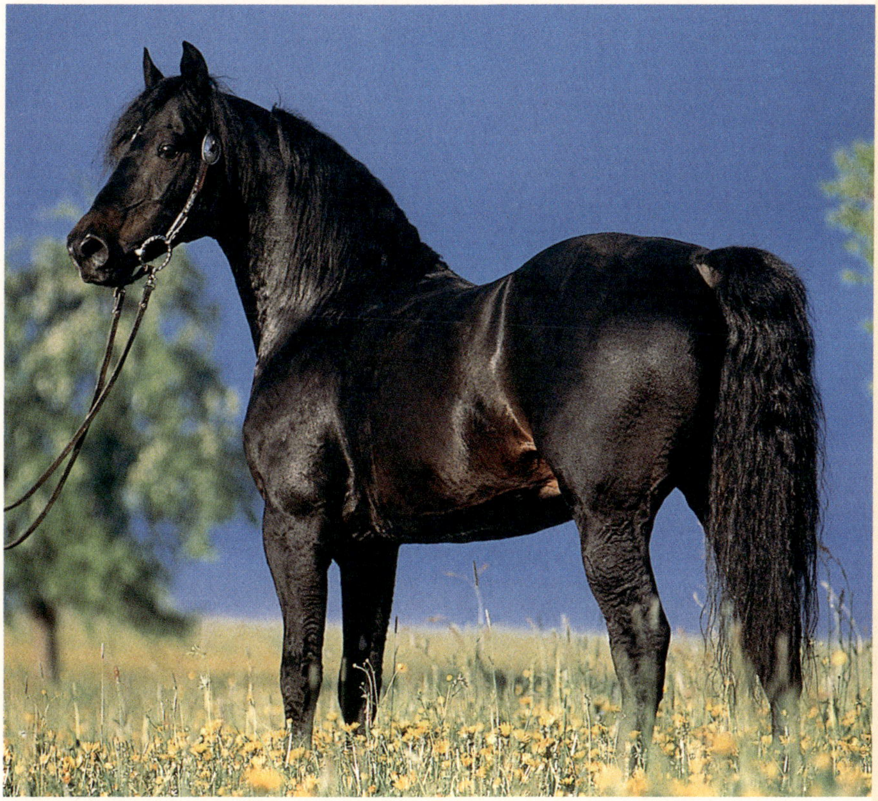

Morgan Horse
Foto: Slawik

Morgan Horse

Morgan Horses sind sehr vielseitige Jagd-, Spring-, Dressur- und Schaupferde. Sie haben starke Bewegungen, sind gleichzeitig feurig und gelehrig. Die Rasse geht zurück auf einen Hengst namens Justin Morgan, der unstrittig der Ahnherr der amerikanischen Pferderasse war. Justin Morgan, obwohl Arbeitspferd vor dem Pflug, wurde bei Zugwettbewerben, Rennen unter dem Sattel und vor der Kutsche niemals geschlagen. Es wurde nie geklärt, ob er vom Vollblüter, vom Friesen oder sogar vom Welsh Cob abstammte. Das Morgan Horse ist schwarzbraun, schwarz oder auch fuchsfarben, Schimmel oder Schecken kommen nicht vor.

Mustang

Bis zu eine Million Mustangs lebten einst in den Prärien und Steppen Amerikas. Die Vorfahren der wilden Pferde waren von den spanischen Eroberern mit in die neue Welt gebracht worden – das ursprünglich dort heimische Pferd war zu dieser Zeit bereits ausgestorben.

Als die Spanier nach Ausrottung der Azteken und anderer indianischer Stämme in Amerika sesshaft wurden, ließen sie viele ihrer ehemaligen Kriegspferde verwildern – der deutlich vom spanischen Typ geprägte Mustang entstand. Viele amerikanische Pferderassen stammen von diesen Pferden ab. Durch massive Bejagung hatte sich der Bestand bis 1970 bedrohlich reduziert, sodass die Mustangs heute unter Naturschutz stehen.

Normannischer Cob

Die Normandie ist eines der größten Pferdezuchtgebiete der Welt. Über Jahrhunderte wurden in den berühmten Gestüten Le Pin und Saint Lô Pferde bekannter und weniger bekannter Rassen für die verschiedensten Zwecke gezüchtet – wie zum Beispiel der Normannische Cob, ein stämmiges, kräftiges Pferd und trotzdem kein Kaltblut. Seine Vorfahren waren die berühmten Postkutschenpferde, die noch heute bei Schauveranstaltungen im sächsischen Landgestüt Moritzburg vor der Kutsche zu bewundern sind. Ihre Schweife werden in einigen Ländern kupiert. In Deutschland ist dies verboten.

Oldenburger

Der Oldenburger galt früher als das schwerste deutsche Warmblut. Die Rasse wurde im 17. Jahrhundert durch die Bemühungen von Graf Anton Günther von Oldenburg begründet, der hierfür den Halbbluthengst Kranich mit Friesenstuten kreuzte. Zunächst führte man dann spanische und englische Halbblutpferde zu, später vermehrt Cleveland Bays, Hannoveraner und Normannen. Das Ergebnis war ein schweres, imposantes Kutschpferd von ca. 170 Zentimetern Stockmaß. Als nach dem Zweiten Weltkrieg die Nachfrage nach Pferden für die Landwirtschaft und die Kutsche zurückging, kreuzte man vermehrt Vollblut ein, um ein elegantes Reitpferd zu erhalten.

Der heutige Oldenburger ist mit viel Aktion und feinen Bewegungen für alle Sparten des Turniersports geeignet. Am häufigsten vertreten sind Kastanienbraune, Dunkelbraune und Rappen. Der legendäre Oldenburger Dressurhengst Donnerhall war ein Dunkelfuchs.

Oldenburger
Foto: Slawik

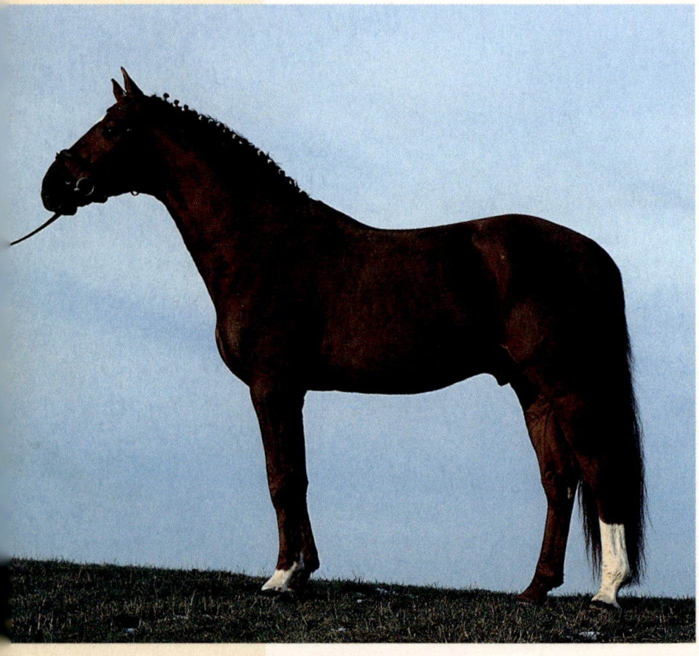

Ostfriese

Der Ostfriese ist ein schweres Warmblutpferd mit hoher Knieaktion, das als Freizeitpferd und besonders als Kutschpferd geeignet ist. In den sechziger Jahren des vorigen Jahrhunderts wurden die Hengste fast vollständig abgeschafft und die Stuten wurden in die Hannoveraner Zucht eingebracht. Um die Pferde leichter zu machen, hat man früher Arabische Vollblüter zur Veredelung eingesetzt. Heute aber will man wieder zurückkehren zur Zucht des klassischen Ostfriesen.

Paint Horse

Das Paint Horse ist keine Rasse, sondern die Bezeichnung für ein geschecktes bzw. farbiges Quarter Horse.

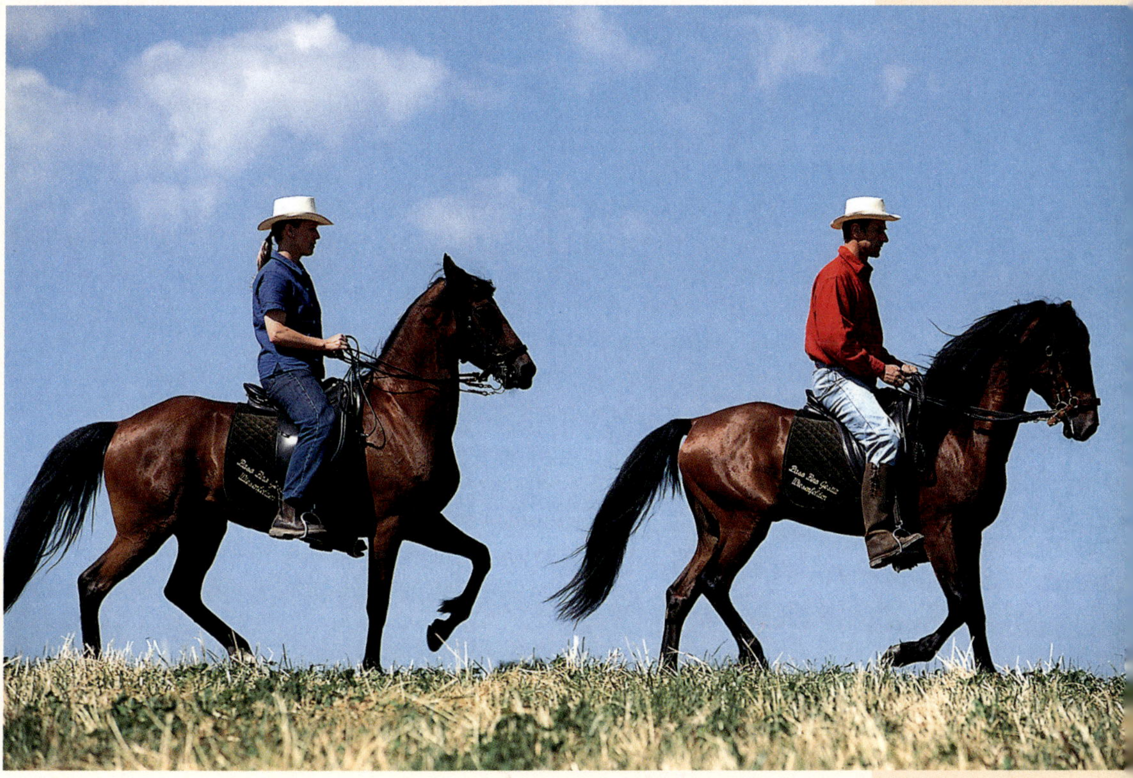

Die bequeme Gangart „Paso Llano" macht die Paso Finos zu hervorragenden Distanzpferden.
Foto: Slawik

Palomino

Der Begriff Palomino steht nicht für eine Rasse, sondern ist eine Farbbezeichnung. Die auffallend goldgelbe Fellfarbe wurde in Amerika systematisch gezüchtet. 1936 wurde die Palomino Horse Association Inc. gegründet, die dafür sorgt, dass die Farbe erhalten bleibt und gewisse Zuchtziele wie das Stockmaß zwischen 141 und 160 Zentimetern eingehalten werden.

Der Palomino kommt häufig bei Quarter Horse und Saddlebred vor und ist beim Western- und Schaureiten sehr gefragt. Gemäß den Bestimmungen der Association soll die Farbe einer frisch geprägten Goldmünze entsprechen und darf höchstens um drei Farbnuancen nach oben oder unten abweichen. Weiße Abzeichen dürfen nur unterhalb des Karpal- bzw. Sprunggelenkes vorkommen, Mähne und Schweif müssen weiß sein und dürfen nicht mehr als 15 Prozent dunkle Haare enthalten.

Paso Peruano und Paso Fino

Sein Name verrät: Der Paso Peruano stammt aus Peru. Als Paso Fino wird die Rasse aber auch in Kolumbien, Puerto Rico, der Dominikanischen Republik und den USA gezüchtet. Seine Ursprünge gehen auf die ersten Pferde zurück, die die spanischen Eroberer mit nach Peru brachten. Der Paso Peruano gilt als der „Triumph der peruanischen Pferdezucht" und ist vor allem durch seine besonderen, über lange Strecke gehaltenen und für den Reiter sehr bequemen Gangarten charakterisiert. Im „Paso Llano“, einem klaren Viertakttölt, schwingt die Vorhand des 140 bis 150 Zentimeter großen Pferdes aus der Schulter seitlich nach außen. Diese Seitwärtsbewegung heißt „Termino“, ist ähnlich wie die Armbewegung eines kraulenden Schwimmers und nicht zu verwechseln mit dem Gangfehler „Bügeln“. Die Hinterbeine treten weit unter, wobei sich die Hinterhand senkt. Eine schnellere Gangart, bei der bis zu 26 km/h erreicht werden, ist der „Sobreandando“, eine leichte Verschiebung zum Pass und typisch für den Paso.

Pinto

Auch der Pinto stammt ursprünglich von den spanischen Pferden ab, die mit den ersten europäischen Eroberern nach Amerika gebracht wurden. Die Indianer bevorzugten die bunten Pferde auch wegen der Tarnung. Die Bezeichnung Pinto wird für alle Pferde angewandt, deren Haarkleid neben der Grundfärbung eine deutliche Plattenscheckung aufweist, und ist deshalb eine reine Farbzucht. Die Pinto Horse Association wurde 1956 in Ellington, Connecticut, gegründet. In Deutschland gibt es viele betreuende Zuchtverbände.

Im Wesentlichen werden zwei Farbtypen unterschieden: Der vorwiegend in Südamerika vorkommende Overo zeigt weiße Partien, die meist von der Bauchseite ausgehen, und eine farbige Rückenlinie, die nicht gekreuzt wird. Die Konturen sind oft unruhig zerrissen. Die Tobiano-Scheckung tritt bevorzugt in Nordamerika auf und ist durch großflächige, ruhige Farbkonturen und ein die Rückenlinie kreuzendes Weiß gekennzeichnet. Der Schweif ist meist zweifarbig.

Pinto im Overo-Typ: die farbige Rückenlinie wird nicht gekreuzt. Foto: Slawik

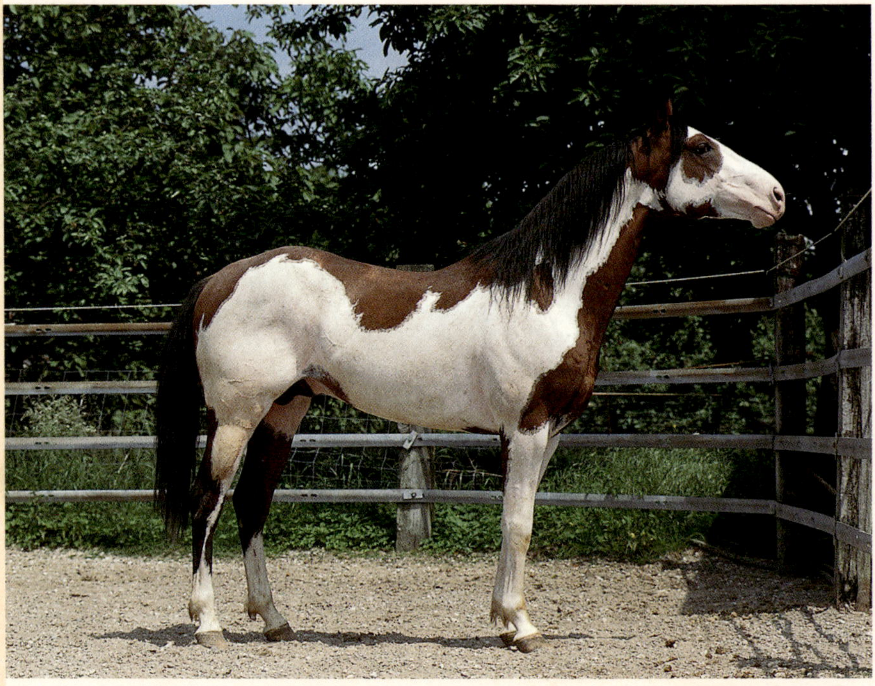

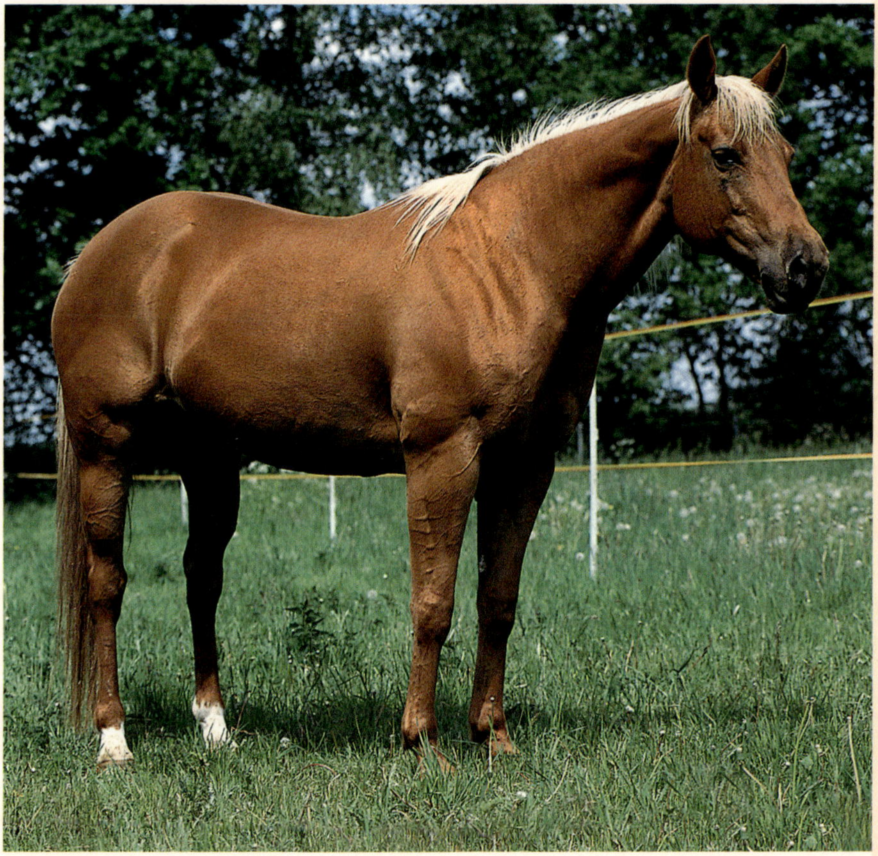

Quarter Horse
Foto: Slawik

Polopony

Das Polopony gilt nicht als Rasse, sondern als Gebrauchskreuzung, obwohl diese in Argentinien entwickelten Pferde einer Rasse sehr nahe kommen..

Die Argentinier importierten die allerbesten Vollblüter, kreuzten sie mit den zähen halbblütigen Criollos und in der nächsten Generation nochmals mit Vollblütern. Die Poloponys haben ein Stockmaß von rund 150 Zentimetern und die Erscheinung eines Vollblüters mit kürzerem Schritt. Zentrale Eigenschaften sind Schnelligkeit, Ausdauer, Gleichgewichtssinn, Mut und Lebhaftigkeit, aber keine übermäßige Erregbarkeit.

Quarter Horse

Das American Quarter Horse ist die erste rein amerikanische Züchtung und verdankt seinem Namen der Renndistanz (eine Viertel Meile = a quarter of a mile), die die Siedler in der neuen Heimat festlegten, um ihrer alten Leidenschaft, dem Pferderennen, zu frönen. Das Quarter Horse zeichnet sich durch eine kräftige und gut bemuskelte Hinterhand aus, hat Gleichgewichtssinn, ist geschmeidig und, wenn es sein muss, schnell, spontan und wendig.

Bei der American Quarter Horse Association sind mittlerweile mehr als drei Millionen Pferde registriert, die noch immer ihrer Funktion als

Hütepferde in den großen Rinderherden nachkommen, aber auch zum beliebtesten Freizeitpferd Nordamerikas geworden sind.

Schwedisches Warmblut

Die Zucht des Schwedischen Warmblutes wurde vor etwa 300 Jahren im Königlichen Gestüt Flyinge begründet. Ursprünglich wurden spanische, orientalische und friesische Hengste importiert, um gute Pferde für den Königlichen Marstall und die Kavallerie zu bekommen. Heute verfügt das Schwedische Warmblut über hervorragende Reitpferdequalitäten bei einem sehr angenehmen Temperament und ist auch auf Weltmeisterschaften und Olympiaden erfolgreich. Durch die gezielte Einkreuzung von Hannoveranern, Trakehnern, Vollblütern und Arabern wird die Rasse laufend verbessert

Selle Français

Seit 1958 heißt das französische Warmblutpferd offiziell Selle Français. Wie alle Warmblutrassen ist auch das französische Warmblut eine Mischung verschiedener Pferderassen, wobei ein hoher Anteil an Traberblut vorhanden ist. Es ist ein ausgesprochen schönes Pferd mit gutem Springvermögen.

Tennessee Walker

Der Tennessee Walker gehört zu den amerikanischen Gangpferden. Wie American Saddlebred und Missouri Foxtrotter stammt er aus den Südstaaten und ist das Produkt der Kreuzungen von Standardbreds, Vollblütern, Morgan Horses und Saddlebreds.

Beim Tennessee Walker werden drei außergewöhnliche Gänge beurteilt: der „flat walk“, der berühmte „running walk“ und der hohe, weiche „canter“, eine Art „Schaukelstuhl-Galopp“. Darüber hinaus sind diese Pferde besonders liebenswert und charakterlich bestens geeignet für Reitanfänger oder ängstliche Schüler.

Für Shows in den USA wird wie beim American Saddlebred auch bei diesem Pferd der Schweif operativ hoch gestellt. Außerdem lässt man die Hufe überlang wachsen und beschlägt sie dann mit speziellen Eisen, um die hohe Knieaktion noch zu verstärken.

Trakehner

Die Rasse mit der doppelten Elchschaufel als markantes Brandzeichen ist sehr alt. 1732 gründete Friedrich Wilhelm I von Preußen im ostpreußischen Trakehnen die Königliche Gestütsverwaltung, die die Hauptquelle aller Hengste für Preußen wurde. Zunächst lag das Augenmerk auf Remonten und Militärpferden, den schweren Rassen also. Später kreuzte man viel Vollblut ein, was den Pferden mehr Temperament und Ausstrahlung verlieh.

Bis 1913 waren alle Trakehnerhengste Vollblüter. Den größten Einfluss hatte Perfectionist, ein Sohn von Persimmon, der 1896 das Englische Derby gewann. Sein bester Sohn Tempelhüter begründete eine kraftvolle Linie, die als die des modernen Trakehners noch heute gilt.

Den Treck von Ostpreußen nach Westdeutschland im Winter 1944/45 überlebten weniger als 1000 Trakehner Hengste und Zuchtstuten. Sie bil-

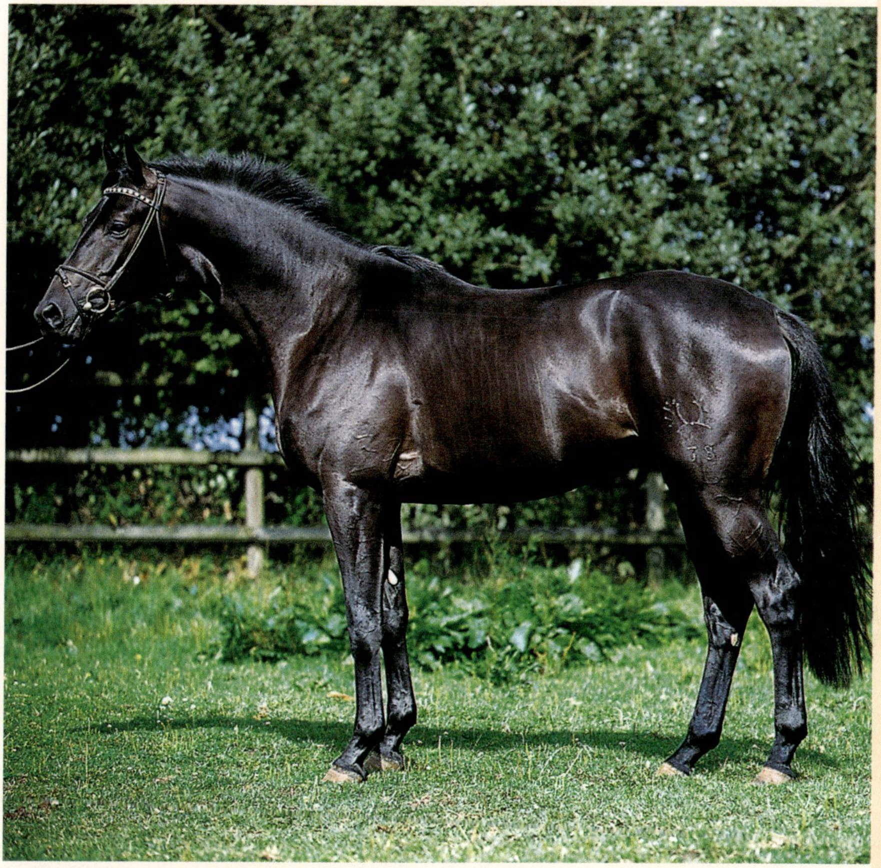

Trakehner
Foto: Slawik

deten das Fundament für die nach dem Zweiten Weltkrieg an verschiedenen Orten in Deutschland begründete Zucht des Warmblutpferdes Trakehner Abstammung, das heute wieder international in allen Disziplinen erfolgreich ist.

Westfale

Praktisch ein Hannoveraner, der in Westfalen gezogen ist.

Württemberger

Ein sehr edles Reitpferd, oft mit deutlichem Trakehnereinschlag.

Traber

Der Trabsport vor dem Sulky und unter dem Sattel wurde Anfang des 19. Jahrhunderts in Frankreich populär. Die erste Trabrennbahn entstand 1836 in Cherbourg. Das Hippodrome von Vincennes ist die bekannteste französische Rennbahn, die oft auch als Teststrecke dient.

Canadian Pacer

Der Canadian Pacer ist eine kanadische Gangpferderasse, für die es spezielle Pacer Rennen gibt. Der Canadian Pacer-Hengst Tom Hal (geb. 1806) gehört zu den Gründerhengsten des American Saddlebred, Tennessee Walker und Standardbred.

Döle Traber

Seit 1942 wird die Zucht des Döle Trabers bzw. Norweger Trabers betrieben. Der fünfjährige Döle Traber Alm Svarten hat 1986 über die Strecke von einem Kilometer einen Rekord von 1'21"6 aufgestellt.

Französischer Traber

Der Französische Traber hat ein eigenes charakteristisches Erscheinungsbild: Der Kopf ähnelt dem eines Vollblüters, der Typ und der Knochenbau sind kräftig. Dies kommt dem Französischen Traber in seiner Heimat zugute, wo rund zehn Prozent aller Trabrennen unter dem Sattel gelaufen werden.

In vielen Linien des französischen Warmblutpferdes Selle Français fließt ein maßgeblicher Anteil an Traberblut.

Orlow Traber

Der Orlow Traber ist eine der ältesten und bekanntesten russischen Pferderassen. Ende des 19. Jahrhunderts wurde der arabische Schimmelhengst Smetanka im Gestüt Orlow zum Decken holländischer, mecklenburgischer und dänischer Stuten eingesetzt. Zu seinen Nachkommen gehörte Polkan I aus einer dänischen Stute mit spanischem Einfluss, der zum Stammvater der Orlow Traber wurde.

Orlow Traber
Foto: Slawik

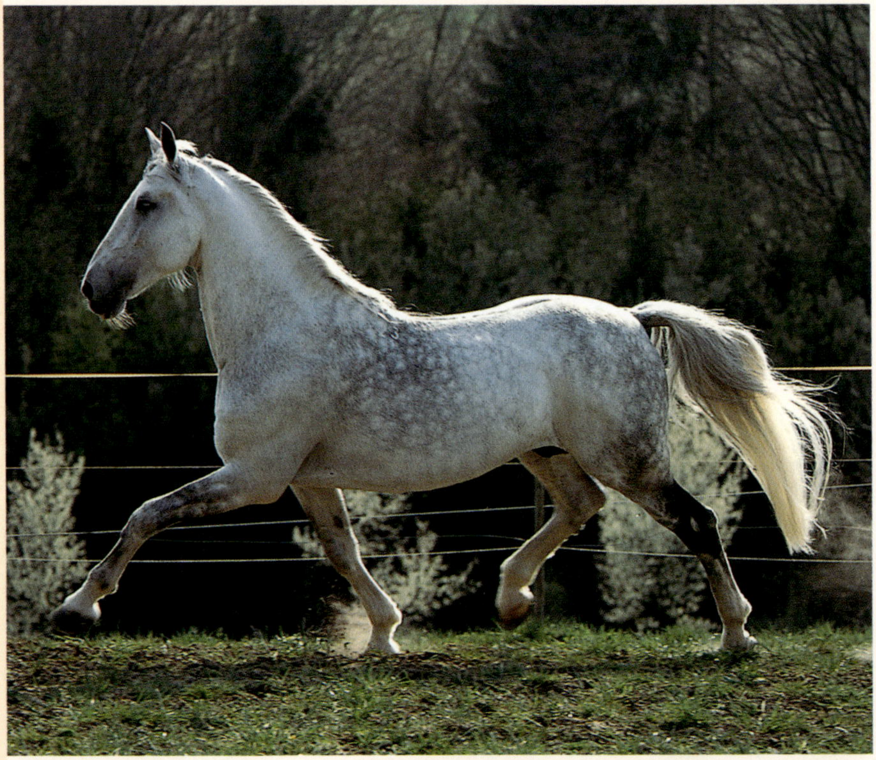

Standardbred

Das beste Trabrennpferd – so wird behauptet – ist das amerikanische Standardbred. Mit einem Stockmaß von rund 152 Zentimetern ist es kleiner als die europäischen Traber, die meist etwa 160 Zentimeter messen. Ein bedeutender Begründer des Standardbred ist der Vollbluthengst Messenger, der 1788 aus England importiert wurde.

Kaltblüter

Die Körpertemperatur der Kaltblüter ist natürlich genauso hoch wie die der Warmblut- oder Vollblutpferde, der Ruhepuls ist mit 40 bis 44 Schlägen in der Minute sogar deutlich schneller als beim Vollblut mit 28 bis 30 Schlägen. Die Bezeichnung „Kaltblut“ kann vielmehr als Verweis auf das coole, gelassene Temperament dieser Pferde verstanden werden. Charakteristisch sind der schwere bis mittelschwere Körperbau und die relativ kurzen Beine mit großen Hufen und oft üppigem Kötenbehang.

Mit dem Einsatz von Maschinen in der Landwirtschaft verschwanden die Kaltblüter in Westeuropa fast ganz. Inzwischen wurden einige von ihnen, zum Beispiel das Schleswiger Kaltblut, auf die „rote Liste“ der vom Aussterben bedrohten Tiere gesetzt, und heute sieht man sie wieder häufiger vor Kutschen und in Schaunummern.

Ardenner

Die Ardenner gehören mit ihren durchschnittlich 800 kg zu den mittelschweren Rassen und nahmen – wie alle anderen französischen Kaltblutrassen auch – Einfluss auf die Zuchten in den Nachbarländern. Der Ardenner zählt zu den ältesten Kaltblutrassen Europas und stammt ursprünglich, wie der Name schon sagt, aus den Ardennen. Als Zugpferd wird er nur noch gelegentlich eingesetzt, sodass zu befürchten ist, dass er über kurz oder lang von der Bildfläche verschwinden wird.

Belgisches Kaltblut

Das Belgische Kaltblut, auch bekannt unter dem Namen Brabanter, ist ebenfalls eine sehr alte Rasse und geht zurück bis auf das prähistorische europäische Waldpferd. Im Mittelalter wurde der Belgier „Flämisches Pferd“ genannt und ist als solches an der Entwicklung des britischen „Great Horse“ beteiligt, dem späteren Shire Horse. Außerdem hatte es starken Einfluss auf den Clydesdale und den Suffolk Punch.

Boulonnais

Der Boulonnais stammt aus dem Nordwesten Frankreichs und wird zusammen mit dem Percheron als eine der elegantesten Kaltblutrassen überhaupt angesehen. Den feinen Körperbau, die eleganten Linien und das seidige Fell verdankt er seinen orientalischen Vorfahren, die französische Kreuzfahrer aus dem Osten mitbrachten.

Bretone

Seit dem Mittelalter bringt die Bretagne Pferde auf den Markt, die von dem primitiven zottigen Bergpony der Region abstammen. Früher gab es vier verschiedene Typen der Bretonen: zwei

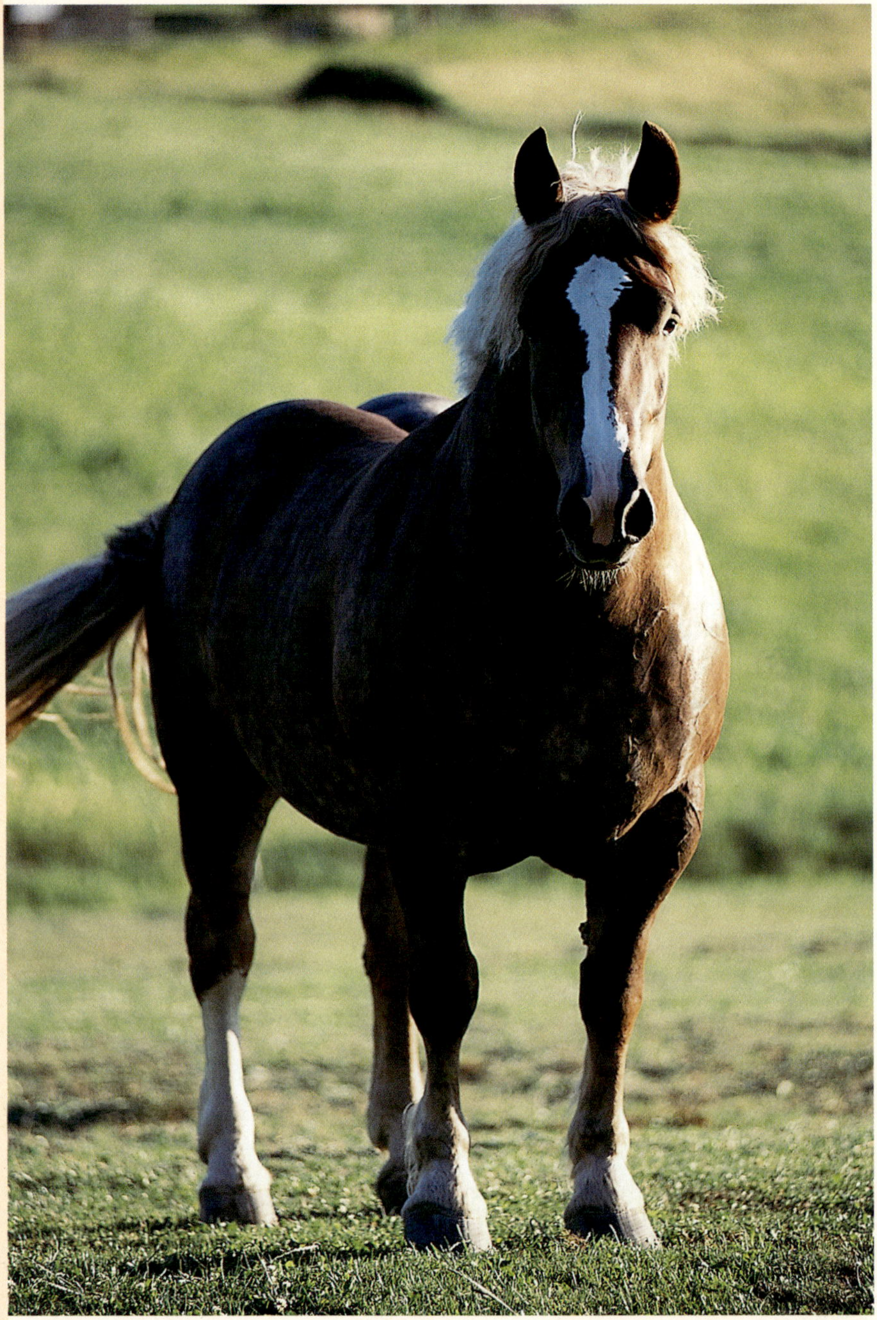

Bretone
Foto: Slawik

Pass- und Töltpferde, ein Allround-Pferd zum Reiten und Fahren und ein schweres Zugpferd. Heute sind nur noch das schwere Zugpferd und der bewegliche, bretonische Postier, eine leichtere Version des Suffold Punch, erhalten. Letzterer ist besonders auf Schauveranstaltungen sehr gefragt.

Clydesdale

Der Clydesdale ist ein recht eleganter, um die Mitte des 18. Jahrhunderts in Schottland entstandener Kaltblüter, der sich heute auch in den USA, in Australien, Neuseeland, Südafrika und anderen Ländern großer Beliebtheit erfreut. Schwärmerisch werden die Gänge dieses Pferdes als extravagant bezeichnet. Das Wesen ist temperamentvoll, aber freundlich.

Clydesdales arbeiten in den Weiten Kanadas und Amerikas in Siebenergespannen vor schweren Pflügen.

Dölepferd

Dieser kleine, leichte Kaltblüter, der manchmal auch den Warmblütern zugeordnet wird, entstammt einer sehr alten Rasse und ist heute noch ein unentbehrlicher Helfer in Norwegens Land- und Forstwirtschaft.

Gekennzeichnet ist er durch einen kleinen Kopf auf mittlerem Hals, kräftige Schultern und Hinterhand sowie kurze Beine. Das Dölepferd erinnert stark an das Dales Pony, sodass angenommen werden kann, dass beide Ursprünge relativ nah beieinander liegen. Maßgebend für seine Entwicklung mit

Clydesdale
Foto: Slawik

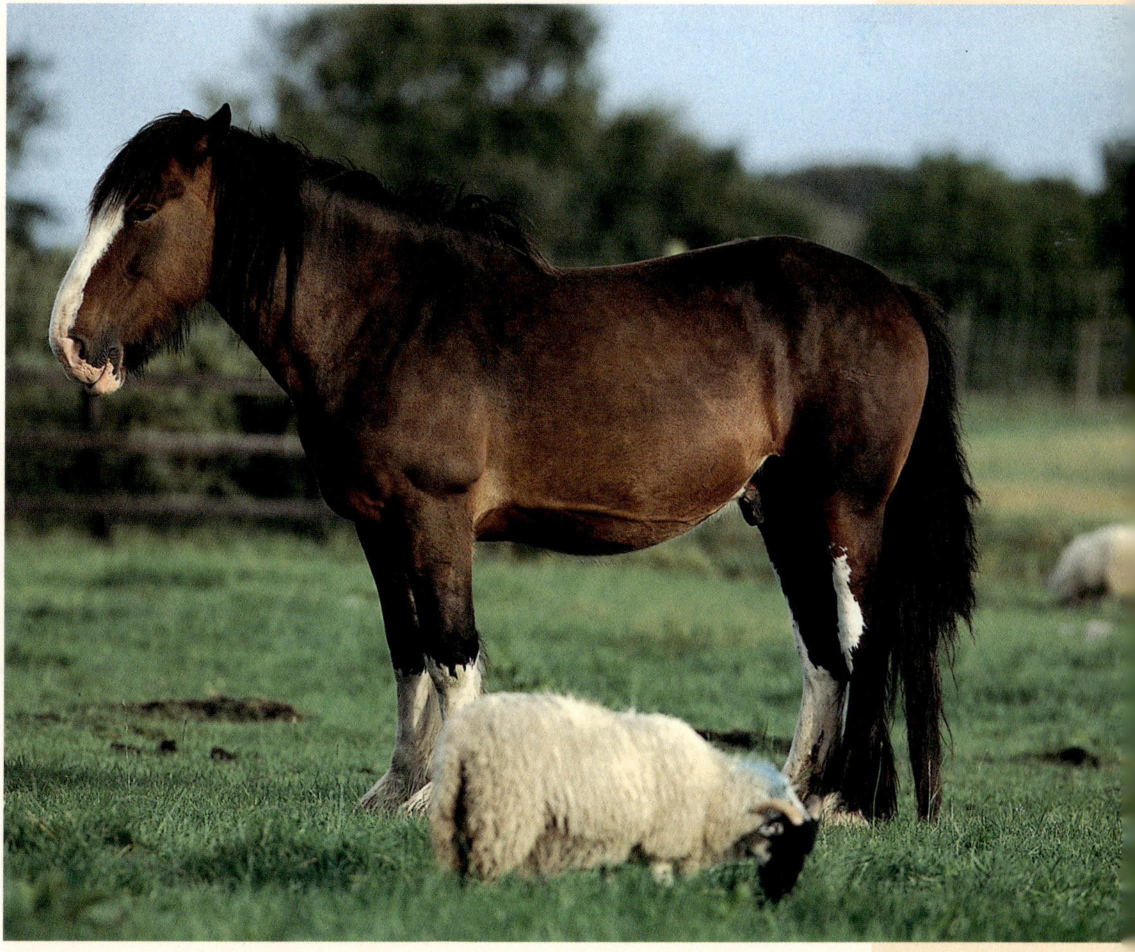

einem Stockmaß von 150 bis 157 Zentimetern war der Einfluss der Norfolk-Pferde bzw. des Englischen Vollblutes.

Freiberger

Das Freiberger Kaltblut ist das ursprüngliche Freiberger Pferd und stammt aus dem Schweizer Kanton Jura. Zu Beginn des 20. Jahrhunderts war das Freiberger Kaltblut durch Einkreuzung von Englischem Vollblut so leicht geworden, dass es als Zugpferd in der Landwirtschaft nicht mehr zu gebrauchen war. Um den ursprünglichen Typ wieder herzustellen, wurden Ardenner in die Zucht aufgenommen.

Der Freiberger wiegt bei einem Stockmaß um 155 Zentimeter bis zu 650 kg. Er gilt als arbeitswillig und ruhig.

Irish Tinker

Die Irish Cobs, wie die Tinker offiziell in ihrer Heimat Irland, England und Wales heißen, stehen in keinem Lexikon der Pferderassen und waren noch bis vor kurzem völlig unbekannt.

Der Begriff Tinker kommt von dem Beruf des Kesselflickers. Die Nachfahren der osteuropäischen Zigeuner, die verarmt als „Travellers" umherzogen, waren anfangs die eigentlichen Züchter der Tinker. Für wenig Geld oder im Tausch kamen sie an gescheckte Rassepferde und -ponys, die wegen ihrer Färbung als wertlos angesehen wurden.

Nach dem Zweiten Weltkrieg begann man, diese attraktiven Tiere bewusst auf Farbe und Qualität zu selektieren. Es existiert zwar kein Stutbuch, doch findet trotzdem eine verantwortungsvolle und gewissenhafte Zucht

Tinker
Foto: Slawik

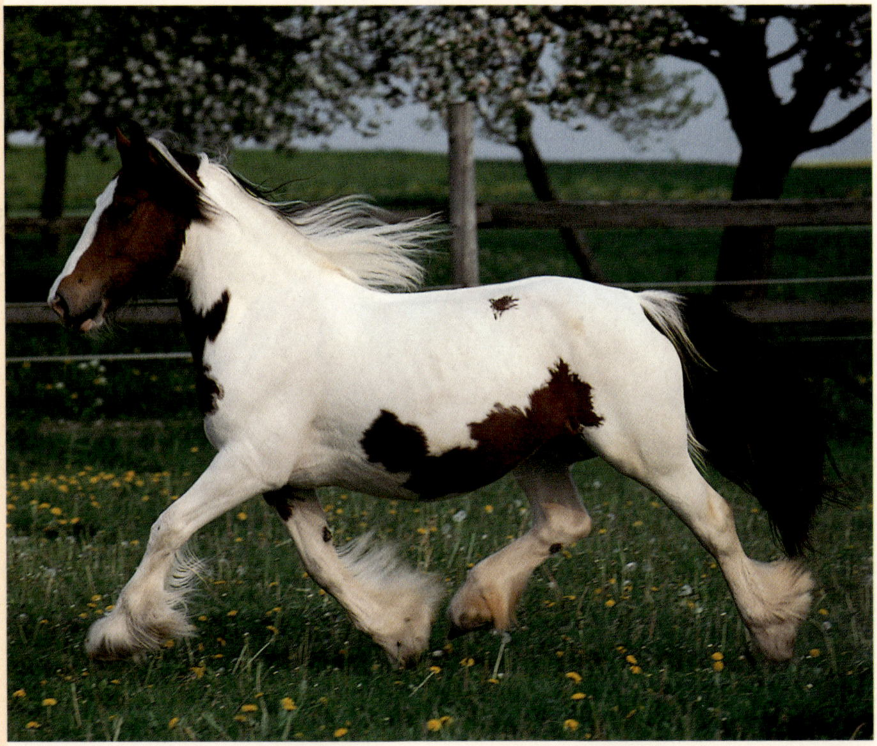

statt. Beeinflusst ist der Tinker durch Clydesdales wie auch Dales und Fell Ponys, in jüngerer Zeit auch Welsh Cobs und Traber. Der Tinker ist ein mittelgroßes Pferd oder Pony mit einem Stockmaß zwischen 140 und 165 Zentimetern mit meist intensiver Scheckfarbe, aber wenig einheitlichem Typ, und eignet sich für Reit- und Fahrzwecke.

Noch heute findet alljährlich im Juni im nordenglischen Appleby ein großer Pferdemarkt für die Travellers statt, den König James II von England im Jahr 1685 per Verordnung gestattete.

Jütländer

Dänemarks Kaltblut wird von jeher auf der Halbinsel Jütland gezüchtet. Das einstige Streitross, das einen bewaffneten Ritter in voller Montur aushalten konnte, ist an der Entstehung des Schleswiger Kaltbluts maßgeblich beteiligt. Starken Einfluss auf den Jütländer hatte der Hengst Oppenheim LXII, ein fuchsfarbener Suffolk Punch, der 1860 nach Dänemark kam.

Große Ausdauer und ein freundliches Wesen machen dieses Pferd zum idealen Zug- und Arbeitspferd. Mit der Mechanisierung ging die Zahl der Jütländer dramatisch zurück. Heute sieht man die beliebte Rasse aber wieder als Fahrpferd und auf Festen.

Noriker

Der Noriker ist auch als Süddeutsches Kaltblut oder Pinzgauer bekannt und stammt vermutlich vom Haflinger ab, wobei Einkreuzungen von Andalusiern

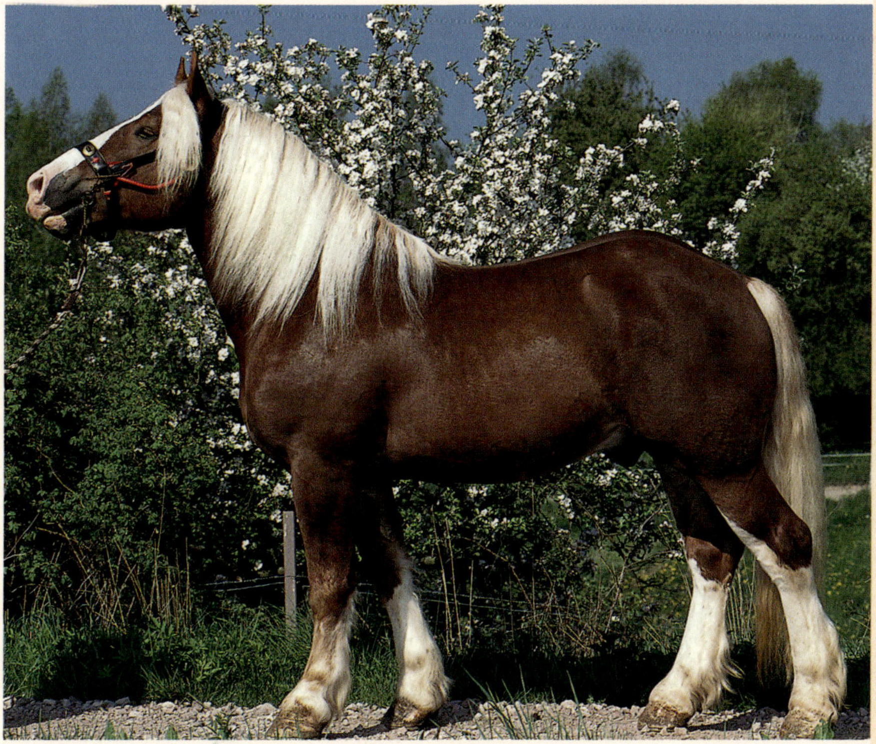

Noriker
Foto: Slawik

und Neapolitanern die Rasse größer (Stockmaß ca. 160 Zentimeter) und schwerer machten. Er wird heute in Süddeutschland und Österreich gezüchtet und in der Landwirtschaft als trittsicheres leichtes Zugpferd eingesetzt.

Percheron

Der Percheron stammt aus Perche in Nordfrankreich und ist dank seines Anteils orientalischen Blutes zusammen mit dem Boulonnais eine der elegantesten Kaltblutrassen. Die bekannte Rasse, die keinen Kötenbehang aufweist, wird in die ganze Welt exportiert – bis zu den Falkland-Inseln, wo der Percheron mit den Criollos, den einheimischen südamerikanischen Pferden, gekreuzt wird. In seiner langen Geschichte war der Percheron Kriegs-, Kutsch- und Arbeitspferd; heute sieht man ihn gelegentlich auch unter dem Sattel.

Rheinisch-Deutsches Kaltblut

Ein recht alter Schlag, der den französischen und belgischen Kaltblütern zunächst deutlich unterlegen war. Ende des letzten 19. Jahrhunderts wurde die Rasse durch Einkreuzungen mit Belgiern deutlich verbessert.

Percheron
Foto: Slawik

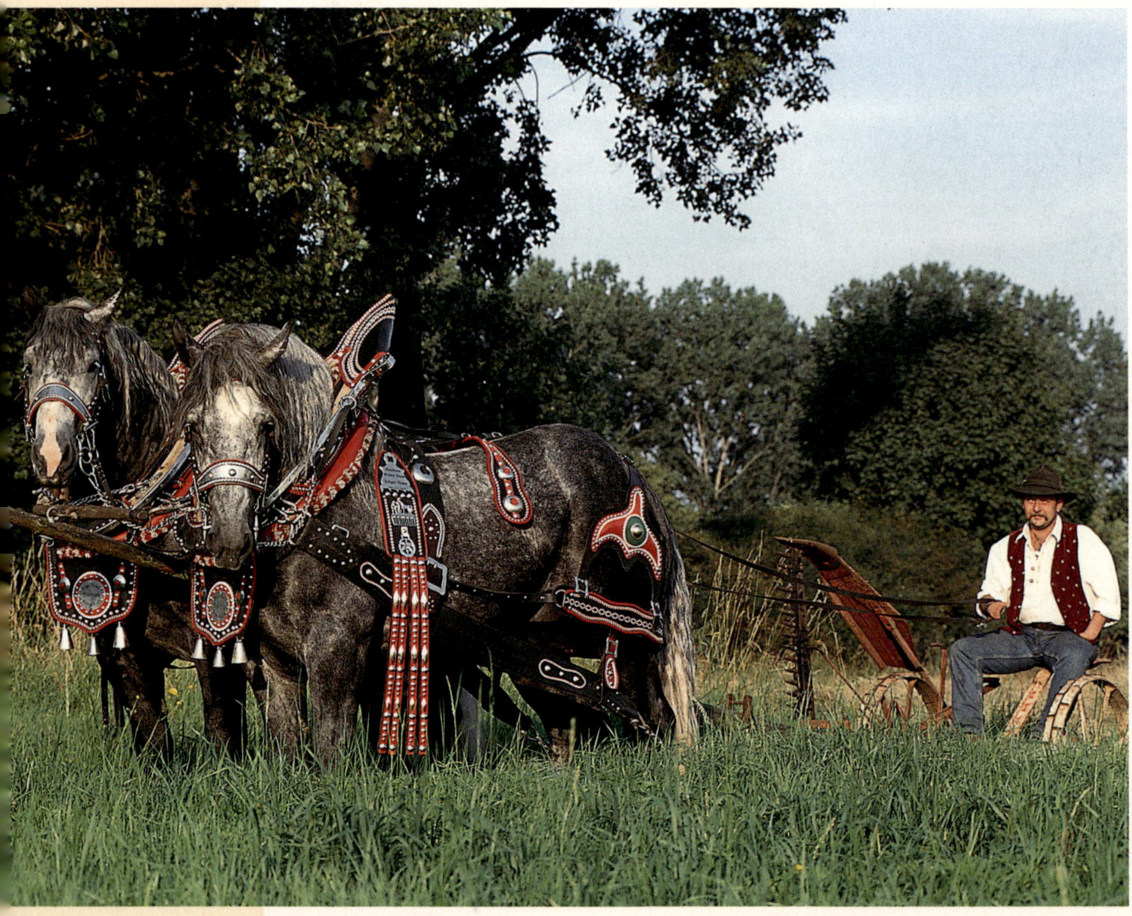

Schleswiger Kaltblut

Das fast immer fuchsfarbene Schleswiger Kaltblut ist eng verwandt mit dem dänischen Jütländer. Nach seiner starken Dezimierung in den vergangenen Jahrzehnten steht die Rasse auf der „roten Liste“ der vom Aussterben bedrohten Tiere, erfreut sich inzwischen aber wieder zunehmender Beliebtheit als Reit-, Fahr- und Schaupferd.

Die Hauptzuchtgebiete sind Schleswig-Holstein und Niedersachsen.

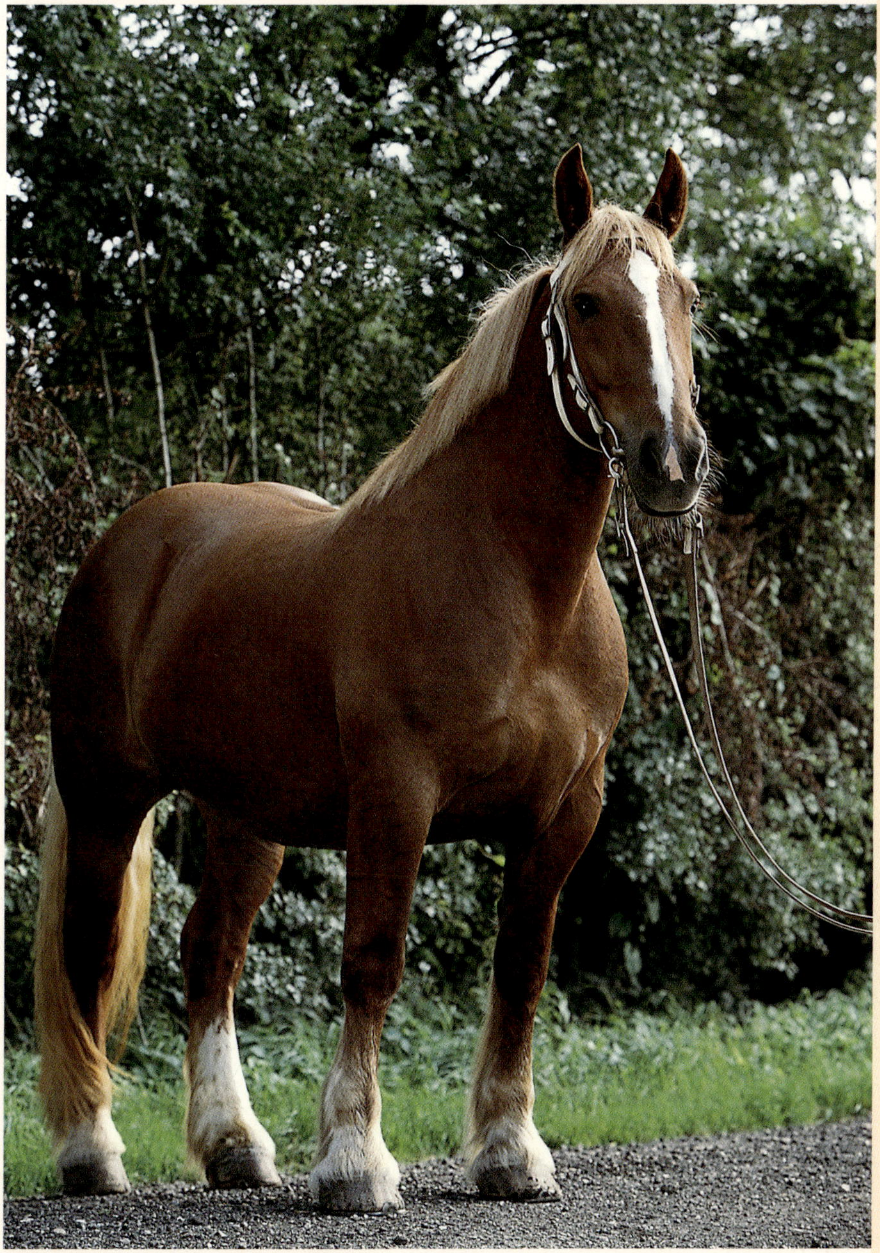

Schleswiger
Foto: Slawik

Schwarzwälder Fuchs

Die Schwarzwälder Füchse entstanden durch gezielte Selektion wendiger, robuster und genügsamer Noriker, außerdem kreuzte man kleine Ardenner ein. Die lebhafte, recht leichte Rasse mit einem Stockmaß von 145 bis 152 Zentimetern ist bis heute aus der Landwirtschaft, vor allem aber der Forstwirtschaft des Hochschwarzwaldes kaum wegzudenken. Die Farbe ist fuchsfarben, oft in dunklen Schattierungen mit hellem Langhaar. Hauptzuchtgebiet ist Baden-Württemberg.

Shire Horse

Das Shire Horse stammt aus Großbritannien und trägt seinen Namen nach den englischen Grafschaften (= Shires) Lincoln, Leicester, Stafford- und Derbyshire, wo es gezüchtet wird. Es gilt als das schönste der schweren Zugpferderassen, erreicht ein Stockmaß zwischen 170 und 200 Zentimeter und ein Gewicht von mehr als 1300 Kilogramm.

Den größten Einfluss auf diese Rasse hatten die Flamen. Im 16. und 17. Jahrhundert brachten die Holländer, die die Moore trocken legten, ihre holländischen Pferde mit nach England. Eine weitere Verbesserung der Rasse brachten die Friesen.

Während der Regierungszeit von Charles II (1660 bis 1685) wurde die Königliche Hofgarde von Old English Blacks beritten, und so ist auch die häufigste Farbe dieser Rasse schwarz mit weißen Behängen.

Shire Horse
Foto: Slawik

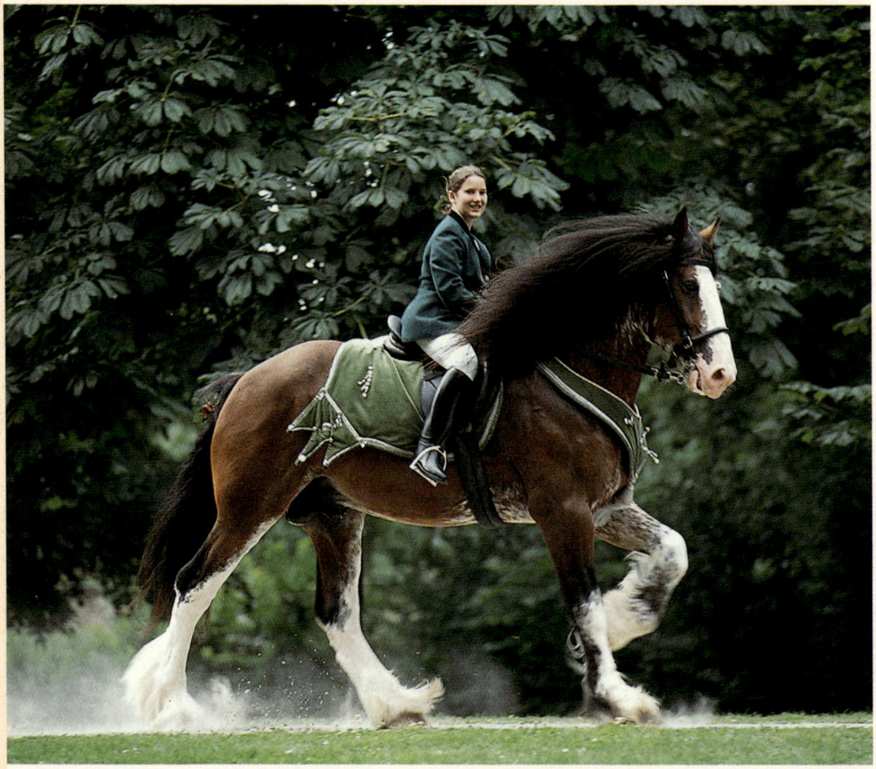

Suffolk Punch

Der Suffolk Punch ist ein auffallend kurzbeiniges, massives, stets fuchsfarbenes Kaltblut aus der englischen Grafschaft Suffolk. Die Rasse geht auf den 1768 geborenen Fuchshengst Thomas Crisps zurück. Der Suffolk Punch hat keinen Behang und eignet sich daher sehr gut für die Arbeit auf lehmigen Böden.

Ponys und Kleinpferde

Viele Menschen stellen sich unter der Bezeichnung „Pony" ein kleines Pferdchen mit kurzen Beinen, zottiger Mähne und dickem Bauch vor. Dabei gibt es manche Ponys, die dem Typ nach wie kleine Sportpferde aussehen. Nach internationaler Regelung ist jedes Pferd mit einer Widerristhöhe von maximal 148 Zentimetern als Pony zu bezeichnen. Doch das Problem ist damit nicht aus der Welt. Mancher Araber erreicht kaum dieses Maß, ist aber trotzdem ein Pferd. Haflinger und Fjordpferde sind vom Typ her eher Kaltblüter, stehen aber im Ponymaß. Die Polospieler nennen ihre Reittiere Ponys, obwohl sie in Wirklichkeit kleine Pferde sind, und die Anhänger von Isländern sprechen von Pferden, obwohl diese nun wirklich Ponys sind. Alles klar?

Connemara Pony

Das Connemara Pony ist eine der ältesten Pferderassen Großbritanniens und stammt von der kargen Hügelland-

Connemara Ponys
Foto: Slawik

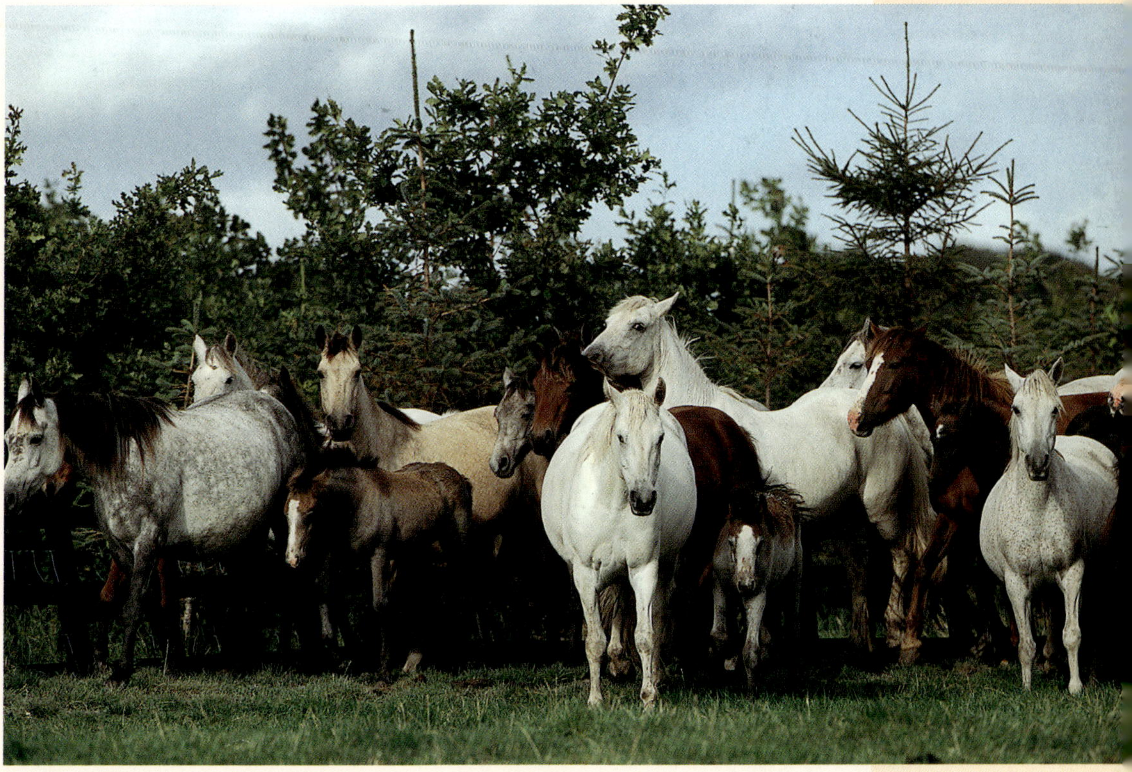

schaft Connemara im Westen Irlands. Im Laufe der Jahrhunderte wurde spanisches und arabisches Blut eingekreuzt. Heute ist das Connemara ein hervorragendes Turnierpony mit enormem Springvermögen, großer Intelligenz und einem ansprechenden Äußeren. Sein Stockmaß liegt zwischen 130 und 148 Zentimetern.

Dales Pony

Das Dales Pony stammt aus den Hochtälern von North Yorkshire. Es ist eng verwandt mit dem Fellpony, aber größer und von schwererem Körperbau.

Wegen seiner beachtlichen Körperkraft und Zähigkeit wurde das Dales Pony viel unter Tage in Bleiminen eingesetzt. Noch heute kann es schwere Lasten tragen und wird darum auch als Trekkingpferd gern genutzt. Zur Verbesserung seines Blutes wurden im 19. Jahrhundert Welsh Cobs und später auch Clydesdales eingekreuzt, inzwischen gibt es Kreuzungen mit Vollblütern, die hervorragend für den Spring- und Vielseitigkeitssport geeignet sind.

Deutsches Classic Pony
Foto: Slawik

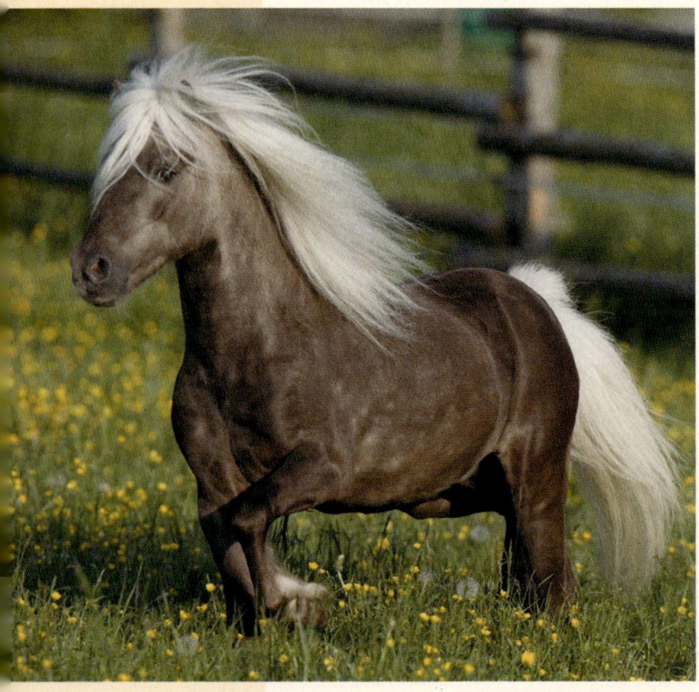

Dartmoor Pony

Seit Jahrhunderten lebt das Dartmoor Pony in der weiten, unberührten Moorlandschaft Devonshires und hat sich den rauen klimatischen Bedingungen und dem kargen Nahrungsangebot hervorragend angepasst. Während des Zweiten Weltkrieges vom Aussterben bedroht, wurde die Rasse von der National Pony Society gerettet. Das Dartmoor Pony hat einen ausgesprochen hübschen Ponykopf und ist aufgrund seines exzellenten Charakters und seiner Größe von maximal 127 Zentimetern als Kinderreitpony bestens geeignet.

Deutsches Classic Pony

Diese Rasse wurde erst 1999 von den Shetland Ponys getrennt und wird als ein modernes, klassisches Kleinpony gezüchtet. Es entspricht den heutigen Anforderungen an ein elegantes Fahr, Reit- und Freizeitpony. Seine Größe wird im oberen Bereich bis 112 Zentimeter Stockmaß angestrebt.

Deutsches Partbred Shetlandpony

Wie das Deutsche Classic Pony wurde auch die Rasse des Deutschen Partbred Shetlandponys 1999 durch Teilung des bisherigen Stutbuches der Shetlandponys gegründet. Ponys, unter deren Vorfahren in den ersten drei Generationen der Abstammung Tigerschecken waren oder die die rein amerikanische Blutführung vorweisen, werden gemäß dem heutigen Mutterstutbuch als Partbred geführt.

Deutsches Reitpony

Das Deutsche Reitpony kommt seinem großen Verwandten, dem Deutschen Reitpferd, in Typ und Bewegung nahe. Es ist leistungsbereit, hat gute Reiteigenschaften, ein solides Fundament und viel Bewegung und ist somit ein optimales Reitpony für den Turniersport. Das Stockmaß liegt bei 138 bis 148 Zentimetern.

Entstanden ist das Deutsche Reitpony vorwiegend durch die Anpaarung englischer Reitponyrassen untereinander, wobei zusätzlich sowohl Veredler wie Araber oder Englische Vollblüter als auch Vertreter der Reitpferderassen eingesetzt wurden.

Dülmener

Bereits im Jahr 1316 werden die Wildpferde des Merfelder Bruchs, einer urtümlichen Moorlandschaft nahe Dülmen in Nordrhein-Westfalen, urkundlich erwähnt. Herzog Alfred von Croy ließ um 1850 einen Restbestand von ca. 20 Tieren auf seinem Land eingattern, und seinen Nachfahren ist es zu verdanken, dass heute rund 200 Ponys als Deutschlands einzige Primitivpferde in einer fast wilden Herde Bestand haben. Zur Blutauffrischung werden den 120 bis 135 Zentimeter großen Dülmenern gelegentlich wildpferdeähnliche Hengste wie zum Beispiel Koniks zugeführt. Alljährlich Ende Mai findet das traditionelle Einfangen der Junghengste mit anschließender Versteigerung statt.

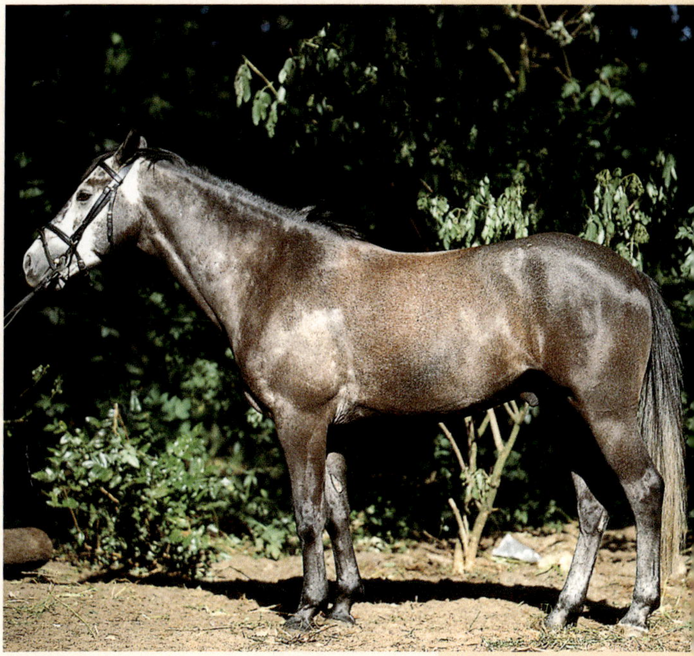

Deutsches Reitpony
Foto: Slawik

Exmoor Pony

Das Exmoor Pony ist die älteste britische Rasse. Seine Heimat ist die weitläufige Moorlandschaft südwestlich von Devon und Somerset, wo es noch heute wild lebt.

Das harte Klima hat das maximal 125 Zentimeter große Pony geprägt – es ist zäh, ausdauernd und sehr kräftig. Sein Kopf mit dem mehlfarbenen Maul, weiten Nüstern, kurzen Ohren, breiter Stirn und großen Augen ist einmalig. Die schweren Oberlider lassen die Augen etwas verdeckt erscheinen und schützen vor der rauen Witterung.

Ein besonderes Merkmal hat sich das Exmoor Pony von seinem Vorfahr, dem Tarpan, bis heute bewahrt: Der speziell geformte Kiefer weist einen siebten Backenzahn auf, was bei keinem anderen Pferd oder Pony noch zu finden ist.

Falabella

Die Falabellas sind Miniaturpferde mit maximal 76 Zentimetern Stockmaß und werden lediglich als Haustiere und Rarität gezüchtet. Die Rasse ist nach der Familie Falabella benannt, die auf ihrer Ranch in der Nähe von Buenos Aires ein Shetland Pony und vermutlich eine sehr kleine Vollblut-Mutation kreuzten. In England und den USA sind die freundlichen und intelligenten Falabellas sehr beliebt; durch Inzucht ging jedoch teilweise die Härte verloren.

Fell Pony

Das im Vergleich zum verwandten Dales Pony etwas kleinere Fell Pony (maximal 142 Zentimeter Stockmaß) wurde ebenfalls zum Transport schwerer Lasten aus den Bleigruben der englischen Bergkette in den wilden Mooren von Westmorland und Cumberland eingesetzt.

Die Züchter achteten immer schon auf die Reinheit dieser Rasse, sodass das Fellpony seinen Typ hervorragend bewahrt hat. Der lebhafte Kopf wird hoch getragen, der Körper ist kräftig, Schweif und Mähne sind üppig. Die Mehrzahl der Vertreter dieser Rasse sind Rappen; Dunkelbraune, Braune und Schimmel treten gelegentlich auf, Abzeichen sind unerwünscht.

Fjordpferd

Das Fjordpferd stammt aus dem westlichen Norwegen und wurde bereits von den Wikingern gezüchtet. Typisch für das bis heute noch recht ursprüngliche Pony, das 135 bis 148 Zentimeter groß wird, sind die Falbfärbung mit Aalstrich und das schwarze Innenhaar der Mähne. Die arbeitswillige, genügsame und trittsichere Rasse wird in den Gebirgsgegenden Norwegens noch immer in der Landwirtschaft eingesetzt

Fell Pony
Foto: Slawik

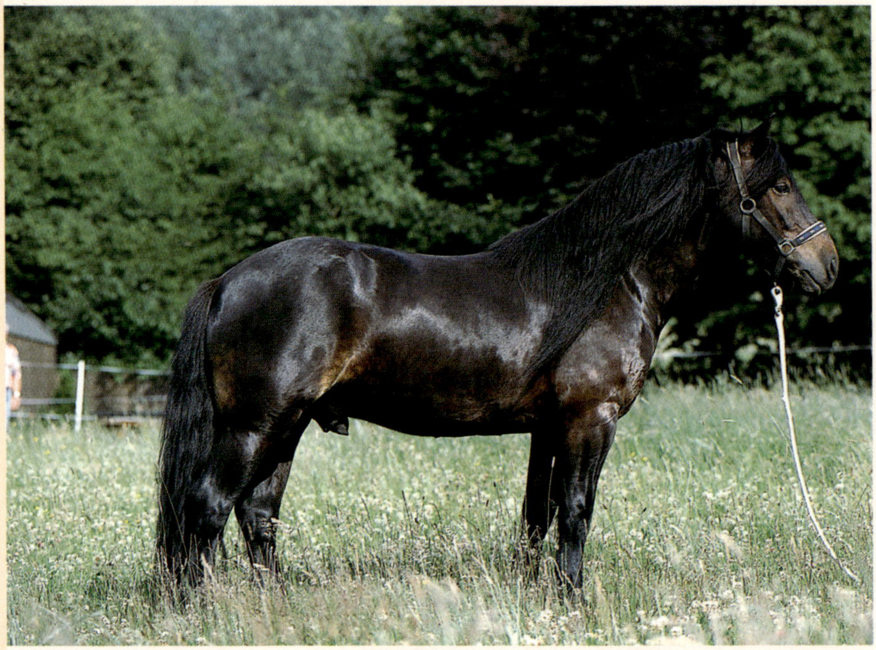

und erfreut sich darüber hinaus international als Freizeitpferd großer Beliebtheit.

Die von den Wikingern bei ihren Überfällen auf die schottischen Inseln in ihren Langschiffen mitgebrachten Fjordpferde übten unverkennbar ihren Einfluss auf das schottische Highland Pony aus.

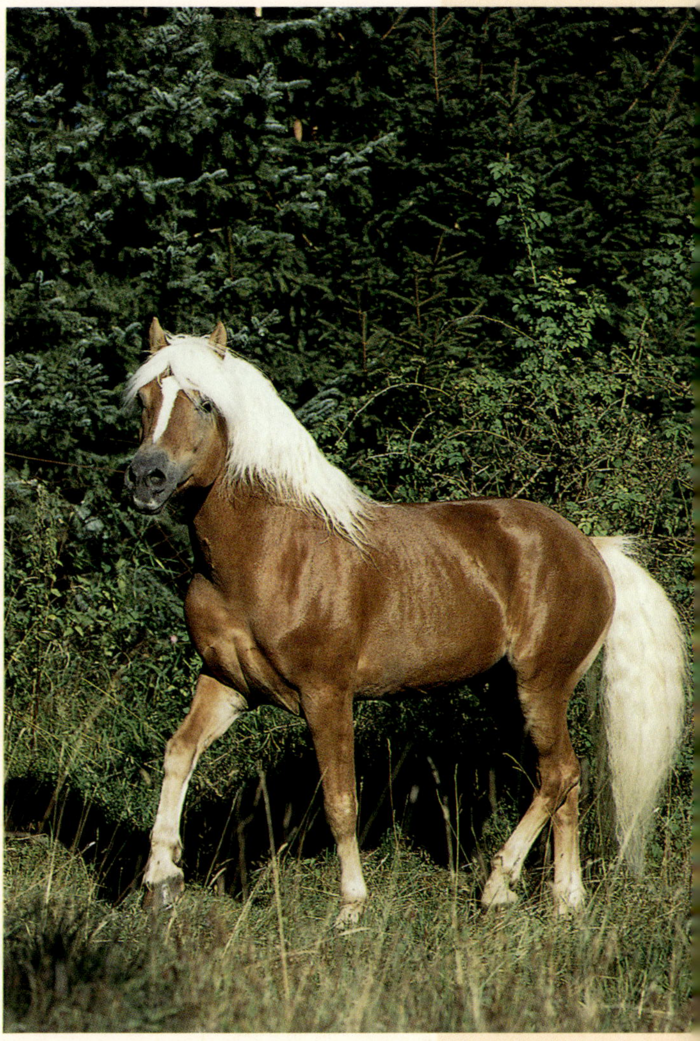

Haflinger
Foto: Slawik

Haflinger

Dem Ort Hafling in den Südtiroler Alpen verdankt der Haflinger seinen Namen und seine angeborene Fähigkeit, an Berghängen zu arbeiten. Seine außerordentliche Trittsicherheit und sein freundlicher Charakter machen den Haflinger aber auch zu einem guten Reit-, Voltigier- und Fahrpony, das heute in vielen Ländern gezüchtet wird.

Haflinger sind aus Kreuzungen von Arabern mit verschiedenen Kaltblutrassen entstanden und sind fast immer Füchse mit heller Mähne und hellem Schweif. Ihre großen Augen und die weit geöffneten Nüstern geben ihrem Kopf einen lebhaften, sympathischen Ausdruck.

Highland Pony

Die Wurzeln des Highland Ponys, das im schottischen Hochland sowie einigen der Inseln vor der Westküste Schottlands beheimatet ist, gehen vermutlich bis in die Eiszeit zurück.

Das starke Highland Pony war Schottlands ureigenes Allzweckpferd und hat sich diese Vielfalt bewahrt. Es ist ein ausgezeichnetes Reit- und Lastentier und ist selbst unter schwierigsten Bedingungen trittsicher, sodass die Schotten es noch heute als Jagdpony in den Bergen schätzen. Farblich überwiegen Falben in allen Schattierungen, doch auch alle anderen Farben treten auf.

Islandpferd

Dem Besitzer eines Isländers würde es nie in den Sinn kommen, sein Pferd als Pony zu bezeichnen, obwohl sein Stockmaß im Schnitt nicht über 140 Zentimeter liegt.

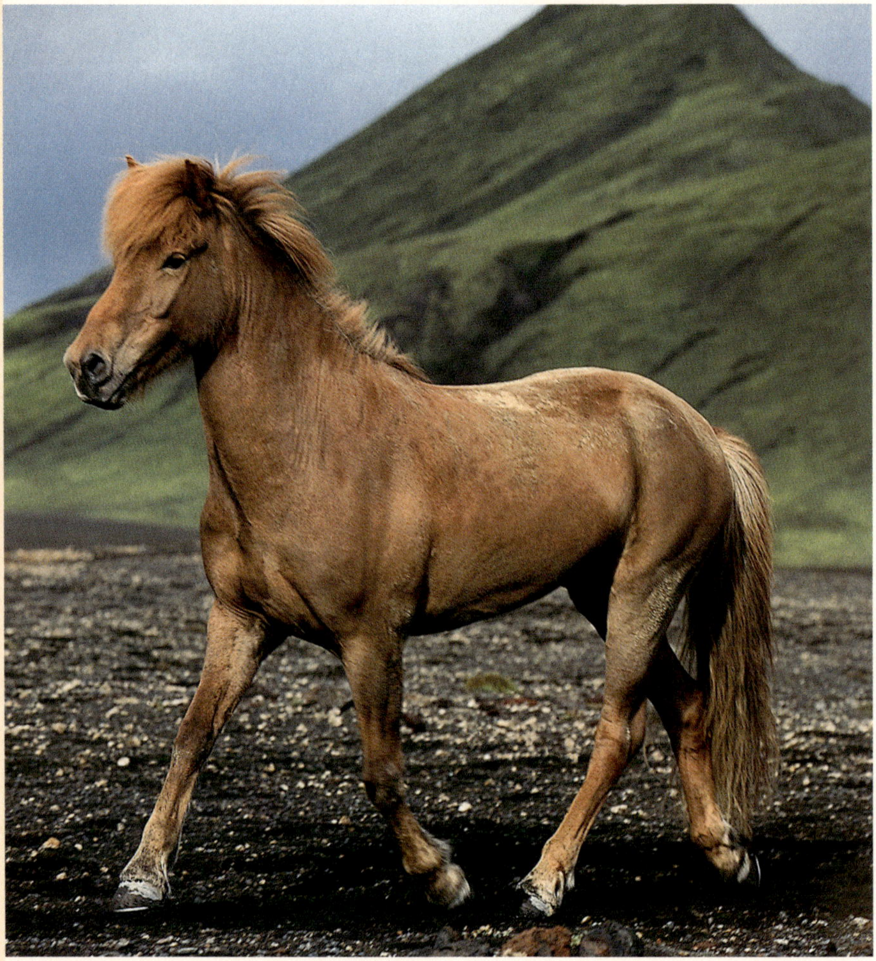

Islandpferd
Foto: Slawik

Über mehr als ein Jahrtausend hinweg waren die Islandpferde das einzige Transportmittel auf ihrer Heimatinsel. Sie dienten als Reit-, Last- und Zugpferde und wurden in der Landwirtschaft eingesetzt. Die Rasse ist seit ihrer Entstehung zur Zeit der ersten Einwanderer in Island (um 870) rein gezogen, es ist nie fremdes Blut hinzugekommen. Die Selektion wurde früher mittels Hengstkämpfen betrieben, heute werden die Zuchtprogramme weitestgehend auf die Gangveranlagung abgestimmt.

Besonders begehrt sind Fünfgänger, die neben Schritt, Trab und Galopp auch den Tölt und den Rennpass beherrschen und ihre Fähigkeiten in internationalen Meisterschaften unter Beweis stellen.

Konik

Der Konik ist ein sehr im Wildtyp stehendes, aus Polen stammendes Pony. Die mausgraue Farbe mit Aalstrich und dunkler Mähne liefert den Hinweis auf die Vorfahren des Koniks, den

Tarpan, der gegen Ende des 19. Jahrhunderts ausstarb und inzwischen wieder rückgezüchtet wird. Belastbar und ausdauernd eignet sich der 130 bis 140 Zentimeter große Konik besonders für Wander- und Distanzritte.

Lewitzer

Der Lewitzer Schecke stammt aus Mecklenburg-Vorpommern und wurde ursprünglich aus dem Kleinpferd der DDR entwickelt. Gegründet wurde die Rasse in den 1970er Jahren vom ehemaligen Leiter des VEB Lewitz, der die Ponys auch nach ihrer Farbe selektierte und Trakehner sowie Vollblüter als Veredler einsetzte. Als fast ausschließlich attraktiver Plattenschecke wird der 130 bis 148 Zentimeter große Lewitzer in drei Typen gezüchtet: dem Kinderpony-Typ, dem Wagentyp und dem Sporttyp.

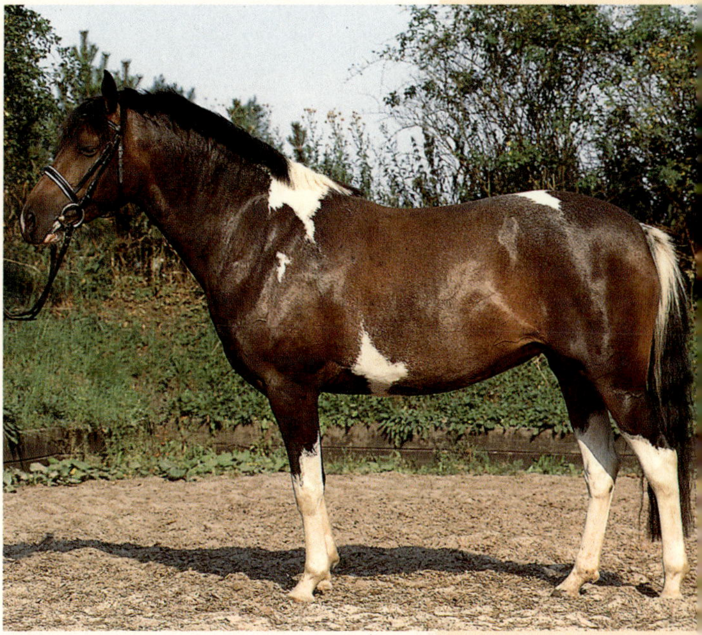

Lewitzer
Foto: Slawik

Merens Pony

Das Merens Pony ist ein großstämmiges Gebirgspony aus den französischen Pyrenäen. Mit seinem Stockmaß von 135 bis 147 Zentimetern und der Rappfarbe ähnelt es dem Fell Pony bzw. dem Dales Pony. Aus dem früheren Lastenträger im Gebirge hat sich heute ein vielseitiges Reit- und Fahrpony für Kinder und Erwachsene entwickelt.

New Forest Pony

Seit dem 10. Jahrhundert wurde das New Forest Pony von seiner Heimat, einem heute offeneren Waldgebiet im Süden Englands, geprägt. Eine sorgfältige Zucht hat aus dem einst sehr gemischten Typ eine unverwechselbare Rasse werden lassen, die durch hervorragende Reitponyqualitäten charakterisiert ist. Das New Forest Pony ist ein ausgesprochenes Leistungspony, das mit einem Stockmaß bis 145 Zentimeter auch leichtere Erwachsene mühelos tragen kann.

Shetland Pony

Die Heimat der kleinsten britischen Ponyrasse sind die Shetland-Inseln, etwa 185 km nordöstlich von Schottland gelegen. Man nimmt an, dass die Ahnen der kleinen Ponys zum Ende der letzten Eiszeit, bevor sich die Eisdecke zurückbildete, von Skandinavien aus auf die Schottischen Inseln kamen. Kennzeichnend ist noch heute die deutlich lange Nasenpartie, die zum Vorwärmen der Atemluft dient.

Mit einem Stockmaß zwischen 100 und 107 Zentimetern eignet sich das umgängliche und leicht auszubildende Shetland Pony ideal als Erstpony für

Kinder. Den kargen Nahrungsverhältnissen ihrer Heimat entsprechend – die Ponys ernährten sich über Jahrhunderte nur von Heidekraut, hartem Gras und Algen – muss bei der Rasse auch heute noch auf eine angepasste Fütterung geachtet werden.

Welsh Ponys und Cobs

Das moderne Welsh Pony besitzt die wichtigsten Ponyeigenschaften wie Härte, Kraft und robuste Gesundheit. Es ist ein brillantes Turnierpony und für Kinder bestens geeignet.

Das Stutbuch Welsh Pony und Cob Society wurde 1902 eröffnet und in insgesamt vier Sektionen - zwei für Ponys und zwei für Cobs – unterteilt. Unbestreitbar bildet das Welsh Mountain Pony (Sektion A), einem kleinen Araber ähnlich, die Basis für die gesamte Rasse. Es lebte in den Waliser Bergen schon lange bevor die Römer nach Britannien kamen und den Ponys orientalisches Blut zuführten.

Vom Welsh Mountain Pony stammen das mit einem Stockmaß von bis zu 137 Zentimetern etwas größere, aber ebenso elegante Welsh Pony (Sektion B), das Welsh Pony im Cob Typ (Sektion C) sowie der kraftvolle und bis zu 158 Zentimeter große Welsh Cob (Sektion D) ab.

Welsh Pony Sektion C
Foto: Slawik

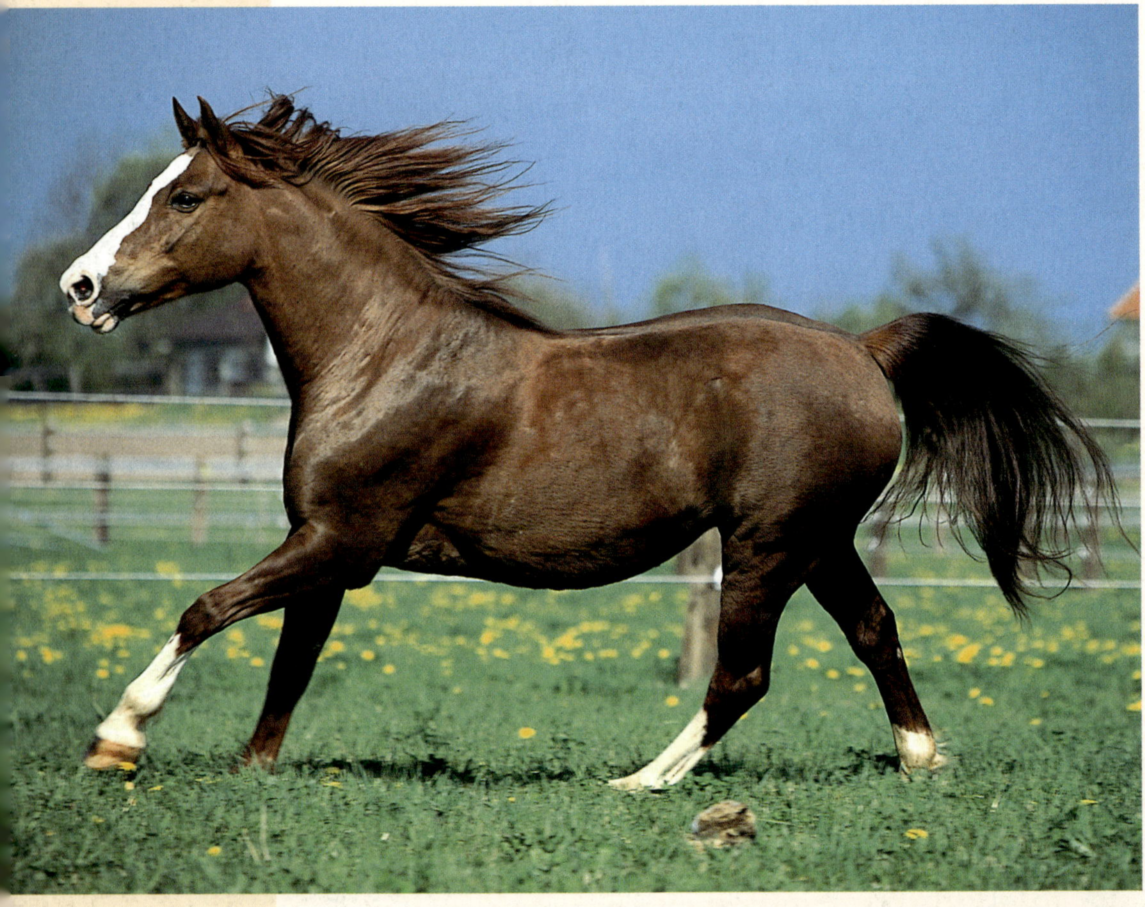

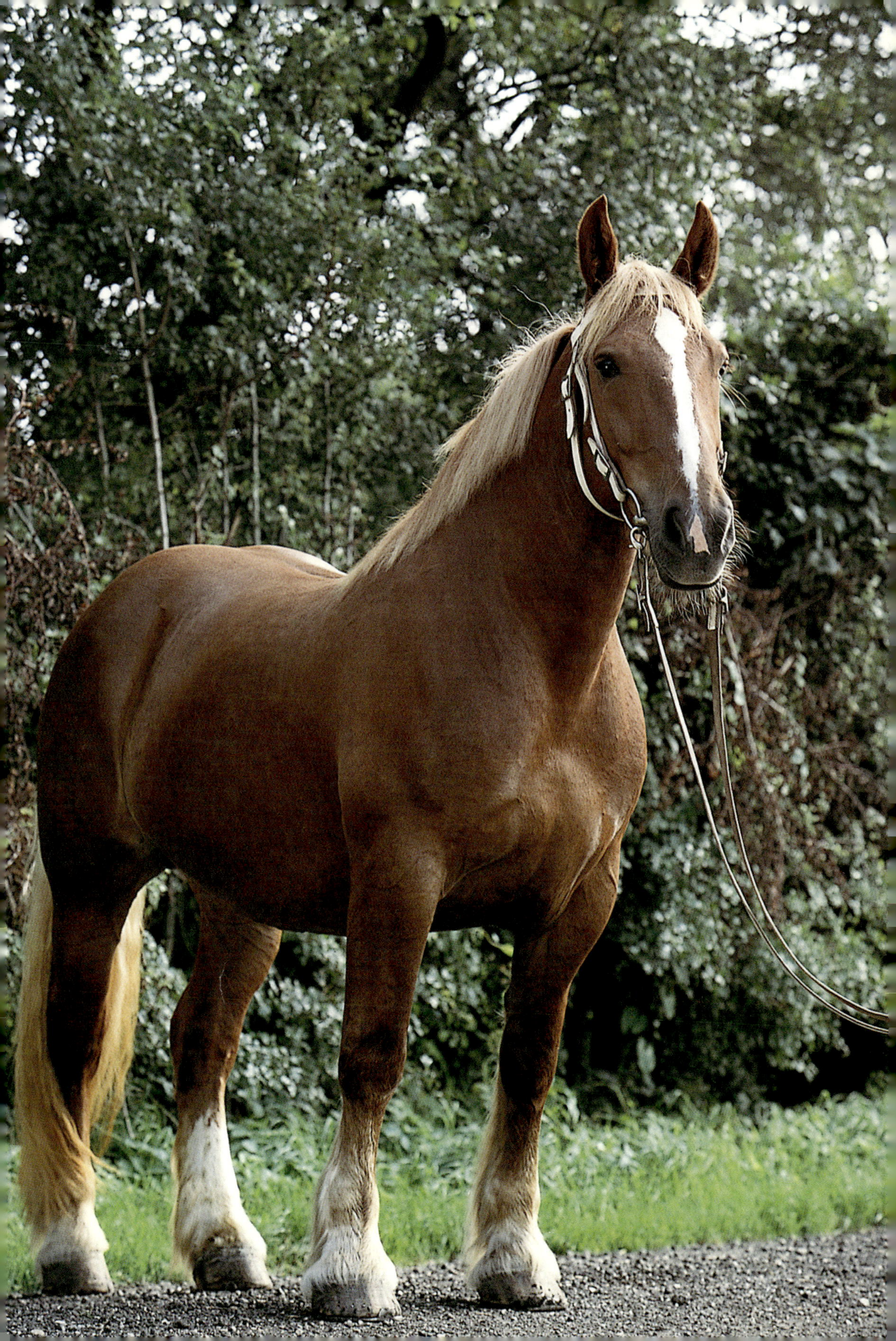

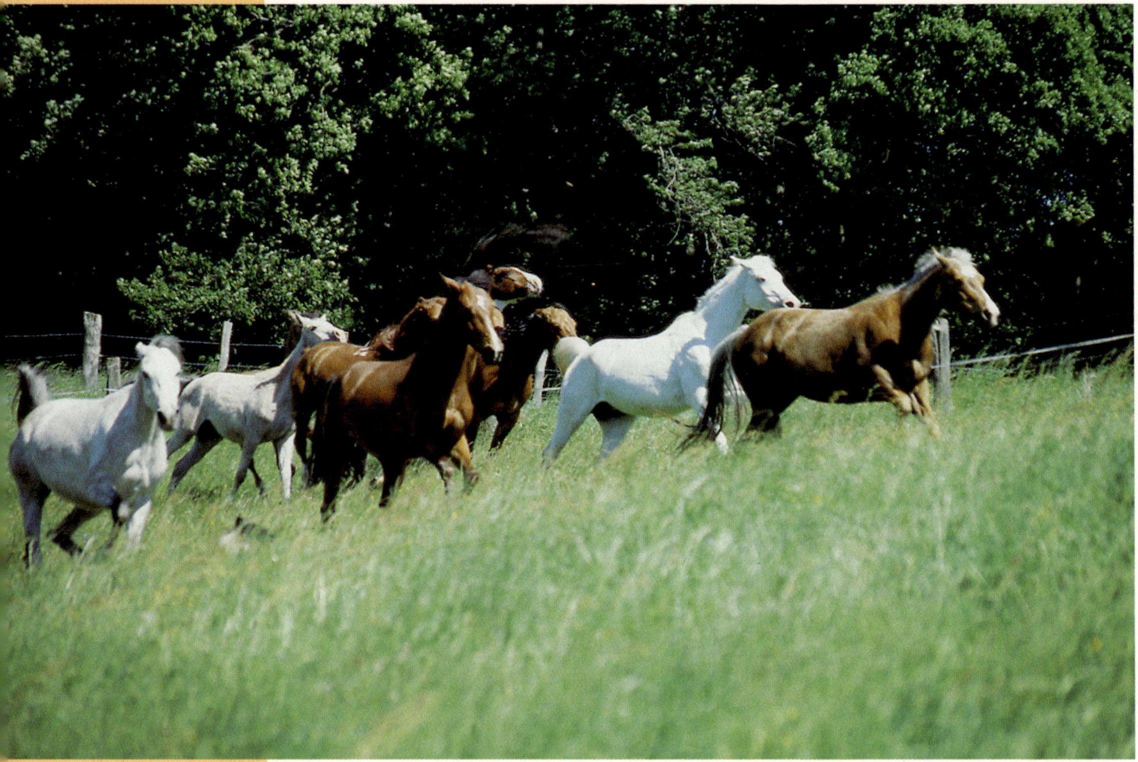

Artgerecht halten heißt: Licht, Luft, Sonne und Sozialkontakte bieten!

Pferdehaltung

Unter guter, artgerechter Pferdehaltung versteht man Lebensbedingungen, die dem Wohlbefinden des Tieres dienen. Häufige Erkrankungen wie etwa Lahmheiten, Schädigungen der Atemwege oder Störungen der Verdauungsorgane lassen darauf schließen, dass bezüglich der Lebensbedingungen etwas getan werden muss.

Eigentlich ist der Begriff „artgerecht" ein erfundener Ausdruck. Folglich sollte die Überschrift besser lauten: Was dient dem Wohlbefinden des Pferdes? Licht, Luft, Sonne, Sozialkontakte!

Vergegenwärtigen wir uns nur einen Augenblick lang die Entwicklungsgeschichte des Pferdes: Die ursprünglichen Lebensräume waren die Steppen, große Flächen, wo das Pferd zur täglichen Futtersuche lange Strecken zurücklegen musste, wo es einen ausgeprägten Sinn für die lauernden Gefahren haben musste (das Fluchttier), einen gesunden, aktiven Bewegungsapparat und strapazierfähige Lungen.

Urinstinkte und Urbedürfnisse haben sich auch in unserem heutigen, domestizierten Sportkameraden erhalten.

Heute können wir die Pferde nicht mehr frei wie in der Steppe halten, und daher müssen wir uns so viele Gedanken über die Haltung machen. In vielen Ländern der Erde, in Afrika, Ungarn, Island werden Pferde in Herden oder Gruppen gehalten. Bei uns werden unsere vierbeinigen Freunde vorwiegend in Boxen gehalten, und auch die Ständerhaltung ist leider noch nicht überall passé.

Es hat sich viel getan in den letzten zwanzig Jahren. Kaum ein Pferdefreund akzeptiert heute noch dunkle, kleine Boxen oder gar Anbindeständer. Der Pferdesport boomt, und die Pferdezucht unterliegt einer immer stärker werdenden Qualitätsselektion. Die Industrie liefert Thermodecken, Strass-Stirnbänder und andere Ausrüstungen mit allerlei Luxus.

Doch wird nur allzu häufig vergessen, was Pferde wirklich brauchen: weitläufige, gut überschaubare Lebensräume mit einem Herdenverband, um die Sinne zu schärfen, den Bewegungs- und Atmungsapparat ständig zu trainieren und um das Sozialverhalten zu üben.

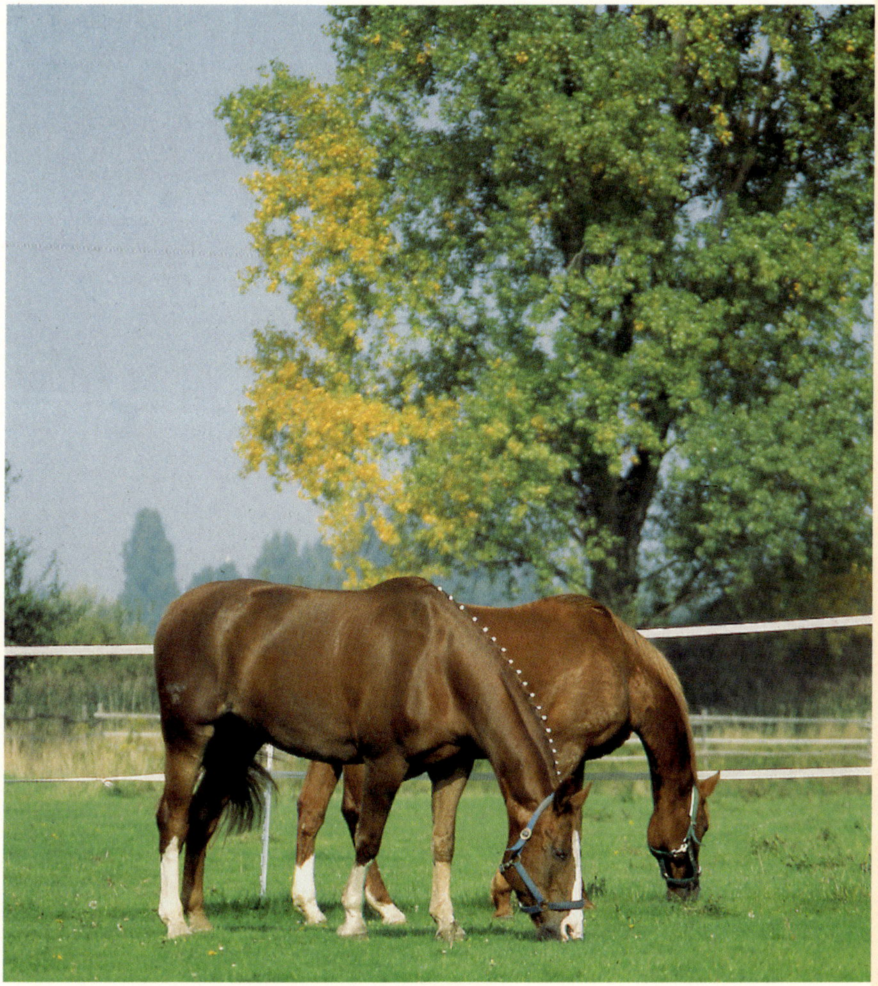

Werden Turnierpferde zumindest zeitweise im Freien gehalten, verbessern sich Gesundheit und Leistungsfähigkeit.

Was macht es so schwer, die Welt aus der Sicht eines Pferdes zu sehen?

Der Mensch ist ein Höhlenbewohner mit einem stark ausgeprägten Schutzbedürfnis. Das Haus (seine Höhle) ist seine Zufluchtsstätte. Dort fühlt er sich geborgen. Er empfindet also genau umgekehrt wie ein Pferd.

Ställe müssen jedoch in erster Linie für Pferde geplant werden. Das Pferd, weil domestiziert, an den Menschen gewöhnt, leidet stumm vor sich hin, teils unter furchtbaren Verhältnissen, ohne dass der Mensch (sein Mensch) es merkt. Je höher der Ausbildungsstand des Pferdes und je höher somit sein Wert, desto mehr wird es isoliert. Das hängt mit der Angst der Besitzer vor Verletzungen und somit vor Wertverlust zusammen.

Viele Pferdebesitzer erkennen nicht und sind außerdem schwer zu überzeugen, welche körperlichen und seelischen Schäden einem Pferd in einer schlechten Box und durch fehlende freie Bewegung zugefügt werden.

Sicher gibt es auch Gegenargumente, die man am Rande gelten lassen muss: wenn ein Pferd es aufgrund seiner bisherigen Haltung verlernt hat, sich frei zu bewegen, oder wenn ein Berufsreiter sein Pferd nicht erst auf der Weide einfangen will. Obwohl es auch und gerade in dieser Reiterklasse immer mehr Menschen gibt, die ihrem Turnierpferd die freie Bewegung auf der Weide oder im Paddock gönnen, weil sie erkannt haben, dass das Tier dadurch ausgeglichener wird, auch Umwelteinflüssen gegenüber. Es gibt sogar Erhebungen über höhere Leistungsfähigkeit, größere Ausdauer des Pferdes und niedrigere Tierarztkosten. Es ist wohl richtig, dass die Haltungsform von Pferd zu Pferd ernsthaft überdacht werden muss. Trotzdem ist es möglich, die verschiedenen Haltungsvarianten so zu optimieren, dass sich die Pferde wohl fühlen und gesund bleiben.

Der optimale Stall

Bei der Suche nach dem optimalen Stall spielen verschiedene Notwendigkeiten eine Rolle. So hat die Freizeitpferdehaltung andere Kriterien als die Turnierpferde- oder Zuchttierhaltung. Man kann also Haltungsformen nicht pauschal bewerten, da sie sich grundlegend voneinander unterscheiden und immer ein Abwägen im Einzelfall nötig ist.

Sicherlich spielt auch der Geldbeutel eine entscheidende Rolle. Es gibt überall in Deutschland mehr oder weniger große bäuerliche Anwesen, die ihren Betrieb auf die Pferdehaltung umstellen, billiger sind als manche Vereine oder etablierte Betriebe, die zudem über ausreichend Weideland verfügen und im Winter Paddocks zur Verfügung stellen. Oft wird auch eine Halle angeboten, und die Ausreitmöglichkeiten sind vielfach hervorragend. Nachteile können sich für den Pferdehalter ergeben, der vieles, was in größeren Betrieben vom Personal erledigt wird, selber verrichten muss. Warme Aufenthaltsräume oder gar Kasinos fehlen. Dafür, und das ist das Ausschlaggebende, geht es den Pferden meistens sehr gut. Die Boxen sind geräumig, luftig, offen, die Versorgung ist optimal, da der Bauer oftmals noch Stroh, Heu und Silage selber herstellt und aus langer Tradition weiß, was welches Pferd benötigt.

Mancher Pferdebesitzer wird die Erfahrung gemacht haben, dass sein Pferd im gemütlichen (warmen) Stall gehegt und gepflegt und bei kühler Witterung eingedeckt wurde und trotzdem erkrankte. Nach der Umstellung in einen bäuerlichen Betrieb, wo es beim ersten Hahnenschrei in der Herde auf die großen Weiden gelassen wird, sich integrieren, viel bewegen und Regenschauer aushalten muss, bessert sich der Gesundheitszustand, die Augen blicken wach und zufrieden in die Welt: Das Pferd, das sich vorher aufgegeben zu haben schien, zeigt wieder einen deutlichen Willen, am täglichen Gesche-

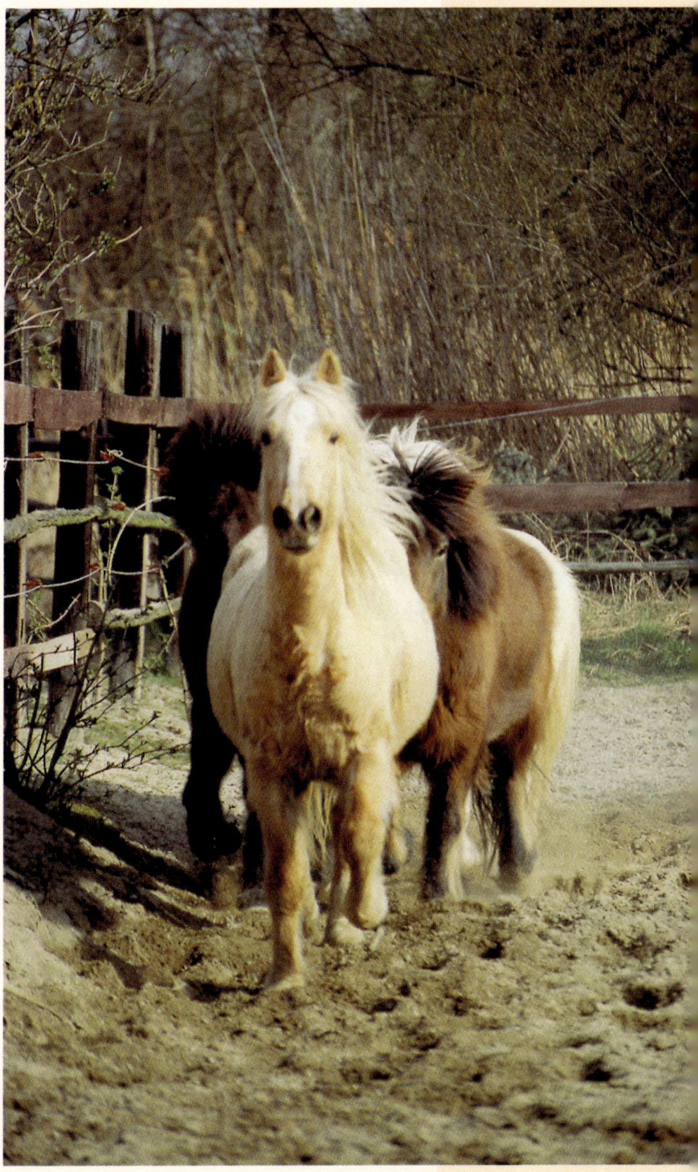

Die permanente Bewegung bei der Offenstallhaltung trainiert den gesamten Organismus.

hen teilhaben zu wollen. Das soll nicht etwa heißen, dass ein lahmes Pferd, wenn es so scheinbar brutal auf die Weide gestellt wird und sich noch durchsetzen muss, plötzlich lahmfrei geht. Es soll nur aufzeigen, dass wir unsere Pferde oft in Watte packen, da wir von unserem eigenen Kälte- oder Verhaltensempfinden auf das des Pferdes schließen. Das ist grundsätzlich falsch.

Damit sind wir schon bei einer der Stallvarianten, der Offenstallhaltung, einem Haltungssystem, das vor allem in der Freizeit-, aber inzwischen auch Sportreiterei funktioniert und zunehmend an Beliebtheit gewinnt. Es ist ein System, in dem das Pferd selbst entscheidet, ob es im Stall, unter einem Vordach oder im Freien sein will. Die Vorteile überwiegen: Die Pferde, die in einer Gruppe gehalten werden, können ihre natürlichen Verhaltensweisen ausleben, nämlich Fellpflege betreiben, die Rangordnung festlegen, Freundschaften schließen und Außenreize erfahren. Durch dieses natürliche Ausleben sind sie im Umgang mit dem Menschen ausgeglichener, entspannter, aber auch reaktionsschneller, aufmerksamer und gesünder. Bewegungs- und Atmungsapparat werden trainiert. Die Furcht vieler Halter, die Verletzungsgefahr sei bei dieser Haltungsform größer, konnte von Tierärzten widerlegt werden, denn ernsthafte Verletzungen bleiben meistens aus. Nachteile gibt es eigentlich nur für den Reiter: Das Pferd ist nicht immer sofort bequem verfügbar. Oft muss der Besitzer einige Zeit aufwenden, um es aus dem Auslauf zu holen, und der Pflegeaufwand ist zeitweise etwas größer. Gerade in der kalten, dunklen Jahreszeit erfordert es beim Menschen schon ein erhebliches Maß an Selbstüberwindung zum Wohle seines Sportkameraden. Wer jedoch einmal den Schritt in die Offenstallhaltung getan hat, geht kaum wieder zurück zur Einzelboxenhaltung.

Viele Pferde leben heute noch in Einzelboxen. Sofern diese hell und groß genug sind, gute Luft haben und der Mensch täglich für genügend Bewegung und Abwechslung sorgt, ist diese Lösung akzeptabel. Allerdings reichen 50 oder 70 Minuten täglich nicht aus! Paddockauslauf oder Koppelgang sind zusätzlich erforderlich, um das natürliche Bedürfnis an Bewegung und Außenreizen zu befriedigen. Mittlerweile sind mehrere Initiativen zur Verbesserung der Pferdehaltung entstanden

Neben der Offenstall- und der Einzelboxenhaltung ist da noch die Variante Laufstallhaltung, die einfachste Art der Gruppenhaltung. Durch Entfernen von Trennwänden lassen sich zwei oder mehrere Pferde, die bereits durch gemeinsamen Weidegang oder Ausritte aneinander gewöhnt sind und sich gut vertragen, in einer kleinen Gruppe halten. Wichtig ist hierbei die Größe der Stallfläche, denn Ausweichmöglichkeiten sind unbedingt erforderlich. In der Gewöhnungsphase ist es ratsam, die Hufeisen abzunehmen. Das gilt übrigens auch für die Offenstallhaltung.

Welchen Stall man auch immer wählt, grundsätzlich gilt: Alle Reitbetriebe oder Anwesen, die sich mit der Pferdehaltung beschäftigen, sind reine Wirtschaftsunternehmen und orientieren sich an den Wünschen der Kunden. Anbieter von traditionellen Einzelboxen müssen bei entsprechender Nachfrage deshalb für einen Ausgleich sorgen in Form von Paddocks, Koppeln, Außenreitplätzen und Halle.

Vergessen wir nie: Pferde sind lebhafte, gesellige Tiere, die sowohl den Sozialkontakt als auch die Bewegung brauchen, um psychisch und physisch gesund zu bleiben!

Verbesserung der Stallanlagen

Wir wollen hier nicht detailliert auf die mannigfaltigen Arten des Stallbaus eingehen. Dieser Punkt soll nur so weit in die Tiefe gehen, dass wir den Stall, dem wir unseren Sportkameraden anvertrauen, beurteilen können. Auch alte Ställe, die vielleicht vor zwanzig oder mehr Jahren unter anderen Gesichtspunkten und unter einem anderen Verständnis von Pferdehaltung errichtet wurden, können sinnvoll renoviert werden. Da gibt es beispielsweise die Möglichkeit des Einsetzens von Außenfenstern mit Klappen für bessere Luftverhältnisse und damit die Pferde hinausschauen können, und Paddocks vor den Boxen oder an anderer Stelle auf der Anlage. So viel Platz ist immer. Hier sollte und muss jeder Betrieb ansetzen, um in Zukunft konkurrenzfähig zu bleiben und um vor allem dem Pferd gerecht zu werden, denn neue Betriebe bieten diese Einrichtungen von vornherein an.

Bei allen baulichen Neuerungen sollten die Licht- und Luftverhältnisse eine übergeordnete Rolle spielen. Ein Pferd braucht Licht! Es ist für seine psychische und physische Gesundheit auf natürliches Licht und den natürlichen Tag-Nacht-Rhythmus angewiesen. Zum einen ist der gesamte Stoffwechsel bei vielen Tieren, so auch beim Pferd, vom Licht abhängig, zum andern leidet die Psyche: Wird ein Pferd in einem dunklen Stall gehalten, stumpft es ab, wird schreckhaft und ängstlich. Kommt es von der Dunkelheit in das helle Sonnenlicht,

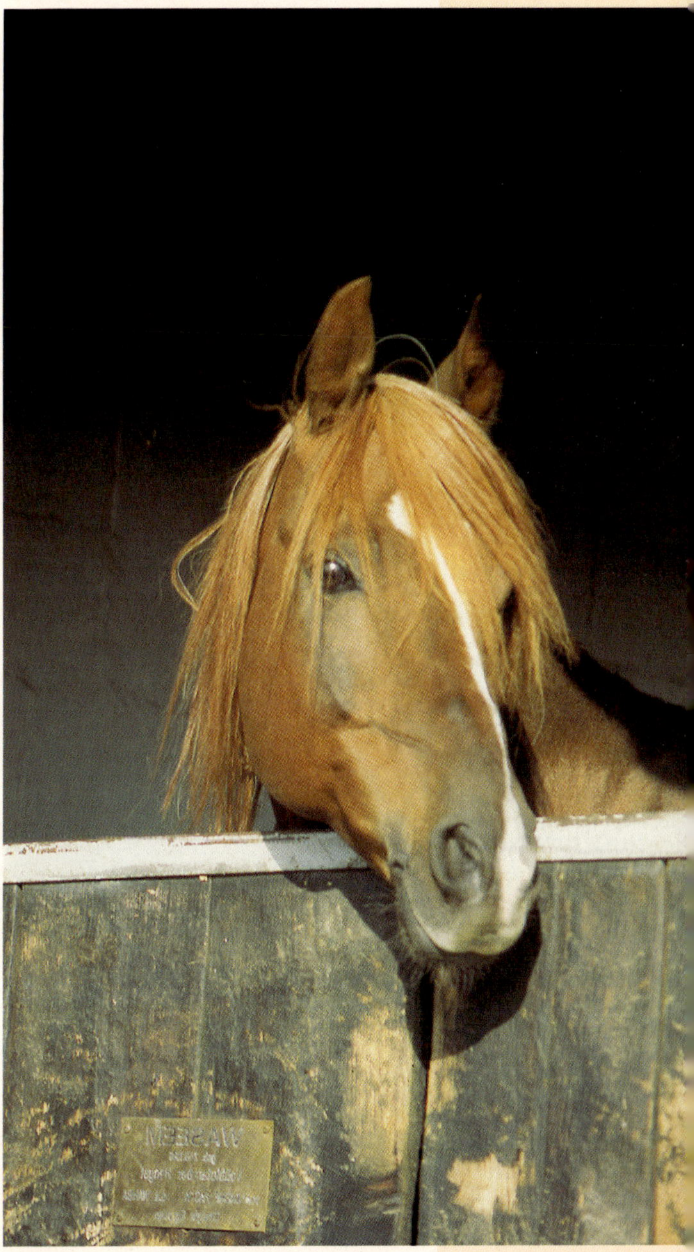

Bestehende Boxenställe können oft durch einfache Umbauten den Bedürfnissen der Pferde besser angepasst werden.

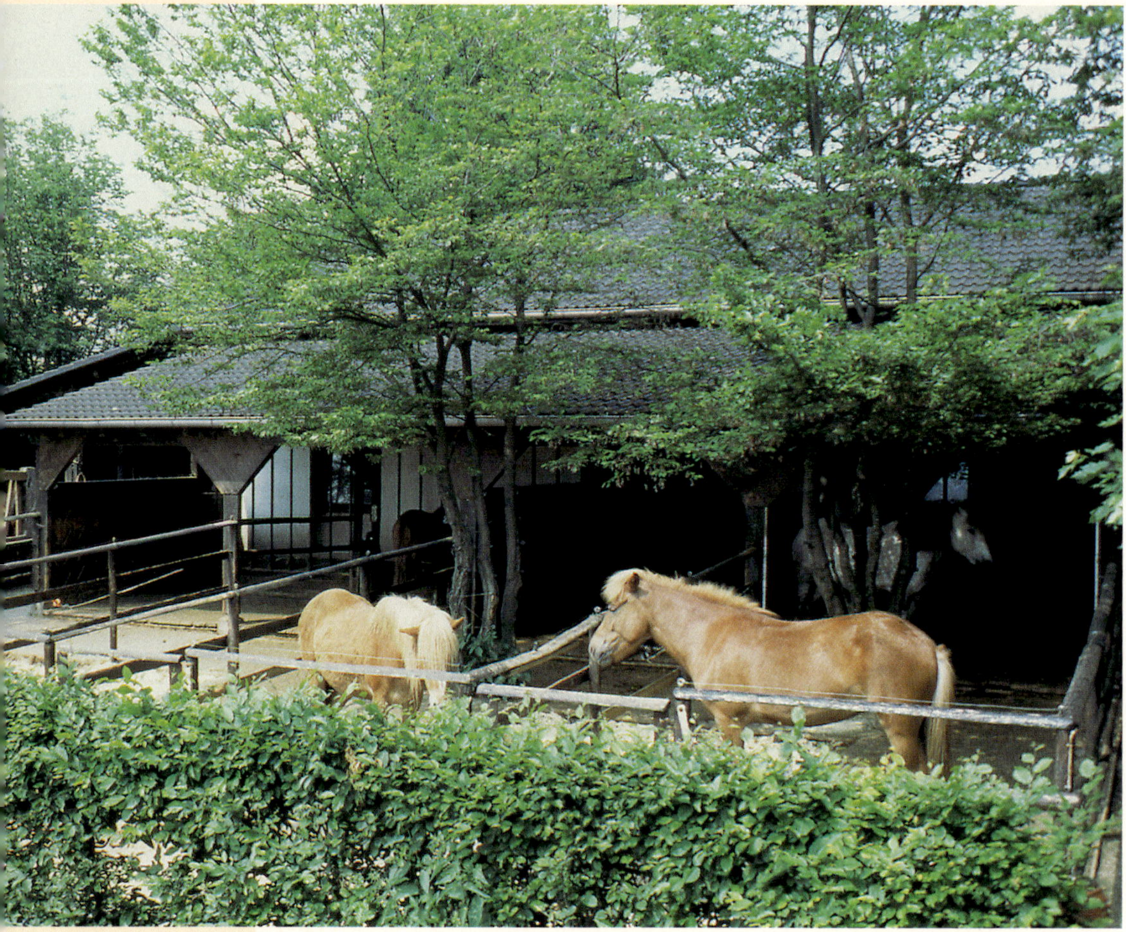

Offenställe bestehen aus mehreren Funktionsbereichen; Fress- und Liegeplätze sollten getrennt angeordnet sein.

fluten so viele Reize auf einmal auf das Tier ein, dass es scheut und schreckhaft reagiert, was fälschlicherweise oft als Temperamentsbeweis ausgelegt wird. Künstliche Lichteinwirkung kann immer nur ein billiger, vorübergehender und keinesfalls befriedigender Ersatz zu natürlichem Tageslicht sein; jedes Pferd benötigt mindestens einen Quadratmeter Fensterfläche.

Ein anderer, nicht weniger wichtiger Aspekt ist die Luft. Das Pferd als Bewegungstier braucht entsprechend leistungsfähige Organsysteme. Besonders der Atmungsapparat ist wichtig, um Sauerstoff auszutauschen und die Verbrennung sowie die Thermoregulation zu verbessern. Der Stall muss so konzipiert sein, dass das Pferd eine Angleichung an die entsprechende Außentemperatur hat, das bedeutet: im Winter kalt, im Sommer warm. Die Frischluftzufuhr in einem alten Stall kann man gezielt durch das Einlassen von Be- und Entlüftungsrohren in die Außenwände (in 0,50 Meter Höhe über dem Boden) erreichen.

Die Haltung eines einzelnen Pferdes ohne sozialen Partner ist nicht pferdegemäß. Durch Herausnahme einer halben Trennwand zur Nachbarbox und bei Bedarf das Einsetzen von Gitterstäben ist zumindest ein Mindestmaß an Sozialkontakt für das Pferd gegeben. Werden die Anforderungen, die Pferde als soziale Lebewesen stellen, nicht berücksichtigt, können Probleme im Umgang mit ihnen und sogar Verhaltensstörungen entstehen. Je geringer die Kontaktmöglichkeiten zu Artgenossen oder anderen Tieren, desto stärker ist das Pferd auf den Menschen als sozialen Partner angewiesen, und desto mehr Zeit muss sich der Mensch für sein Pferd nehmen. Es ist durchaus möglich, dass es einem erfahrenen Trainer oder Betreuer gelingt, Unzulänglichkeiten in Einzelbereichen so abzufangen, dass das Pferd ausgeglichen und in einem guten körperlichen Zustand ist.

Offenstallhaltung

Bei der Offenstallhaltung als der natürlichsten Haltung für Pferde stehen Bewegung, Frischluft und Sozialkontakt ausreichend zur Verfügung.

Voraussetzung ist allerdings eine gute Konzeption mit mehreren Funktionsbereichen.

Der Offenstall hat mindestens zwei Eingänge, damit rangniedere Tiere flüchten können, wenn ein ranghöheres den Bereich betritt.

Der Liegebereich muss reichlich und trocken eingestreut sein. Fressbereich und Tränke sollten weit voneinander entfernt liegen.

Der Auslauf muss groß genug sein, damit sich die Pferde aus dem Weg gehen können und die Toleranzgrenzen der Ranghöheren eingehalten werden können. Günstig sind Vordächer zum Schutz gegen Sonne und Regen, oft genügen auch entsprechende Bäume, und nicht zu vergessen der Wälzbereich zum Wohlfühlen.

Für den Krankheitsfall sollte eine Einzelbox zur Verfügung stehen sowie für die Eingewöhnung ein mit Stangen oder Boxenelementen abgrenzbarer Bereich, jedoch immer mit Blickkontakt. In der Eingewöhnungsphase ist es empfehlenswert, die Pferde zumindest hinten nicht zu beschlagen,ihnen wenig Kraftfutter zu geben und sie viel zu arbeiten. Schon nach kurzer Zeit stellt sich Normalität ein, und die Pferde können notfalls auch wieder hinten beschlagen werden.

Welches Pferd eignet sich für die Gruppenhaltung?

Im Prinzip können alle Pferde in der Gruppe und im Offenstall gehalten werden.

Gesunde Pferde sind so anpassungsfähig, dass es kaum Probleme gibt. Wichtig ist jeddoch, dass sie möglichst im Temperament zueinander passen und vorsichtig aneinander gewöhnt werden, um die Verletzungsgefahr niedrig zu halten.

Bisher war die weit verbreitete Meinung, dass nur Haflinger, Norweger, Isländer und andere Pony- und Kleinpferderassen für die Robustpferdehaltung geeignet seien. Das ist nicht richtig, denn bei einer kontrollierten Anpassungsphase, die bei einzelnen Pferden unterschiedlich lang sein kann, lassen sich alle Rassen in diese Haltung eingewöhnen.

Boxenhaltung

In den „Richtlinien zur Pferdehaltung unter Tierschutzgesichtspunkten", herausgegeben von der Deutschen Reiterlichen Vereinigung e.V. (FN) und der Deutschen Veterinärmedizinischen Gesellschaft e.V., werden Mindesthöhen und -breiten für Boxen gefordert. Im Einzelnen: Widerristhöhe eines Pferdes mal zwei zum Quadrat ergibt die Boxengröße in Quadratmetern. Bei einer Widerristhöhe eines Großpferdes von 1,80 m x 2 = 3,60 m ergibt sich eine Boxengröße von etwa 13 Quadratmetern. Die schmale Seite einer Einzelbox muss mindestens das Anderthalbfache der Widerristhöhe messen, also bei Großpferden 2,70 Meter und bei kleinen Pferden 2,25 Meter lang sein. Die Boxentrennwand ist meist etwa brusthoch verbrettert, der obere Teil der Trennwand vergittert bis auf eine Höhe von rund 2,40 Meter. Ist die Boxentrennwand durchgehend vergittert, dann sollte sie für ein Großpferd 2,60 Meter und für ein kleines Pferd 2,20 Meter hoch sein. Wichtig ist in diesem Zusammenhang der Abstand der Gitterstangen zueinander, der nicht mehr als 5,5 Zentimeter betragen darf, damit weder Hufe noch Kiefer dazwischen geraten können.

Die Futterkrippe sollte im Boden- (also im Fress-)bereich eine Höhe von einem Drittel Meter des Widerristes haben, das sind bei einem großen Pferd von 1,80 m Widerristhöhe 60 Zentimeter, bei Ponys entsprechend auch nur 40 Zentimeter vom Boden. Die Selbsttränke ist tunlichst weit vom Fressbereich entfernt anzubringen, um das Eintunken des Futters zu verhindern, jedoch auch nicht an der Stallaußenwand, um das Einfrieren

So nicht: Zu dunkel, zu eng und ohne die Möglichkeit von Sozialkontakten ist dieser Boxenstall sicher nicht artgerecht.

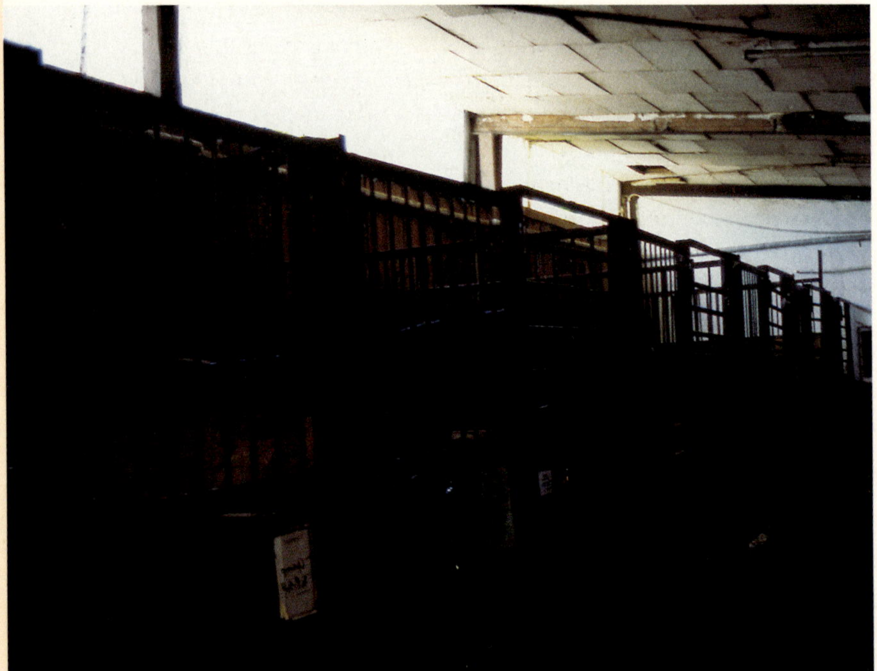

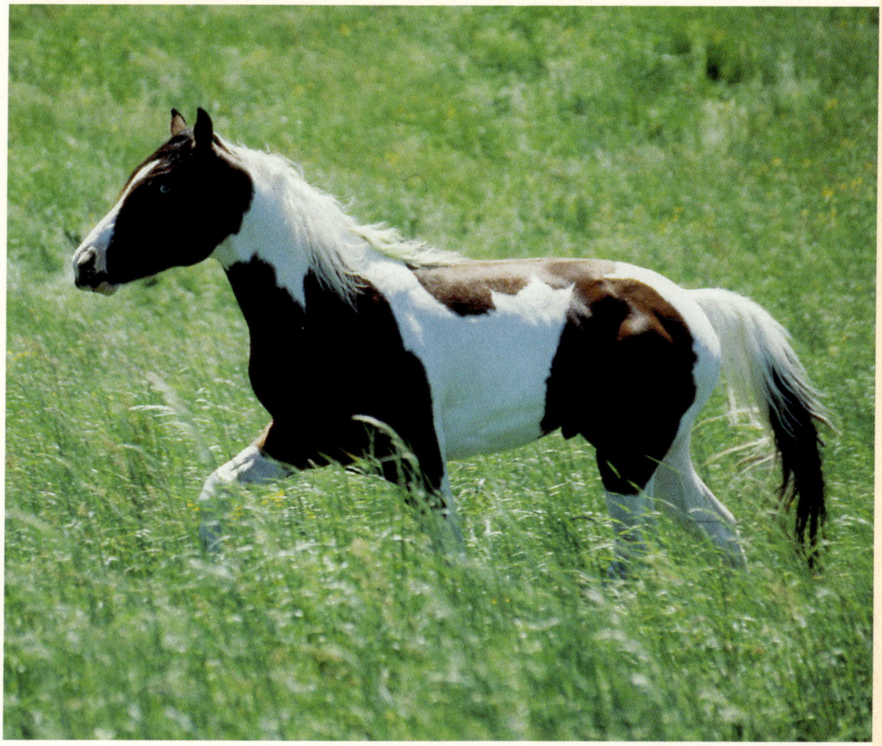

Freilebende Pferde legen täglich beträchtliche Strecken zurück.

im Winter zu vermeiden. Angenehm ist eine Stallgassenbreite von 2,40 Meter bis 3,00 Meter, um ohne Bisse oder Herunterreißen von Decken mit einem Pferd an der Hand hindurchgehen zu können. Dass Stuten und Hengste nicht in unmittelbarer Nachbarschaft zueinander untergebracht werden sollten, versteht sich von selbst. Scharfe Kanten oder hervorstehende Bauteile gehören auf keinen Fall in die Box. Die Erfahrung zeigt jedoch, dass man in den wenigsten Betrieben Boxengrößen mit den vorgeschriebenen Mindestmaßen vorfindet. Was ist also zu tun?

Wenn das Pferd von morgens bis abends auf der Koppel läuft, zusätzlich eine bis eineinhalb Stunden gearbeitet wird, kann es in einer kleineren Box „wohnen".

Wenn das Pferd dagegen 22 Stunden am Tag in der Stallbox stehen muss und vielleicht maximal eine Stunde zum Reiten herausgeholt wird, ein Wechsel in eine pferdefreundlichere Haltungsanlage aber nicht sofort möglich ist, dann ist die Paddockbox ein Schritt in die richtige Richtung.

Bei Paddockboxen handelt es sich in der Regel um Einzelboxen mit vorgelagerten Sandpaddocks, die nicht zu klein sein dürfen. Das Pferd kann nach Belieben hinausgehen und hereinkommen, hat frische Luft, beobachtet die Umgebung, wie Vögel und andere Lebewesen, und hat bei einer etwa verdoppelten Bewegungsfläche viel Abwechslung.

Wie immer Sie sich entscheiden, ob Einzelbox, Laufstall oder Offenstallhaltung, bedenken Sie stets:

Das Pferd, auch Ihr Pferd, ist ein lebhaftes Tier, ein Herdentier, das die Bewegung genauso braucht wie den Sozialkontakt zu anderen Artgenossen. In der freien Wildbahn würde es täglich rund 50 Kilometer zurücklegen. Kann Ihr Pferd das auch?

Wenn Boxenhaltung unumgänglich ist, dann ist neben ausreichend Frischluft die Luftfeuchtigkeit wichtig. Bis 50 Prozent Feuchte ist leistungsfördernd und über 80 Prozent leistungsmindernd. Das gesunde Stallklima liegt unter 80 Prozent Luftfeuchtigkeit. Die Stalltemperatur soll der Außentemperatur in etwa entsprechen.

Vergegenwärtigen wir uns einmal den § 2 Abs. 1 des Tierschutzgesetzes, der da lautet:

„Wer ein Tier hält, betreut oder zu betreuen hat, muss dem Tier angemessene, artgemäße Nahrung und Pflege sowie eine verhaltensgerechte Unterbringung gewähren, darf das artgemäße Bewegungsbedürfnis eines Tieres nicht dauernd und nicht so einschränken, dass dem Tier vermeidbare Schmerzen, Leiden oder Schäden zugefügt werden."

Ein gesundes, zufriedenes Pferd zeigt sich mit einem wachen, ruhigen Auge, glattem, glänzendem Fell, lebhaftem Ohrenspiel, trockenen Nüstern und festen, schlanken Beinen. Es nimmt lebhaft Anteil an seiner Umgebung und arbeitet willig mit.

Das junge Pferd

Ein Fohlen oder ein noch ganz junges Pferd in eine Einzelbox zu sperren ist schlichtweg tierschutzwidrig. Das Pferd leidet zunächst einmal, wenn es von der Mutter abgesetzt wird, unter Trennungsschmerz und Desorientierung. Ein Fohlen benötigt zudem vom Tag seiner Geburt an täglich viel Auslauf im Freien.

Das soll und kann unabhängig von den klimatischen Verhältnissen geschehen. Fohlen haben bereits eine hervorragende Thermoregulation und können daher mit den meisten klimatischen Umweltsituationen bestens fertig werden, ohne sich zu erkälten oder anderweitig zu erkranken.

Jedoch können die natürlichen Abwehrmechanismen des Fohlens bei der „Nur-Stallhaltung" nicht genügend aktiviert und trainiert werden. Auch ist zur Schaffung von sozialen Kontakten sehr wichtig, dass mehrere Stuten mit ihren Fohlen auf einer Weide laufen.

Dadurch können sich die Jungtiere gegenseitig kennen lernen, sich anfreunden oder im frühen Stadium bereits spielerisch Rangordnungsstreitigkeiten üben.

Natürlich müssen die Weiden, wie in allen anderen Fällen des Aneinandergewöhnens auch, groß genug sein, um jederzeit Ausweichmöglichkeiten zu bieten. Der frühzeitige Auslauf trainiert und stabilisiert zudem das Skelett und die Gliedmaßen. Die Gelenke, Sehnen, Bänder und Knochen werden durch ständige Bewegung und durch plötzliche Vollbremsungen und Buckeleien gefestigt, besser durchblutet und strapazierfähig gemacht, sodass sie später in der Lage sind, einer intensiven Belastung standzuhalten.

Ein Warmblutfohlen wiegt bei der Geburt etwa 60 Kilogramm. Normalerweise wird sein Körpergewicht in den ersten sechs Lebenswochen auf 120 Kilogramm verdoppelt. Allein diese enorme Gewichtszunahme erfordert ein stabiles Skelett.

Durch viel Bewegung kann entsprechendes Muskelgewebe gebildet werden, das bei Bewegungsmangel leicht verfettet.

Außerdem wird durch den täglichen Auslauf das Atemsystem leistungsfähig und stabil. Die Lunge wird belastet und ihre Elastizität gefördert. Das Immunsystem wird sensibilisiert, sodass diese jungen Pferde auch später wesentlich weniger krankheitsanfällig sind.

Gerade junge Pferde sind empfänglich für alle möglichen Infektionserkrankungen, mit denen sie sich auseinandersetzen müssen.

Ein Jährling braucht seine Herde, die Rangordnung, die Unterordnung und das Spielverhalten zur physischen und psychischen Stabilisierung. Wenn junge Pferde diese festen Strukturen nicht haben, etwa die Unterordnung auch beim Fressen, verlieren sie ihre Begrenzung und werden schwierig.

Die Kindheit ist die Grundlage für das weitere Pferdeleben. Hier beginnt eine Entwicklung, die sich später nie nachholen lässt, und das gilt nicht nur für die körperliche, sondern gerade und ganz entscheidend auch für die seelische Gesundheit. Die Gesellschaft mit Gleichaltrigen und Älteren ist wichtig, weil hier der Umgang mit anderen auf ganz selbstverständliche, natürliche Weise praktiziert wird.

In der Regel werden Fohlen mit sechs Monaten von der Mutter abgesetzt. Auch wenn mit zweieinhalb Jahren ihr Training beginnt, sollten sie

Freilebende Pferde legen täglich beträchtliche Strecken zurück.

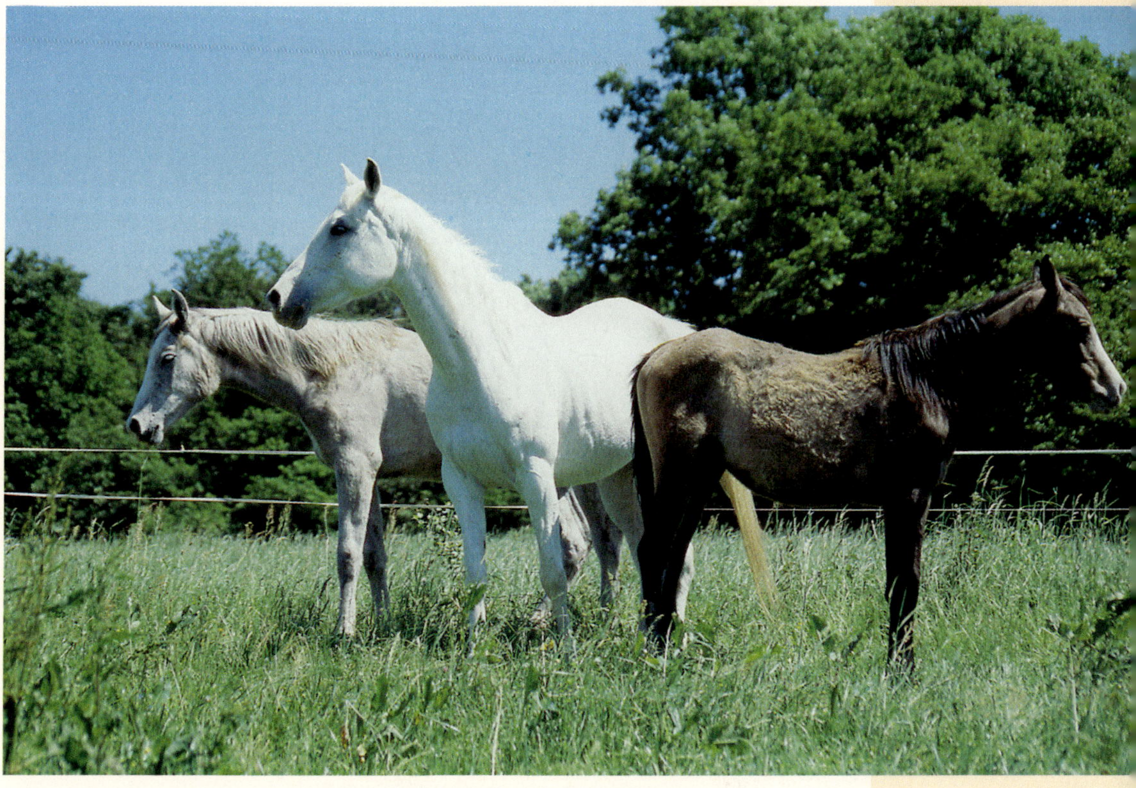

noch in der Aufzuchtgruppe bleiben. Sie werden aus der Gruppe geholt und nach dem Training wieder zurückgebracht. Auf keinen Fall kann und darf es sein, dass ein so junges Pferd eineinhalb Stunden am Stück geritten oder gearbeitet und anschließend in eine Box gesperrt wird!

Es ist dies auch die Zeit, in der das junge Pferd den Sozialkontakt seines Menschen braucht. Das geschieht durch Putzen, Pflegen und Berühren. Das Putzen ist weit mehr als ein Reinigungsprozess.

Der Mensch bietet Zuwendung und den Schutz des Ranghöheren. In der Herde übernimmt derjenige, der sich die erste Stelle erkämpft hat, auch automatisch die Schutzfunktion für die Gruppe in Form von Wachsamkeit und vermittelt dadurch den anderen Geborgenheit.

Egal welche Rasse: Für jedes junge Pferd ist die Herde lebenswichtig, wichtig für das spätere Verhalten, für den Charakter und – sofern die genetischen Voraussetzungen stimmen – für eine langes, gesundes Pferdeleben.

Noch Zweifel? Dann verweilen Sie an einem Koppelzaun und beobachten Sie, wie Pferde wirklich sind, wie sie sich unter ihresgleichen verhalten.

Die Interaktion innerhalb der Herde macht ganz deutlich, dass Pferde Gesellschaft brauchen und dass Einsamkeit reine Tierquälerei ist.

Der Mensch, und meint er es noch so gut, kann die Artgenossen nun einmal nicht ersetzen.

Die Haltung von (Jung-)Pferden in Einzelhaft erfüllt den Tatbestand der Tierquälerei.

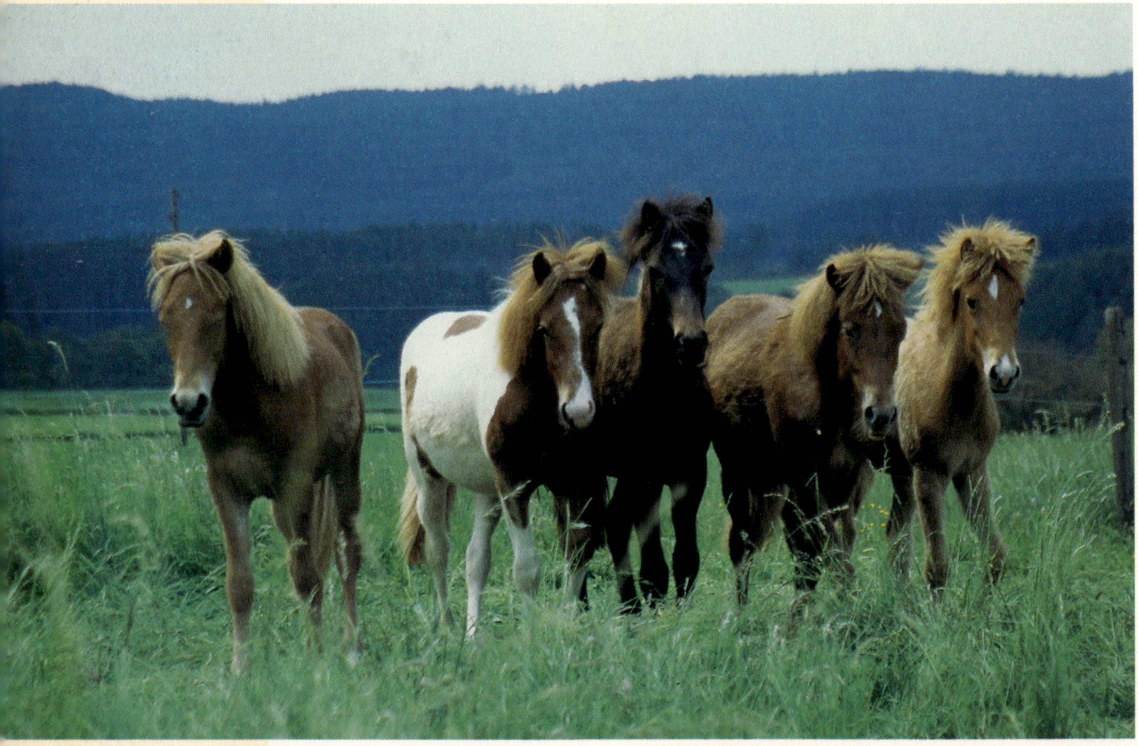

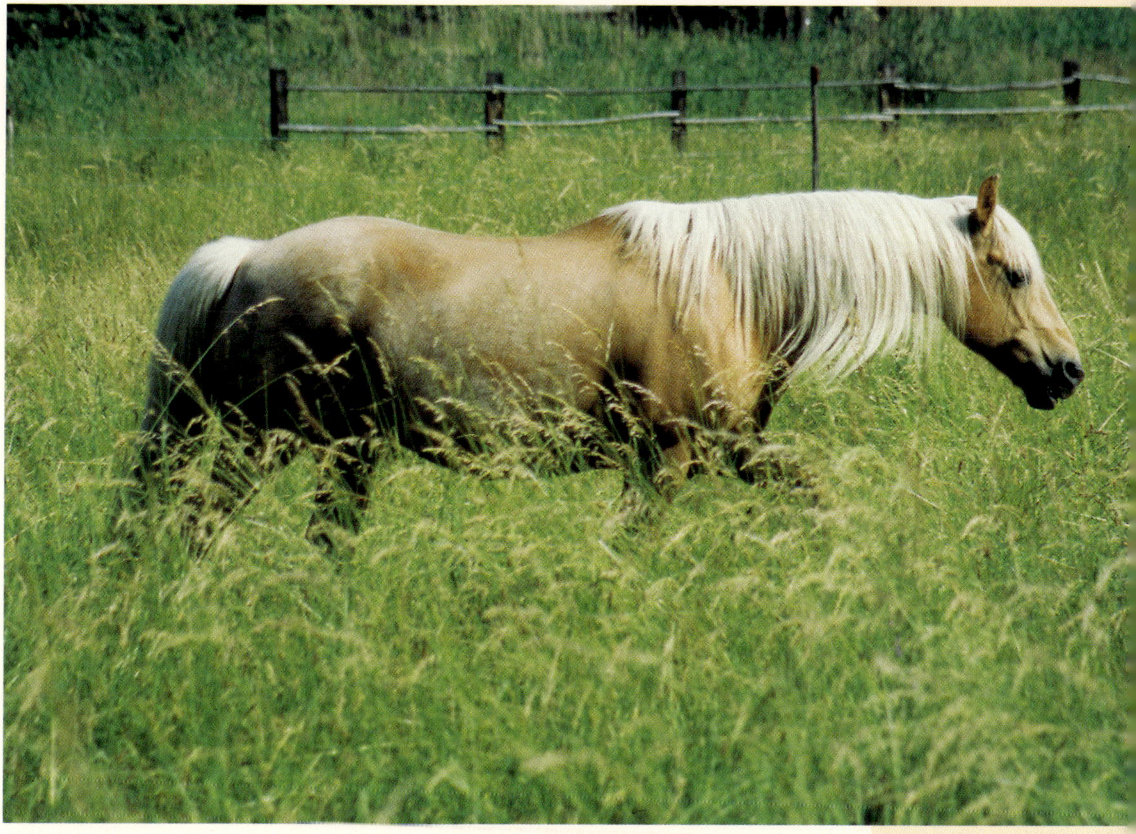

Schon so manches als unheilbar aufgegebene Pferd erholte sich nach einer Kur auf der Weide.

Das kranke Pferd

Ein Pferd mit Lahmheiten oder Verletzungen muss man von der Gruppe trennen, aber so, dass es die anderen noch sehen und riechen kann. Grundsätzlich gilt für jegliche Art von Herdenhaltung, dass eine Möglichkeit zur Abtrennung kranker oder nicht integrierter Pferde gegeben sein muss. Empfehlenswert ist die Bildung einer Zweiergruppe befreundeter Tiere.

Ein an den Gliedmaßen erkranktes Pferd wird sich auf dem Paddock oder auf der Weide zusammen mit seinem Pferdefreund nur insoweit bewegen, wie der Schmerz es zulässt. Das setzt natürlich zunächst voraus, dass das Pferd keine Schmerzmittel erhält und dass die beiden Pferde aneinander gewöhnt sind. Dann kann man beobachten, dass die beiden unter gesunden Umständen schon einmal leichte Meinungsverschiedenheiten durch Beißen, Jagen oder leichte Tritte austragen, dass aber im Krankheitsfall der Stärkere auf den Kranken Rücksicht nimmt, ja, ihn sogar beschützt.

Eine weitere Voraussetzung ist natürlich die Beschaffenheit des Auslaufes. Ein Matschloch als Auslauf ist nicht eben ideal.

Pferde mit Erkrankungen der Atemwege gehören ohnehin so viel wie möglich an die frische Luft. Es gibt eigentlich nur wenige Gründe, ein Pferd nach

Absprache mit dem Tierarzt vorübergehend in der Stallbox zu belassen, nämlich bei fiebrigen Infekten, Sehnenschäden und Frakturen.

Häufig hat man gegen massive Vorwürfe zu kämpfen, wenn man ein krankes Pferd auf die Weide stellt. Tatsache ist jedoch, dass die permanente Bewegung die Muskeln festigt und die Durchblutung fördert, sodass bei Erkrankungen des Bewegungsapparates eine Besserung schneller eintritt. Pferde, die Boxenruhe verordnet bekamen und dann zum ersten Male wieder an die frische Luft kommen, neigen zu unangemessenem Verhalten: Tun sie, aufgrund der ungewohnten Umwelteinflüsse und aus Übermut, nur einen einzigen Bocksprung, kann das alte Leiden wieder da sein.

Pferde, wenn auch krank und oft unter Schmerzen, die nach Umstellung aus einem Boxenstall in eine pferdegerechte Anlage unter ihresgleichen täglich die Natur in all ihren Farben erleben, entwickeln plötzlich einen derartigen Lebenswillen, dass sich die körperlichen Leiden bessern. Die Rede ist hier natürlich von kurierbaren Leiden. In jedem Fall ist es unbedingt notwendig, einen versierten Tierarzt zu konsultieren, der zudem bereit ist, das Pferd auch während seines „Kuraufenthaltes" aufzusuchen und zu untersuchen.

Problempferde

Kopper, Weber, Boxenläufer und Pferde mit stereotypen Verhaltensweisen wurden früher als solche mit Untugenden bezeichnet und entsprechend bestraft. Man dachte sich alle möglichen tierschutzrelevanten Foltermethoden aus, um solche Pferde zur „Räson zu bringen". Endgültig erforscht ist das Thema bis heute noch nicht. Bewiesen ist jedoch, dass es sich um Verhaltensstörungen handelt, und an diesen Störungen trägt der Mensch einen Großteil der Schuld.

Denn, und das haben Wissenschaftler und Tierärzte herausgefunden, die betroffenen Pferde sind meist besonders gescheite, sensible Tiere, die aufgrund von falscher Haltung diese Auffälligkeiten entwickelten. Man stelle sich nur vor, dass man früher einem webenden Pferd links und rechts des Kopfes Balken oder Sandsäcke aufhängte! Begann das Tier zu weben, versetzte es auch die Gewichte in Bewegung, die ihm dann an den Kopf und Hals krachten.

Wahre Unarten hingegen sind Kleben, Kopfscheu, Sattelzwang, Pullen, Durchgehen und Steigen. Auch in diesen Fällen ist der Mensch schuld. Falsche Haltung und unsensible Behandlung machen Pferde psychisch krank. Wen wundert es, wenn einem Pferd das Zaumzeug jahrelang mit Gewalt über die empfindlichen Ohren gezerrt oder ihm der Sattel auf den sensiblen Rücken geknallt wurde, dass es diese Maßnahmen als unangenehm oder gar schmerzlich in Erinnerung behält und, um dem zu entgehen, es sich lieber im Voraus wehrt durch Beißen oder Schlagen. Steigen oder Durchgehen tun solche Pferde, die sich unter ihrem Reiter nicht wohlfühlen, ihm misstrauen, und aus diesem Grunde schreckhaft und fluchtbereit sind.

Man ist heute sicher, dass es sich beim Koppen um eine Ersatzbefriedigung, einen Rest Saugreflex wie beim Fohlen, handelt. Diesem Tick mit dem

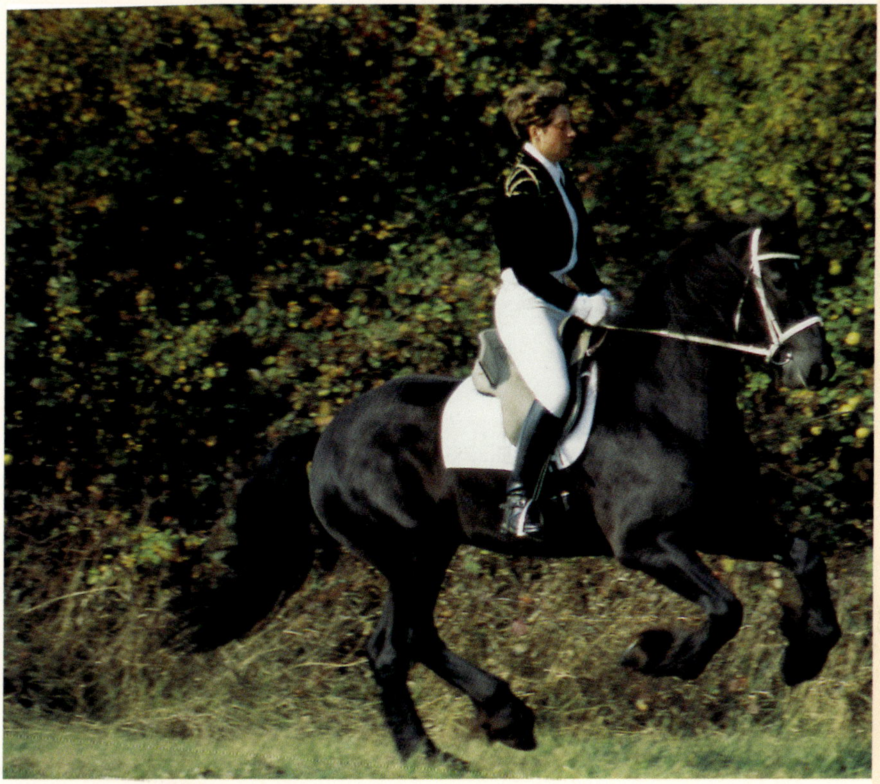

Fühlt sich ein Pferd unter und mit seinem Reiter wohl, treten Probleme wie Durchgehen oder Steigen kaum auf.

Kopperriemen zu begegnen oder Elektrodraht über alles zu spannen, woran das Pferd koppen könnte, sind tierschutzwidrige Maßnahmen, die in unserer heutigen aufgeklärten Zeit keinen Platz mehr haben.

Es wird vermutet, dass Koppen stark mit der Futteraufnahme, den Lippen und dem Tastsinn verbunden ist. Es kann aber auch ein Zeichen dafür sein, dass die Fütterung zu konzentriert ist, mehr Heu und Raufutter gegeben werden sollten.

Manchmal beginnen Pferde aus Langeweile zu koppen, wenn sie von einer Stroh- in eine Spänebox umgestellt werden. In der Strohbox haben sie jeden verwertbaren Strohhalm herausgesucht und sich mit ihm beschäftigt. In der Spänebox fehlt diese Beschäftigung. Das legt nahe, dass dieser nervöse Zustand unter anderem durch Beschäftigungsmangel freigesetzt wird. Allerdings gab es früher unter Pferden, die den ganzen Tag lang hart gearbeitet haben, ebenfalls Tiere, die koppten. Vermutet wird auch eine schlummernde genetische Anlage.

Nun gibt es Besitzer, die die Futterkrippe tiefer setzen, damit ihr Pferd nicht mehr auf dem Rand aufsetzen kann. Resultat: Jetzt beginnt das Pferd, die Boxenstäbe zu bearbeiten oder an der Tür zu rütteln. Andere koppen frei. Es gibt ja mehrere Arten, wie das Pferd sich diese Befriedigung verschafft, nämlich mit oder ohne Aufsetzen des Mauls, durch rhythmische Bewegungen und Muskelkontraktionen oder durch besondere Bewegungen mit der

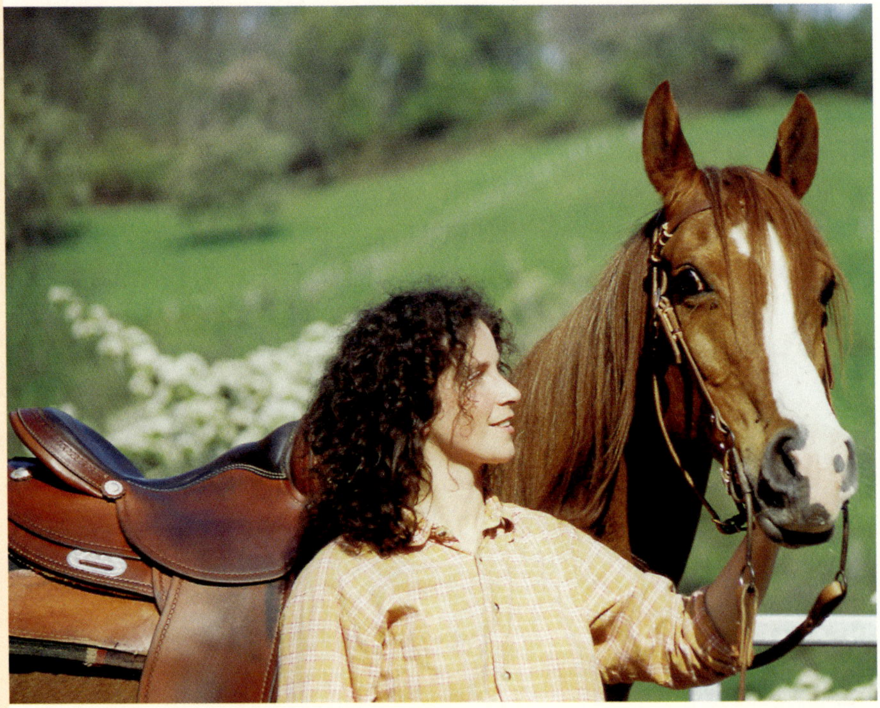

Zuwendung und viel Geduld haben das ehemalige Problempferd „Ode“ in ein echtes Traumpferd verwandelt.

Zunge, indem es sie herausstreckt, die Zunge verdreht und dann mit Luft ansaugt. Das sind die so genannten „Luftsauger“.

Es gibt keinen Grund, einen Kopper oder einen Weber nicht zu kaufen. Behauptungen, Kopper bekämen häufiger eine Windkolik oder Weber einen Sehnenschaden, konnten tiermedizinisch nicht belegt werden. Allerdings braucht so ein Pferd seinen Menschen noch mehr als eines ohne Tick. Man muss das Pferd sehr genau beobachten, sich viel mit ihm beschäftigen, ihm viel, auch freie, Bewegung und Abwechslung verschaffen.

Vom Weber wurde behauptet, dass er es aus Langeweile tue. Diese Behauptung ist eine starke Vereinfachung. Auslösende Faktoren können vielmehr sein: Erregung, Unsicherheit, Unentschlossenheit und unterdrückter Bewegungsdrang. Dann kommt es zu einer so genannten Übersprungshandlung: Aus einem Entscheidungszwang flüchtet das Pferd sich in die dritte Variante, das Weben. Die Situationen, die bei Pferden dieses Verhaltensmuster auslösen, sind individuell unterschiedlich: Manche weben in fremden Ställen, andere im heimischen Laufstall, wieder andere sogar auf der Weide oder nur zur Futterzeit. Die Ursachen sind mit Sicherheit komplexer Natur. Richtig ist, dem Pferd viel Licht, Luft und Bewegung zu verschaffen.

Es wird ferner immer wieder behauptet, dass Weber sich die Beine ruinieren, was tierärztlich widerlegt wurde. Es ist nämlich kein einziger Fall bekannt, dass sich webende Pferde die Beine ruinierten, jedoch tausende durch falsches Reiten, Springen oder Überforderung.

Wissenschaftler sind immer noch bemüht, die Ursachen des jeweiligen Verhaltens zu ergründen. Bei einem Kopper und bei einem Weber soll man sich zunächst bemühen, in der Vergangheit zu forschen, eventuell zurück bis zum Züchter. Wichtig kann auf alle Fälle sein zu erfahren, wie das junge Pferd gehalten wurde. Wurde es zu früh abgesetzt, zu früh von seinen Gleichaltrigen abgesondert, zu früh gearbeitet?

Richtig ist auf jeden Fall auch, sich mit so einem verhaltensgestörten Tier mehr als gewöhnlich zu beschäftigen, ihm viel Abwechslung zu bieten. Licht, Luft und viel Bewegung sind sicherlich die richtigen Ansatzpunkte. Halten wir uns vor Augen, was über den Weber gesagt wurde. Häufig handelt es sich um ein ehrgeiziges, aber auch unentschlossenes Pferd. Stärken Sie seine Selbstsicherheit, indem Sie viele verschiedene Programme mit ihm durchspielen. Dabei kann auch ein Kursus der Bodenarbeit förderlich sein. Bodenarbeit mit dem Pferd bedeutet unter anderem, das Pferd an der Hand über Bodenhindernisse zu führen. Dabei gilt es, dass das Pferd in Ruhe dazu gebracht wird, sich mit den unterschiedlichsten Hindernissen am Boden auseinander zu setzen und Entscheidungen zu fällen sowie Vertrauen zu seinem Menschen zu fassen.

Dieses Thema ist sehr komplex, jedoch gibt es gerade unter den Freizeitreiter-Vereinigungen Organisationen, die sich dieser Arbeit widmen und damit bereits erstaunliche Erfolge erzielten. Erkundigen Sie sich zum Beispiel bei Ihrem zuständigen Landesreiterverband nach Ausbildern oder Veranstaltungen.

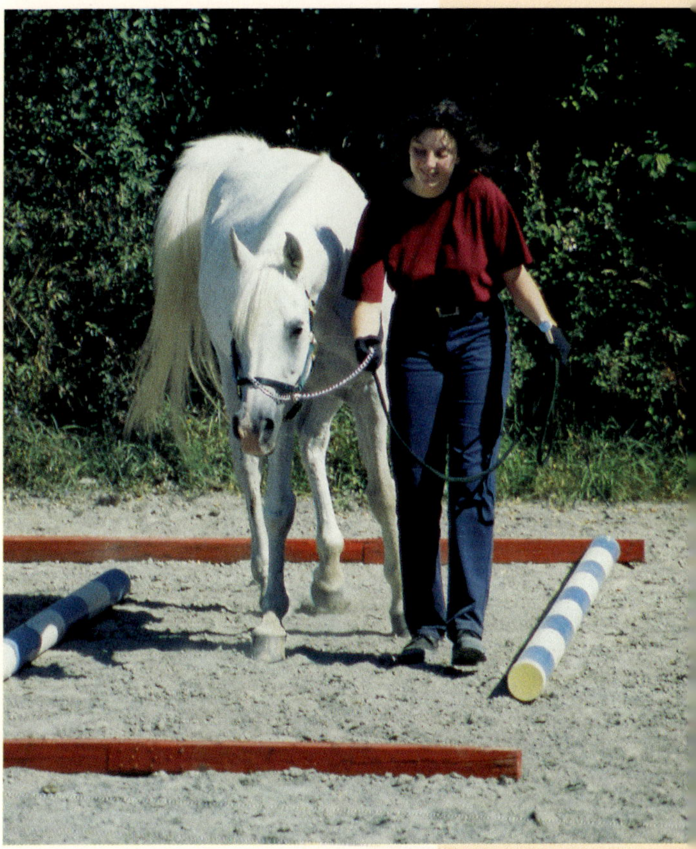

Vor allem bestimmte Bodenarbeitstechniken eignen sich für die Korrektur von Problempferden.

Was den Kopper betrifft, handelt es sich um eine Ersatzbefriedigung ähnlich dem unbewussten Herumkauen von Menschen an ihrer Oberlippe.

Diese Aktivität wirkt beruhigend und entspannend. Auch für koppende Tiere ist so viel Abwechslung wie möglich ratsam.

Kurz, für alle verhaltensgestörten Pferde gilt eine Faustregel: Viel Abwechslung in Arbeit und Haltung, Herdenhaltung, Box nur mit Möglichkeit des Sozialkontaktes zum Nachbarn, Paddock und Weide.

Nicht selten unterlassen Pferde nach einer Umstellung in die Herde und Weidegang das Koppen und Weben zeitweise und fangen nur vor Futterzeiten oder nachts im Stall (!) damit wieder an. Man sollte alle Möglichkeiten ausprobieren.

Schauen sich benachbarte Pferde diese „Ticks" oder Unarten ab?

Nein! – Es wird höchste Zeit, diese weit verbreitete Legende endlich auszurotten. Pferde schauen sich weder das Koppen noch das Weben von anderen Pferden ab. Voraussetzung ist allerdings, dass sich ein Pferd nicht 23 Stunden lang in seiner Box langweilt. Eine pferdegerechte Haltung hat aus einem gesunden Pferd noch nie einen Neurotiker gemacht.

Belegbare Tatsache ist vielmehr, dass, je jünger ein Kopper oder Weber ist, er um so größere Aussichten hat, sich diesen Tick in einem gesunden Umfeld abzugewöhnen. Und ähnlich wie bei einem Kind, dem man durch Beschäftigungtherapien hilft, von irgendwelchen Verhaltensstörungen zu lassen, muss man beim Pferd vorgehen: vielschichtige Beschäftigung und Abwechslung im Pferdealltag.

Ob man diesen Pferde-Sorgenkindern ihre Ticks abgewöhnen kann, ist zweifelhaft. Mit Sicherheit sind keine schnellen Erfolge zu erwarten, sondern, wenn überhaupt, Besserung nur in ganz kleinen Schritten. Trotzdem kein Grund zur Verzweiflung: Um so einen Tick zu entwickeln, braucht es beim Pferd sehr viel Sensibilität und Wachsamkeit. Abgestumpfte Pferde haben selten psychische Probleme.

Im Trainingsprogramm: Bodenarbeit, Ausritte, Dressur, kleine Sprünge, viele Streicheleinheiten beim Putzen, viele mit ihm reden, viel Lob und ganz wenig Strafe.

Sind diese Verhaltensstörungen über viele Jahre erst einmal eingeschliffen, kann man sie meist nicht mehr vollständig abstellen. Trotzdem gibt es keinen belegbaren Grund, nicht einen Weber oder Kopper zu kaufen. Sie sind meist sensibler und lernfähiger als andere Artgenossen, vorausgesetzt sie finden in ihrem Menschen das Verständnis und die Feinfühligkeit, die sie brauchen.

Etwas anders verhält es sich bei den Unarten Scheuen, Steigen, Bocken, Durchgehen. An solchen Unarten ist oft der Mensch im direkten Umgang schuld. Das Pferd bekam diese Störung nicht vererbt, sondern machte schlechte Erfahrungen.

Ist das Pferd kopfscheu, muss man beim Putzen des Kopfes, speziell der Ohren, sehr vorsichtig und geduldig vorgehen nach dem Motto: jeden Tag ein bisschen mehr, rücksichtsvoll, ohne etwas erzwingen zu wollen. Auch das Auftrensen eines solchen Pferdes stellt den Reiter auf eine harte Geduldsprobe.

Meist hilft auch die Stimme, die tiefe, ruhige natürlich, das Pferd zu besänftigen. Man muss dem Pferd beweisen, dass es nicht schmerzhaft ist, die Trense über die Ohren gestreift zu bekommen. Außerdem beachte man, dass die Ohren genügend Spielraum haben und nicht etwa gequetscht werden.

Pferden mit Sattelzwang, bei denen Rückenschmerzen nach gründlicher tierärztlicher Untersuchung ausgeschlossen werden können, legt man den

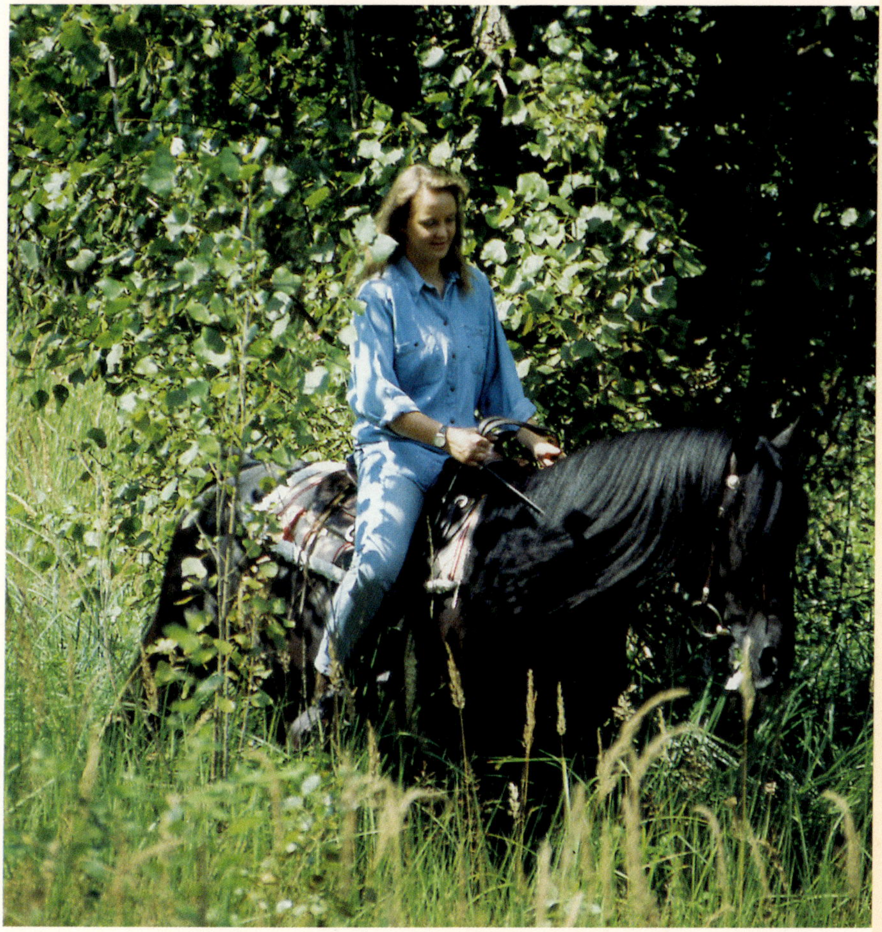

Entspannte Ausritte bringen Abwechslung in das Trainingsprogramm und sind Balsam für die Pferdeseele.

Sattel sehr vorsichtig auf den Rücken, bindet sie unter Umständen noch vom Haltestrick los, sodass sie nicht unter Zwang fühlen, und schiebt den Sattel langsam von vorn nach hinten in die richtige Lage.

Nun kommt das Gurten, das besonders viel Feingefühl erfordert. Man gurtet zunächst in das äußerste Loch, führt das Pferd ein paar Schritte zum Aufsitzplatz und steigt mittels Bock auf oder bittet einen hilfsbereiten Mitmenschen, beim Aufsteigen auf der anderen Seite gegenzuhalten, damit der Sattel nicht rutscht. Nach einigen Schrittrunden beginnet man Loch für Loch nachzugurten. Auch das gelegentliche Reiten ohne Sattel sowie die Verwendung eines Elastikgurtes wirkt sich günstig aus.

Mit Steigen oder Durchgehen signalisiert das Pferd Unbehagen oder Furcht vor Strafe. Es sieht sich in einer ausweglosen Situation. Es hat schlechte Erfahrungen gesammelt, wurde vielleicht brutal und mit Gewalt an Schreckhindernissen vorbeigeritten.

Signalisieren Sie Ihrem Pferd, dass Sie anders sind, überprüfen Sie die Einwirkung Ihrer Hand. Ist sie feinfühlig genug? Auch bei diesem Problem kann die Bodenarbeit hilfreich sein. Die Arbeit, die zunächst an der Hand durchgeführt wurde, wird geritten erprobt, durch Flatterbänder, vorbei an platzenden Luftballons oder über Wippen.

Lassen Sie das Pferd nicht fortstürmen, sondern reden Sie mit ihm und bringen Sie es dazu, sich für das „Schreckhindernis" zu interessieren, es zu beschnuppern.

Es muss sich mit dem schrecklichen Gegenstand auseinandersetzen. Für die meisten Unarten, die das Pferd durch Menschenschuld aufgebaut hat, gibt es die Erklärung, dass dem Pferd Selbstvertrauen fehlt.

Machen Sie es mutig, indem es sich mit der Gefahr auseinandersetzt, sie überwindet, das macht es stolz. Zeigen Sie ihm, dass es Ihnen vertrauen kann, und Sie werden spüren, wie stolz es sich anschließend fühlt. Statt an dem Traktor oder der Kutsche vorbeizustürmen oder umzudrehen, bleiben Sie stehen, reden Sie mit Ihrem Pferd, denn Ihre Stimme ist das wichtigste Hilfsmittel. Alle diese Maßnahmen setzen voraus, dass Sie Geduld haben, denn Erfolge stellen sich nur langsam ein und Rückschläge sind auch einzukalkulieren.

Gelassen bleiben: Ein Pferd, das sein Selbstvertrauen wiedergewonnen hat, wird nicht bei jeder Gelegenheit panisch fliehen wollen.

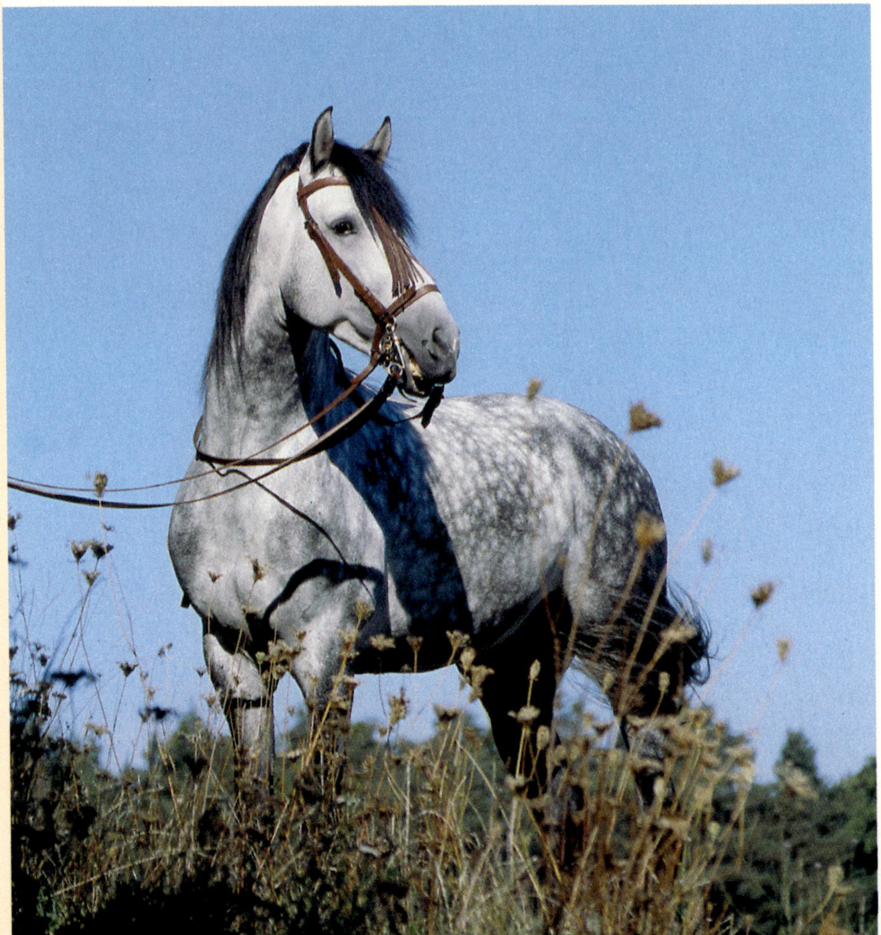

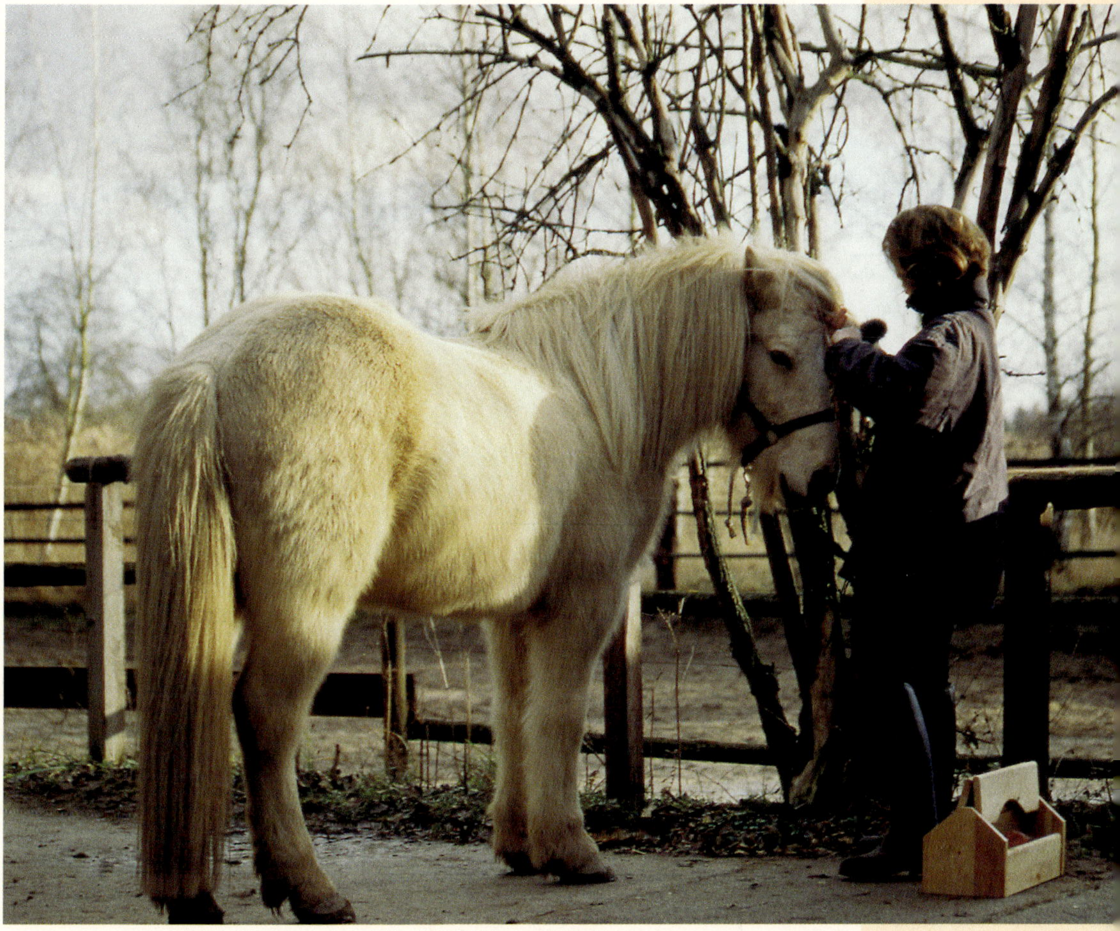

Feingefühl im Umgang mit Pferden kann und muss jeder Reiter lernen.

Es kann auch sein, dass ein Erlebnis so gravierend war, dass es vielleicht die Furcht vor der Kutsche nie verwindet. Dann suchen Sie einen Ausweg, schlagen Sie eine andere Richtung ein. Das ist nicht feige, sondern garantiert ein stressfreies Miteinander.

Geduld, gute Nerven und Verständnis für die natürlichen Verhaltensweisen des Fluchttieres Pferd sind gute Voraussetzungen und werden sich auszahlen.

Abfinden muss man sich mit den Eigenheiten der kitzligen Vertreter dieser Spezies. Kitzligkeit ist angeboren. Solche Pferde können schon bei nur einem einzigen Fliegenbein förmlich ausrasten. Diese Empfindlichkeit wird das Pferd nie ganz ablegen können. Darauf muss man sich einstellen. Beim Putzen verwendet man nur ganz weiche Sachen, im Sommer reibt man es mit einem schonenden Anti-Insektenschutz ein. Auch hier empfiehlt es sich, den Rat eines Tierarztes einzuholen, denn meist sind solche Pferde äußerst hautsensibel, und man muss ein Mittel zunächst an einer weniger empfindlichen Körperpartie ausprobieren. Man kann auch Fliegendecken auflegen, aber das eine Fliegenbein findet mit Sicherheit seinen Weg.

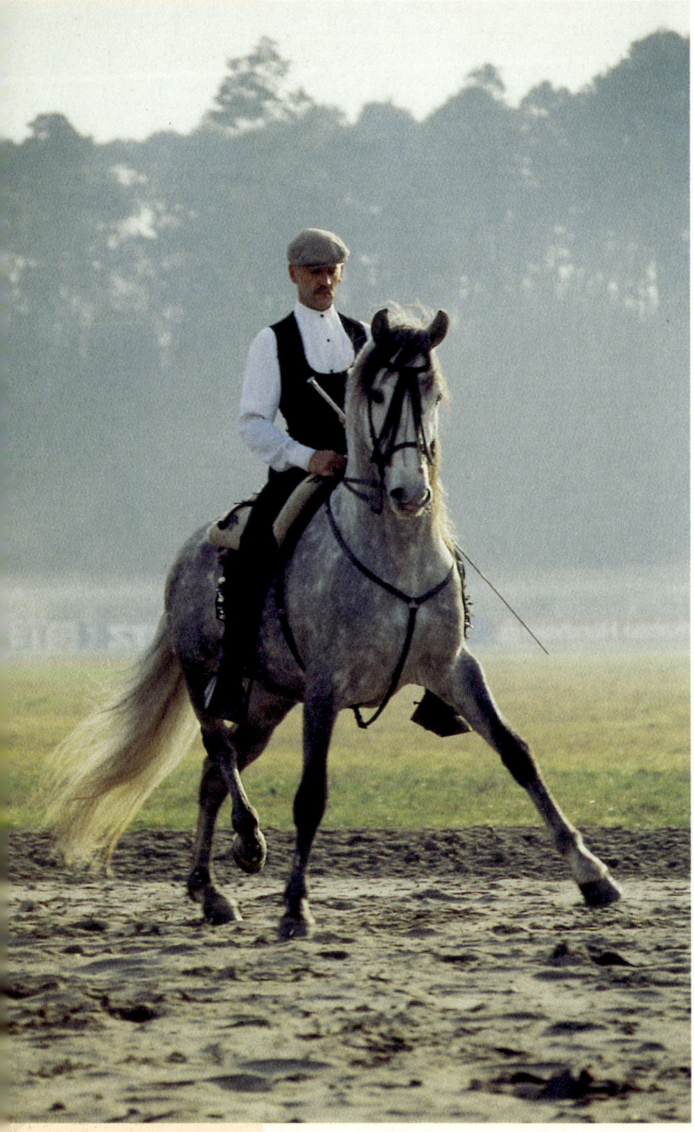

Eine zeitweise Unterbringung in der Box ist vertretbar, wenn sich das Pferd in intensiver Ausbildung befindet.

Der Stall

Sie haben sich für die Unterbringung Ihres Pferdes in einer Box entschieden, weil es in Ihrer Wohnungsnähe nur eine solche Haltungsform gibt, oder weil Sie neben der Liebe zu Ihrem Pferd auch selber noch ein wenig Komfort wünschen.

Doch Achtung: Box ist nicht gleich Box. So, wie Sie bei der Suche nach Ihrer eigenen Wohnung gewisse Richtlinien zugrundelegen, sollte auch der Wohnraum für Ihr Pferd kritisch beurteilt werden.

Anforderungen an die Box

Die in den Richtlinien der FN und der Deutschen Veterinärmedizinischen Gesellschaft vorgegebenen Mindestmaße (siehe S. 62) sind in zentimetergenauer Einhaltung nicht so wichtig wie die Konstruktion der Box hinsichtlich Bannung der Verletzungsgefahr und Sichtkontakt zum Nachbarn, Anbringung der Krippen möglichst in Boxenecken zwecks Vermeidung von Verletzungen, keine scharfen Kanten, hervorstehende Nägel oder ähnliche Gefährdungen.

Das Mindeste, was bei der Einzelaufstallung die Regel sein sollte, sind Hör-, Sicht- und Geruchskontakte zwischen den Pferden. Ausnahmen mag es zwischen unverträglichen Tieren, zwischen Stute und Hengst oder zwischen Hengsten geben.

Wir unterscheiden vier verschiedene Einzelboxentypen: Einzelboxen mit Frontgittern und geschlossenen Trennwänden sind eigentlich nur noch anzutreffen bei Hochleistungssportpferden, in der Hengsthaltung und in Vereinen und Betrieben, in denen die Psyche des Pferdes nicht genügend berücksichtigt wird.

Einzelboxen mit Gittern in den Trennwänden ab Brusthöhe sind ein erster Schritt in die richtige Richtung, nämlich mehr Blick- und Sozialkontakt.

Einzelboxen ohne Gitteraufsätze in Front- und Trennwänden bieten viel Sozialkontakt und Anteilnahme am

Stallgeschehen. Sie eignen sich allerdings nur für absolut verträgliche Pferde.

Paddockboxen, die beste Variante der Einzelboxen, sind das absolute „Non-plus-ultra" in der Einzelhaltung, da der Lebensraum des Pferdes durch einen vorgelagerten Paddock erweitert wird. Geeignet ist diese Form für Pferde aller Nutzungsrichtungen und Nutzungsarten.

Abschließend noch ein Wort zur Hygiene in der Box. Das Trinkwasser muss einwandfrei sein. Das tägliche Kontrollieren der Tränke sollte dem Pferdehalter genauso selbstverständlich sein wie alles andere.

Der Atmungsapparat des Pferdes ist besonders empfindlich gegen Staub und Schadgase. Deshalb muss sichergestellt sein, dass Frischluftversorgung, Luftzirkulation, Staub- und Keimgehalt, relative Luftfeuchtigkeit und Gaskonzentration im Boxenbereich so gehalten werden, dass sie gesundheitlich unbedenklich sind. Ein ständiger Luftaustausch ist nötig, damit der Keimgehalt, der naturgemäß vorhanden ist, reduziert wird. Zu den Schadgasen zählt in erster Linie Ammoniak aus dem Urin der Pferde. Ammoniak, wir alle haben es schon erlebt, wenn wir in der Box herumstochern, um das Stroh aufzuschütteln, steigt als ätzen-

Macht Türen und Fenster auf, fordern Tierschützer und Tierärzte – und alle Pferde!

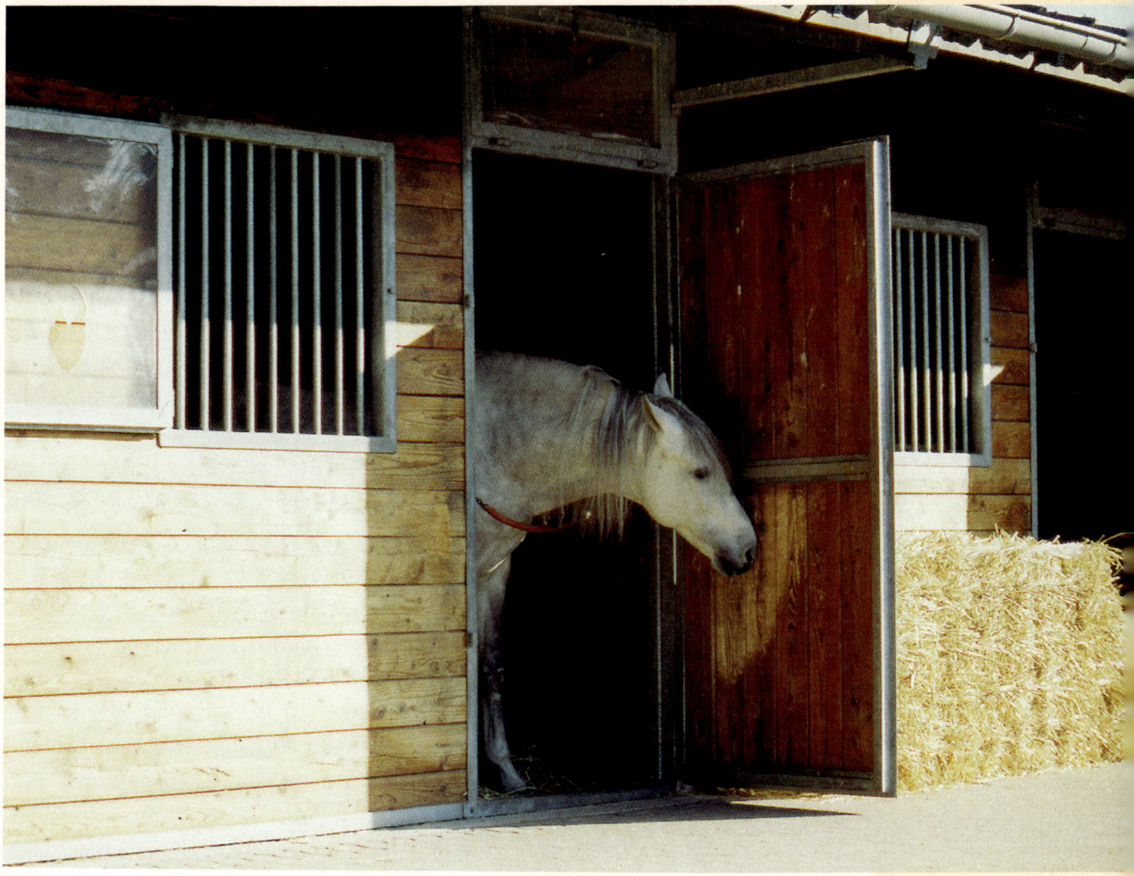

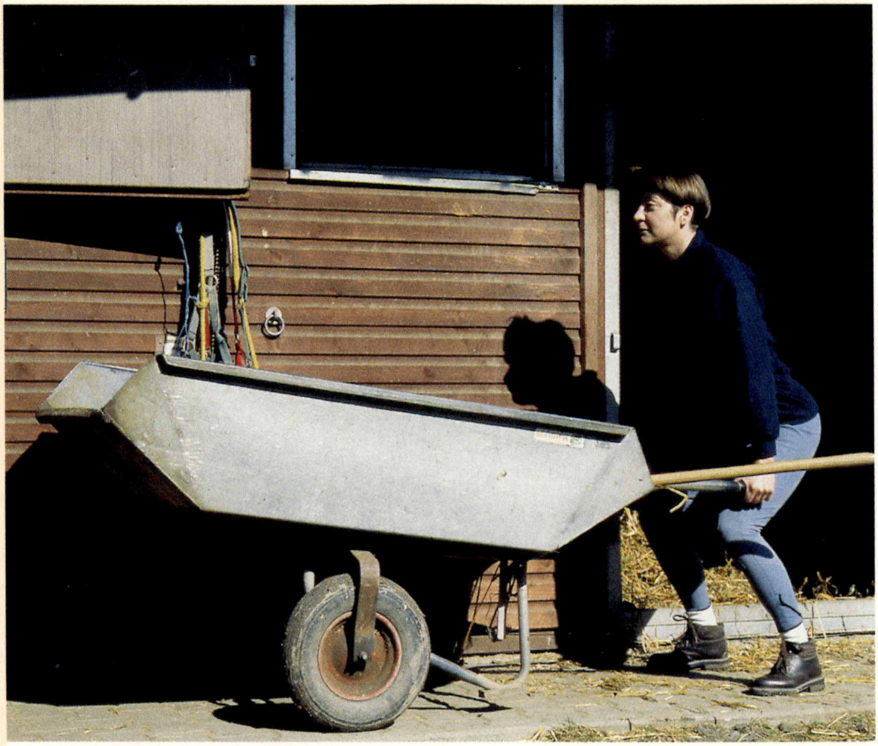

Saubere, trockene Boxen und Offenställe müssen sein.

der Geruch in die Nase und lässt die Augen tränen. Gründe für eine zu starke Ammoniakbelastung sind zu suchen in unsauberen Boxen, ungeeigneter oder zu wenig Einstreu oder unzureichenden Abflussmöglichkeiten, ungeeignetem Streumaterial oder zu wenig Einstreu. Schuld ist auch die heute gängige Strohqualität. Es ist heute üblich, im Hochpressverfahren das so genannte „Mähdrescherstroh" herzustellen. Der Halm wird durch dieses Verfahren zerstört. Früher wurde das Stroh gemäht und der Halm wurde erhalten. Einzelne ländliche Betriebe verfahren heute noch nach dieser Methode. Der normale Erhalt des Strohhalmes dient als so genanntes „kapillares System": Flüssigkeit (sprich Urin) wird durch den wohl erhaltenen Strohhalm aufgesogen, während bei den heute gängigen Großballen durch das technische Pressverfahren der Halm zerquetscht und das Stroh minderwertig wird.

Kann man die Qualität oder Art der Einstreu nicht beeinflussen, muss man für eine gute Luftströmung sorgen, Öffnungen schaffen, bestenfalls nach draußen. Es nützt aber wenig, wenn man nur ein kleines Fenster in der Außenwand der Box hat. Eine Luftströmung kann so nicht entstehen, also muss an anderer Stelle ebenfalls ein Fenster oder eine Tür nach draußen führen.

Stallhygiene

Für alle Haltungsformen gilt die gleiche Regel: Dort, wo sich das Pferd zum Ruhen aufhält, sind die Liegeplätze absolut trocken zu halten. Trocken heißt nicht nur frei von Schnee und Regen, sondern auch frei von Urin und Mist. Ammoniak greift nicht nur die Atemwege, sondern auch die Hufe an.

Was die Boxenhaltung betrifft, wird in der Regel morgens gemistet und abends werden die Pferdeäpfel noch einmal abgesammelt. Sofern das Misten fachmännisch erfolgt, nasse Stellen herausgenommen und durch eine trockene Unterlage ersetzt werden, sodass eine Matratze entsteht, sollte das genügen. Jedoch schenke man auch der Tränke ein Augenmerk; denn es ist schon vorgekommen, dass diese überlief, weil sie defekt war oder das Pferd aus Übermut oder Langeweile damit spielte und so einen Teil der Box unter Wasser setzte. Auch kommt es nicht selten vor, dass Pferde Kot in ihre Tränke setzen.

Auch die Liegeplätze in Offenställen sind täglich zu kontrollieren und frisch zu richten. Die Unterlage muss das Pferd, wenn es liegt, von unten gegen Kälte und Nässe gleichermaßen schützen.

Das meist verwendete Stroh dient verschiedenen Verwendungszwecken. Zum einen ist es Boxeneinstreu und Liegeplatz, zum anderen deckt das Pferd daraus einen großen Teil seines Bedarfs an Rohfaser.

Die gängigsten Stroharten in der Pferdehaltung sind Weizen- und Haferstroh. Wenn man sein Pferd in einem Reitbetrieb untergestellt hat, hat man auf die Art und Qualität wenig Einfluss. Man solle jedoch schon darauf achten, welches Stroh dem Pferd gegeben wird, um Krankheiten auszuschalten. Da oft die Lagermöglichkeiten in Betrieben von 50 Pferden und mehr

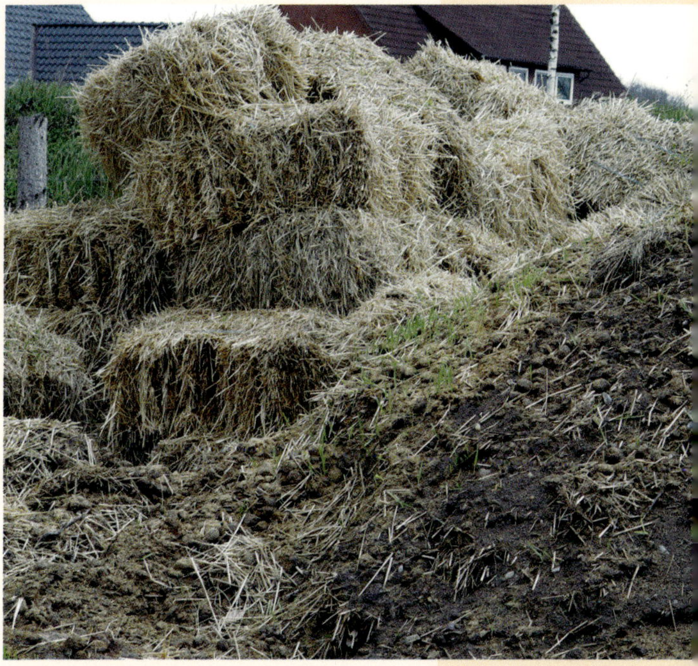

Unsachgemäß im Freien gelagertes Stroh wird binnen kurzer Zeit unbrauchbar. Foto: Fersing

nicht ausreichen, wird über das ganze Jahr hinweg Stroh angeliefert. Wichtig ist die Art und Weise der Lagerung.

Die beste Lagerung wäre natürlich eine Scheune oder ein ähnlich gut belüfteter Raum. Da aber schon der Halbjahresbedarf für zwei Pferde allein eine Scheune in Anspruch nehmen würde, ist diese Form der Lagerung utopisch. Folglich wird das Stroh meistens im Freien unter einer Überdachung gestapelt.

Wichtig ist, dass das Stroh in jedem Fall auf Paletten gelagert wird. Dann kann die Luft zirkulieren und das Stroh schimmelt nicht so leicht.

Von oben und seitlich muss das Stroh, welches im Freien lagert, mit intakten Planen gut geschützt werden, damit es nicht durch Regen oder Schnee nass wird. Nasses oder feuchtes Stroh, das innerhalb der großen Ballen Fäulnis bildet, wo sich Bakterien ansiedeln, ist weder als Einstreu noch als Futter verwendbar, sondern in jeder Hinsicht gesundheitsgefährdend und muss vernichtet werden. Wichtig ist auch, dass das Stroh korrekt geerntet wurde und beim Pressen ausreichend trocken war.

Obwohl das Pferd in den meisten Fällen nicht von verdorbenem Stroh frisst, sind die möglichen Krankheitsfolgen vielschichtig.

Das fängt an bei dem Mangel an Rohfaseraufnahme, geht über Koliken, Allergien und Ekzeme bis hin zur periodischen Augenentzündung.

Vermischt sich diese verdorbene Einstreu noch mit den Ausscheidungen des Pferdes, ist der aufsteigende Geruch unerträglich und für den Atmungsapparat des Pferdes absolut schädlich.

Spänestreu

Entstaubte Holzspäne haben sich heute als Einstreu bei stauballergischen Pferden durchgesetzt oder bei denen, die ihre Strohmatratze stets auffressen und einen entsprechenden Bauch bekommen.

Späne binden mehr Feuchtigkeit als Stroheinstreu und vermindern die Geruchsbelastung entsprechend. Es ist allerdings nicht auszuschließen, dass Späneeinstreu eine ungünstige Wirkung auf die Hornbeschaffenheit der Hufe haben kann. Verbringt ein Pferd viel Zeit in der Box, trocknen die Hufe aus, und das Hufhorn leidet.

Als optimal hat sich eine zehn Zentimeter dicke Späneschicht und darüber Stroheinstreu erwiesen, doch wird diese Methode von vielen Betrieben wegen der schwierigen Entsorgung abgelehnt.

Eignet sich Torf als Einstreu?

Torf wurde zwar vielfach benutzt, sollte aber aus Gründen des Umweltschutzes – das Torfstechen ist grober Raubbau an der Natur – in der Pferdehaltung keine Verwendung finden. Inzwischen sind viele alternative Streuarten erhältlich, die nachwachsen, wie etwa Hanf, Leinstroh oder Strohpellets, oder die als kompostierbare Restprodukte anfallen wie beispielsweise Papiereinstreu.

Ein Krankheitsbild, das die Späneeinstreu nahelegt, ist der chronische Husten, der meist allergischer Natur ist und durch Pilzsporen aus dem Stroh- und Heustaub hervorgerufen wird. Erkrankte Pferde gehören in eine Außenbox mit Späneeinstreu und bekommen gewässertes Heu, Silage und feuchtes Futterstroh. Auch einen Koliker stellt man zumindest so lange in eine Spänebox, wie er nicht fressen soll.

Sicherheit und Unfallverhütung

So wichtig, wie das Wohlbefinden des Pferdes in der Box ist, so wichtig ist die Sicherheit und Unfallverhütung durch kluges und umsichtiges Stallmanagement.

Die Mindestgrößen der Boxen haben wir bereits errechnet, jetzt schauen wir uns die Box von innen an. Messen wir einmal die Gitterstäbe der Trennwände nach. Ihr Abstand voneinander darf auf keinen Fall größer als 5,5 Zentimeter sein. Warum? Weil das Pferd sich entweder mit dem Huf oder – was auch schon vorgekommen ist beim Geplänkel mit dem Nachbarn – mit dem Kiefer festklemmen kann. Über die Folgen brauchen wir nicht zu reden.

Die Krippe wird, wie bereits erwähnt, in einer Ecke angebracht, aber nicht in der zur Essecke des Nachbarn, damit beide in Ruhe fressen können, ohne dass einer dem anderen auf „den Teller guckt". In vielen alten Boxen gibt es noch massive Metallkrippen mit scharfen Kanten. Besser bringt man eine aus Keramik oder Plastik mit abgerundeten Kanten an.

Heunetze haben in einer Box nichts zu suchen, denn die Gefahr des Hängenbleibens mit dem Huf ist groß. Heu und Silage werden vom Boden aufgenommen. Man sollte das Raufutter nicht unter die Krippe werfen, da das Pferd aus irgendwelchen Gründen erschrecken und sich am Kopf verletzen könnte.

Ein Wort zur Boxentür: Für Großpferde muss die Breite mindestens 1,20 Meter betragen, für Ponys oder Kleinpferde 1,00 Meter. Die untere Türhälfte bei geteilten Außentüren sollte für Großpferde 1,40 Meter und für kleine Pferde 1,15 Meter hoch sein.

Dann verbleibt für den oberen, offenen Teil in der Regel für Großpferde noch 1,10 Meter und für die Kleinen 0,85 Meter oder mehr.

Die Stallgänge sollten eine Breite von 2,40 Meter für Großpferde, besser 3,00 Meter haben, damit sich zwei Pferde problemlos begegnen können und Bisse von Pferden, die eine halboffene Boxentür haben, vermieden werden.

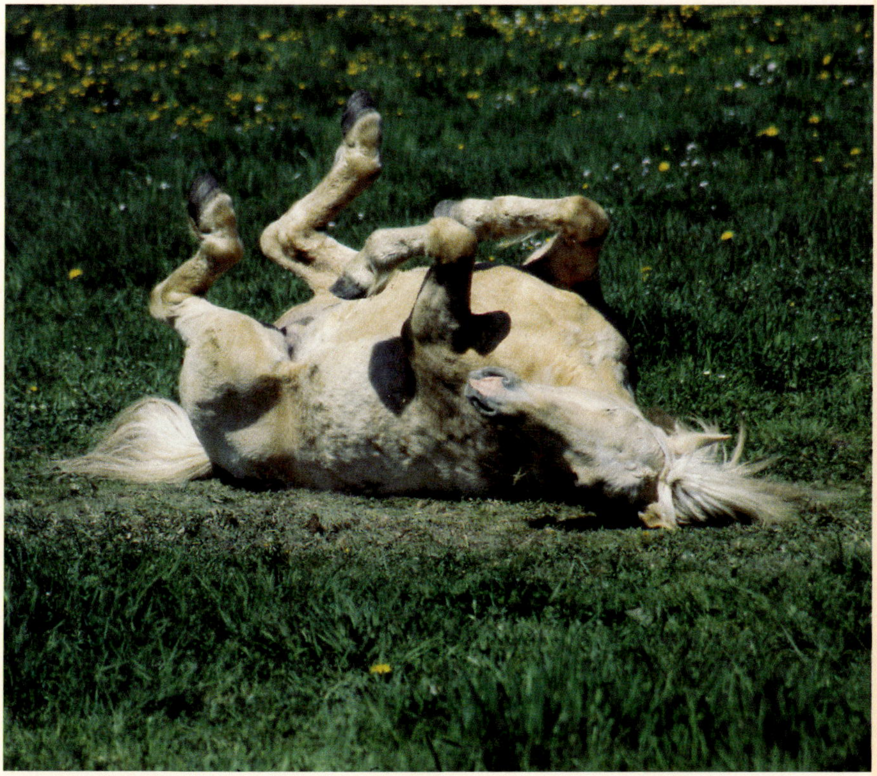

Wälzen dient vor allem dem Wohlbefinden: Es ist Fellpflege und Vergnügen zugleich.

Immer wieder kommt es vor, dass sich ein Pferd in seiner Box festlegt, ganz gleich, wie groß das Quartier ist.

Speziell wenn die Box frisch eingestreut ist, lieben Pferde es, sich darin zu wälzen. Dabei kann es passieren, dass das Pferd an der Boxenwand festliegt und nicht mehr auf die Beine kommt.

Natürlich kann man dem Pferd außerhalb der Box, auf dem Paddock oder auf der Weide oder in der leeren Halle Gelegenheit zum genüsslichen Wälzen bieten. Das Wälzen ist nicht nur Vergnügen, sondern ebenfalls notwendige Fellpflege.

Es ist aber auch schon vorgekommen, dass sich Pferde an der Hallenwand festlegen. Meist handelt es sich um die gleichen Pferde, die sich auch im Stall festlegen. Wenn man das weiß, kann man dem Pferd zumindest nachts, wenn niemand im Stall kontrolliert, einen so genannten Überrollbügel umschnallen, der das Herumrollen des Pferdes mittels einer erhöhten Konstruktion auf dem Widerrist verhindert.

Liegt ein Pferd einmal fest, muss man versuchen, es schnellstens wieder aufzurichten. Als Laie sollte man nicht allein in die Box gehen, denn erstens könnte man das Pferd durch unsachgemäße Handgriffe verletzen und zweitens könnte das panisch um sich schlagende Pferd den Menschen verletzen. Man hole also einen Fachmann, der durch gezielte Griffe und Drehungen des Pferdekörpers dem Tier hilft. Dass er nicht grob auf das arme Tier einschlägt, ist wohl selbstverständlich. Es würde in den seltensten Fällen nützen und nur die Angst des Tieres erhöhen.

So wie man nicht verhindern kann, dass einem Kind in der Wohnung ein Unglück widerfährt, so kann man nicht verhindern, dass dem Pferd in der Box ein Missgeschick passiert. Man kann nur versuchen, die Gefahrenquellen zu minimieren.

Zusätzlich wäre es beruhigend zu wissen, dass spätabends noch jemand den Stall kontrolliert oder gar in Stallnähe (vielleicht über dem Stall) seine Wohnung hat und durch Unruhe und Schlagen alarmiert wird. Und es gibt verhindernde Ausrüstungen wie den Überrollbügel, den man vorsorglich nachts anlegen sollte, wenn man weiß, dass das Pferd zum Festliegen neigt.

Gegen Einbrüche im Stall seitens Dritter gibt es Alarmsysteme, die natürlich funktionieren und täglich kontrolliert werden müssen.

Die richtige Stalltemperatur

Die in den Richtlinien zur Beurteilung von Pferdehaltung unter Tierschutzgesichtspunkten der FN und der Deutschen Veterinärmedizinischen Gesellschaft veröffentlichten Sollwerte im unmittelbaren Stallklimabereich lauten wie folgt:

- Kohlendioxid weniger als 0,15 Vol. %
- Ammoniak weniger als 10 ppm
- Luftgeschwindigkeit: 0,1–0,3 m/sec.
- anzustrebende Luftfeuchte: 60-80 %
- Fensterfläche: mindestens 1/20tel der Stallfläche; bei starker Verschattung höhere Bemessung

Einfach ausgedrückt heißt dies, die richtige Stalltemperatur ist die der Außenwelt angepasste Temperatur. Im Winter, wenn es kalt ist, ist es auch im Stall kalt; ist es draußen feucht, dann auch drinnen. Nichts ist schädlicher für das Pferd, ja, geradezu gesundheitsschädigend, als immer gleich bleibende

Temperaturen. Für den Pferdestoffwechsel ist ständiges Training der Thermoregulation wichtig. Fehlt dieses, wird das Tier anfällig für alle möglichen Infekte, schlapp und teilnahmslos. Das Pferd kann sich besser als der Mensch binnen kurzem den unterschiedlichen Temperaturschwankungen anzupassen. Als Steppentier ist es durchaus in der Lage, 50 Grad minus und 40 Grad plus zu ertragen, seinen Körper darauf einzustellen und weder vom Bewegungsapparat noch vom Stoffwechsel her irgendeinen Schaden zu nehmen. Wir vermenschlichen das Pferd allzu sehr. Wenn uns friert, meinen wir, unser Pferd friert auch. Ein gesundes Pferd friert nicht. Die homogene Stalltemperatur ist geradezu ein großer Nachteil. Nach heutigen Erkenntnissen sollen Ställe so gestaltet sein, dass dem Pferd eine Angleichung an die entsprechende Außentemperatur ermöglicht wird.

Zugluft

Immer wieder gibt es Streitgespräche mit Pferdehaltern, die da behaupten „es zieht im Stall", und eilig werden Fenster und Türen geschlossen. Damit ist die soeben angeprangerte homogene Stalltemperatur erreicht.

Das Pferd ist auf Strömungsluft und auf Frischluft angewiesen. Es braucht die Strömung für den Atmungsapparat, den Stoffwechsel und den Thermoregulierungsmechanismus. Ein Stall ist dann optimal, wenn eine permanente Luftströmung gewährleistet ist und wenn das Pferd wählen kann, ob es sich im Zugraum oder im zugfreien Raum aufhalten will. Ausreichend Frischluft gewährleisten natürlich in jedem Fall Paddockboxen.

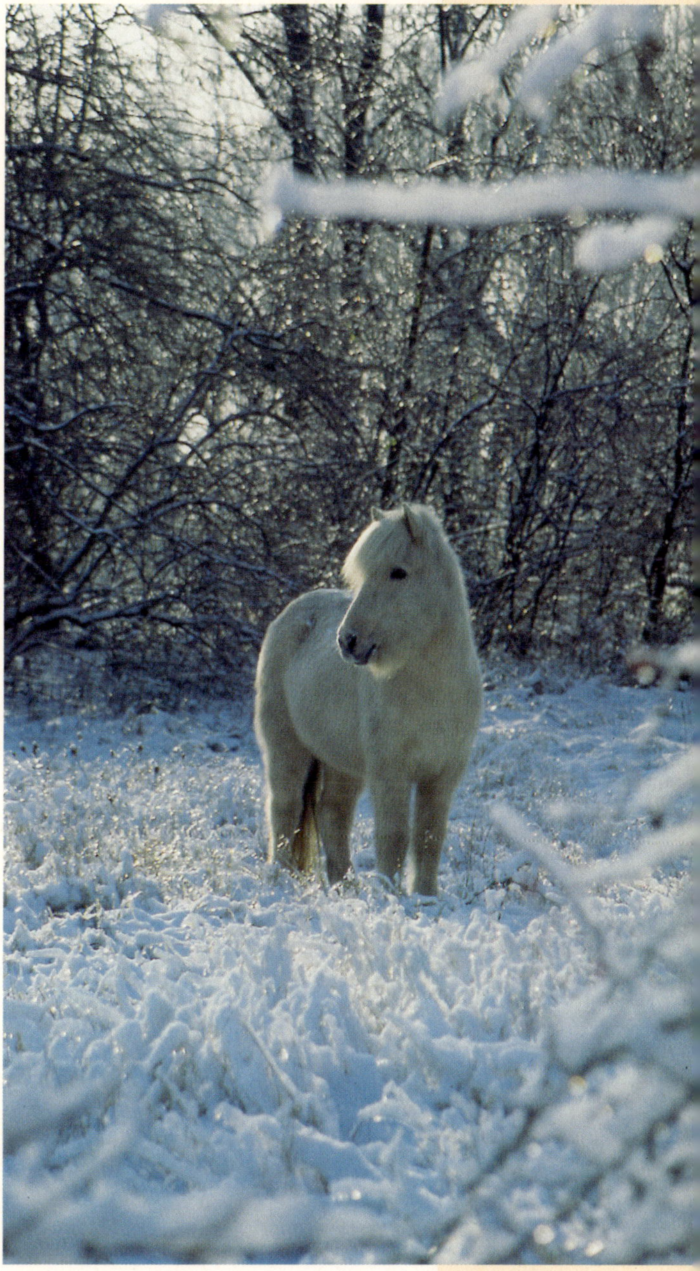

Pferde vertragen große Temperaturschwankungen nicht nur gut, sie benötigen sie sogar.

Auch in alten Stallbauten gibt es kaum eine Ausrede, um die Luftverhältnisse nicht zu verbessern. Man kann Fenster oder Gucklöcher in die Außenwände einlassen; denn wie schon zu Beginn dieses Kapitels festgestellt,

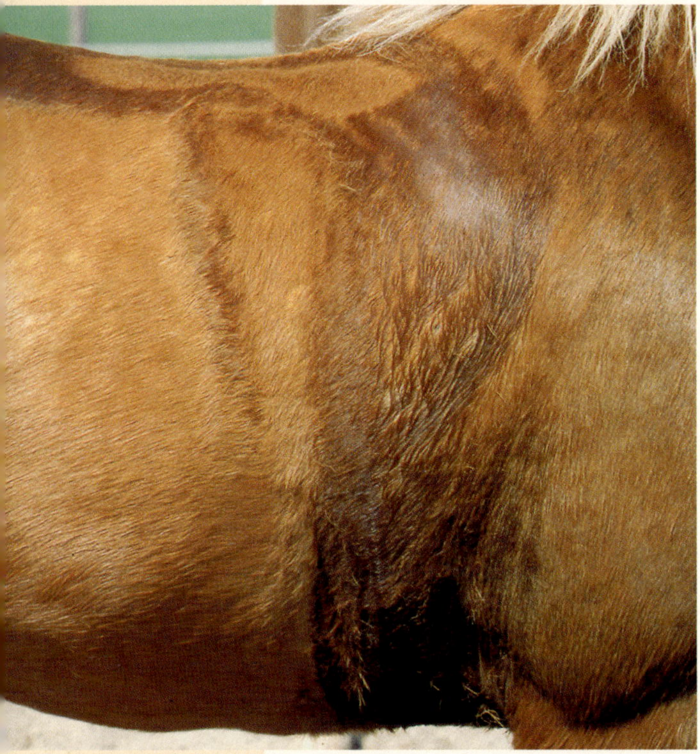

Allenfalls beim nass geschwitzen Pferd kann Zugluft zum Problem werden.

ist das natürliche Spektrum des Sonnenlichtes von eminenter Bedeutung für den gesamten Stoffwechsel, weil dadurch Widerstandskraft, Leistungsfähigkeit und Fruchtbarkeit positiv beeinflusst werden.

Nass geschwitzte Pferde sind zunächst ordnungegemäß zu versorgen, durch Trockenführen mit Abschwitzdecke oder Trocknen im Solarium, ansonsten wird die Muskulatur zu schnell herunterkühlt. Ein mit einer flauschigen Abschwitzdecke eingedecktes Pferd kann nachschwitzen, um die Stoffwechselprodukte abzubauen. Die Muskulatur muss warm gehalten werden in der Phase des Nachschwitzens. Was für die Muskulatur schädlich ist, ist wiederum für den Atmungsapparat gut: Die Lungen benötigen frische Luft, auch Zugluft.

Pferde brauchen Sozialkontakte

Pferde sind in ihrem Wesen, wie bereits mehrfach erwähnt, gesellige Tiere. Demnach hat auch der Sozialkontakt einen sehr hohen Stellenwert, denn das Pferd lebt von Natur aus in der Herde. In der Herde fühlt es sich beschützt. Werden diese Anforderungen nicht berücksichtigt, können Probleme im Umgang mit ihm oder sogar Verhaltensstörungen auftreten. Daher muss die Haltung eines einzelnen Pferdes als nicht pferdegemäß abgelehnt werden.

Bei der Einzelaufstallung ist, und darauf kann nicht oft genug hingewiesen werden, zumindest der Hör-, Sicht- und Geruchskontakt zwischen den Tieren sicherzustellen, wobei nur wenige Gegenargumente relevant sein können, nämlich zwischen Stute und Hengst oder unverträglichen Tieren. In älteren Ställen ist dieser soziale Kontakt ganz einfach zu gestalten durch Herausnahme des oberen Teils der Boxentrennwand.

Pferde, die als Fluchttiere nur durch stetige Wachsamkeit und Kontrolle der Umgebung überleben konnten, sollen darüber hinaus am Geschehen im Haltungsumfeld angemessen teilhaben können.

Fohlen und junge Pferde werden ausschließlich in Gruppen gehalten, wodurch sie die nötigen Entwicklungsreize erhalten, Sozialverhalten und Anpassung lernen sowie außerdem genügend Bewegung haben. Stuten leben zum Teil in kleineren Gruppen mit ihren Fohlen, in denen sie Geborgenheit und Schutz finden. Die Fohlen lernen untereinander, sich anzupassen oder sich unterzuordnen, was schon frühzeitig ihrer späteren Ausgeglichenheit zu Gute kommt.

Bei allen positiven Aspekten, die die Gruppen- oder Offenstallhaltung mit sich bringt, ist stets zu bedenken, dass so viel Platz vorhanden sein muss, dass sich Pferde aus dem Weg gehen können, kranke und nicht integrierte Tiere Ausweichmöglichkeiten haben.

Ist trotz aller Anstrengungen die Kontaktmöglichkeit zu anderen Artgenossen vorübergehend nicht möglich – längerfristig sollte das für keinen Pferdefreund ein Thema sein - so muss der Mensch als sozialer Partner in Aktion treten. Es kommt beispielsweise vor, dass zwei Pferde, die jahrelang zusammen auf die Weide gingen, die ihre Boxen nebeneinander hatten oder vielleicht im Offenstall gehalten wurden, aus irgendwelchen Gründen auseinander gerissen werden. Eine solche Trennung ist auch für Pferde sehr schmerzhaft, denn sie waren ja Freunde. Einer kannte die Macken des anderen, und sie hatten sich komplett aufeinander eingestellt.

In der Regel tritt eine mehr oder weniger lange Leidensphase ein, die der Mensch jetzt zu mildern versuchen muss. Doch dann geht auch die Leidenszeit vorüber und im Allgemeinen wird die neue Umgebung angenommen, neue Freundschaften werden ge-

Die Wichtigkeit von Sozialkontakten kann gar nicht hoch genug eingeschätzt werden.

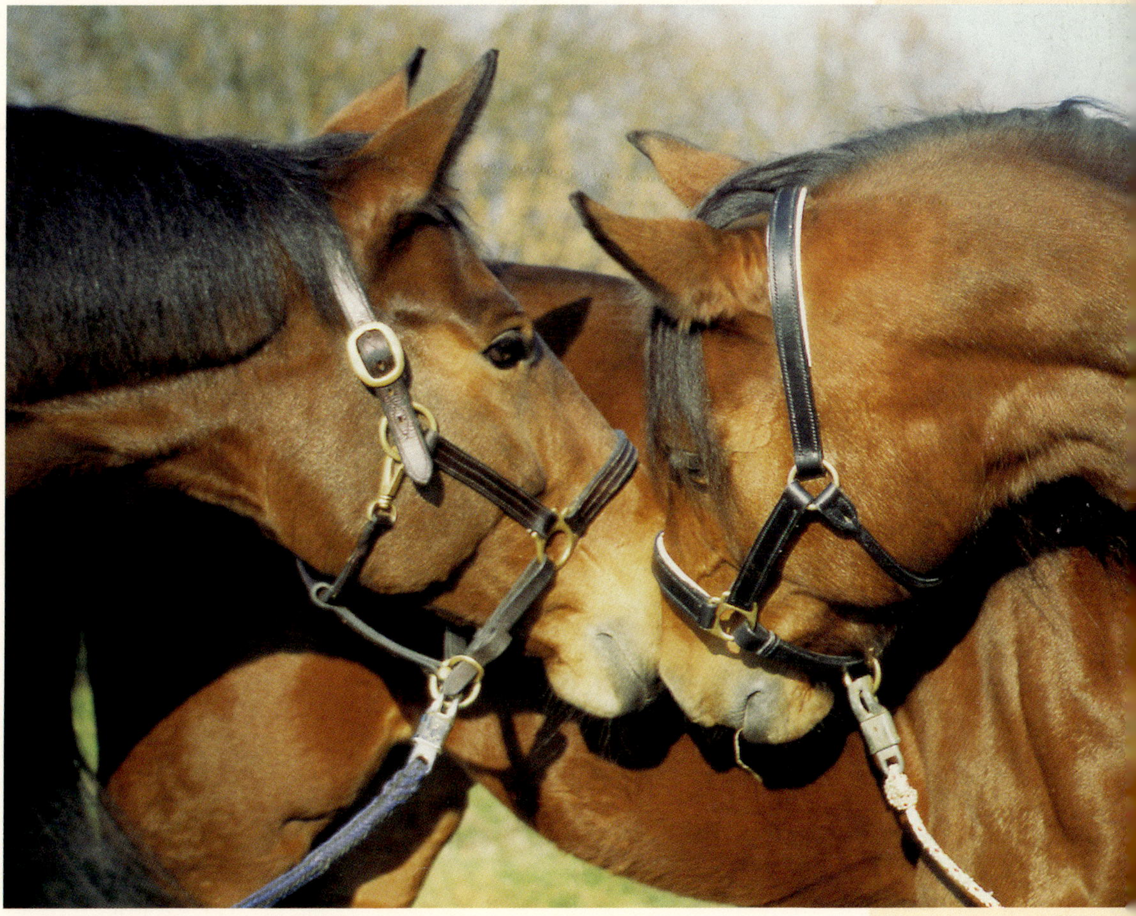

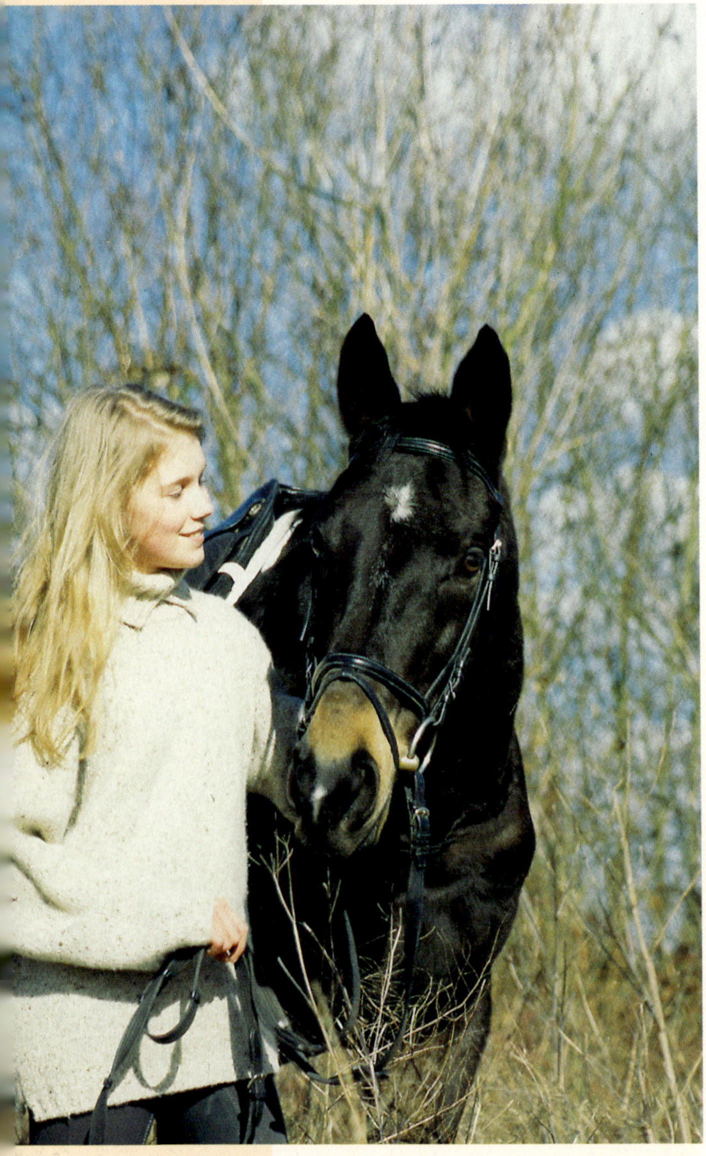

Mit gewissen Einschränkungen kann auch der Mensch zum Sozialpartner des Pferdes werden.

schlossen, insbesondere dann, wenn das Pferd noch jünger ist. Aber Vorsicht, solche neuen Freundschaften sollte man beaufsichtigen und die hinteren Eisen anfangs entfernen lassen, damit Unstimmigkeiten nicht mit bösen Verletzungen enden. Und nicht vergessen, Ausweichmöglichkeiten müssen gegeben sein!

Der Mensch muss aus unterschiedlichen Gründen manchmal für eine Weile den Part des Sozialpartners ausfüllen. Als Sozialpartner wird der Mensch begrüßt, Kopf und Hals werden entgegengestreckt, wollen gekrault werden, an der Jacke wird gezupft, ähnlich wie der Kamerad auf der Weide begrüßt werden würde.

Dass solche mehr oder weniger stürmischen Begrüßungen oftmals recht schmerzhaft sein können, haben wohl alle schon einmal erfahren. Das Pferd trifft keine Schuld, es kennt es ja nicht anders. Statt zu tadeln oder gar zu schlagen, genügt oftmals ein energisches „Nein".

Das Pferd sollte spätestens jetzt lernen, dass sein Mensch nicht so robust ist wie sein Pferdepartner. Gibt es einen schöneren Beweis für eine harmonische „Pferd-Mensch-Beziehung" als das freudige Wiehern, sobald es den Schritt hört, und das zärtliche Abtasten mit den weichen Nüstern?

Solarien

Für Sportpferde, für Pferde mit Rückenproblemen, für kranke, alte Pferde und für solche mit langem Fell können Solarien eine sinnvolle Einrichtung sein. Der Sinn ist das schnellere Abtrocknen und die entspannende Wärmewirkung.

Von den meisten Pferden wird die Wirkung als sehr angenehm empfunden. Sind die Pferde stark verschwitzt, sollten sie vorher abgewaschen werden, da sonst der Schweiß auf der Haut Ekzeme hervorrufen kann. Anschließend stellt man sie unter das Solarium oder unter eine Wärmedusche.

Letztere ist eine Weiterentwicklung des Solariums. Mittels eines Gebläses, das sich hinter den weißen und roten Lampen befindet, wird warme Luft auf das Pferd geblasen. Leider sind viele Solarien falsch installiert.

Wenn sie unsachgemäß aufgebaut sind, entsteht Zugluft und man erreicht das Gegenteil. Ort und Art der Aufhängung sind von großer Bedeutung!

Scheren – sinnvoll oder nicht?

Die Beantwortung dieser Frage ist abhängig von Haltungsform und Nutzung. Scheren kommt für Pferde in der Offenstallhaltung nicht in Frage.

Sinnvoll kann eine Schur sein, wenn das Pferd auch im Winter als Hochleistungssportler gearbeitet wird und Turniere bestreitet. Es trocknet nach der Arbeit schneller ab und sieht mit dem geschorenen Fell außerdem für das Richterauge besser und gepflegter aus als ein zottiger „Pferdebär". Gemäß den heutigen Richtlinien des Turnier-Managements bezüglich Sauberkeit und Pflege ist es undenkbar, dass ein mit einem dicken Winterfell behangenes Pferd eine S-Dressur absolviert.

Der Nachteil: Das Pferd muss immer eingedeckt werden. Das natürliche, dicke Winterfell muss künstlich ersetzt werden. Es muss also eine künstliche Thermoregulation geschaffen werden. Ins Freie kann ein geschorenes Pferd nur eingedeckt gehen und auch immer nur für kurze Zeit.

Bei einem entsprechenden Deckenmaterial, luftdurchlässig und nicht zu schwer, wird die Durchblutung der Haut nicht behindert. Zu überlegen ist die Art des Scherens. Man sollte die Schur am besten einem Fachmann überlassen. Bei Pferden, die ganzjährig stundenweise auf die Weide oder in den Paddock gehen, wendet man den so genannten „Hunter-Clip" an, bei dem Sattellage, Nieren und Kruppe ungeschoren bleiben, Hals, Bauch, Seiten und die oberen Gliedmaßen geschoren werden, oder man schert nur den Hals, quasi als eine Ventilfunktion. Turnierpferde werden meist komplett geschoren.

Für die reinen Hobbyreiter, die sich auch im Winter vorwiegend im Freien und nur selten in der Halle aufhalten, deren Pferde auch im Winter auf der Weide oder auch im Paddock mit den Schneeflocken spielen, die einen Offenstall oder eine Paddockbox haben, ist das Scheren nicht sinnvoll. In diesen Fällen greife man lieber zu Abschwitzdecken und reibe das Pferd mit Strohbüscheln trocken.

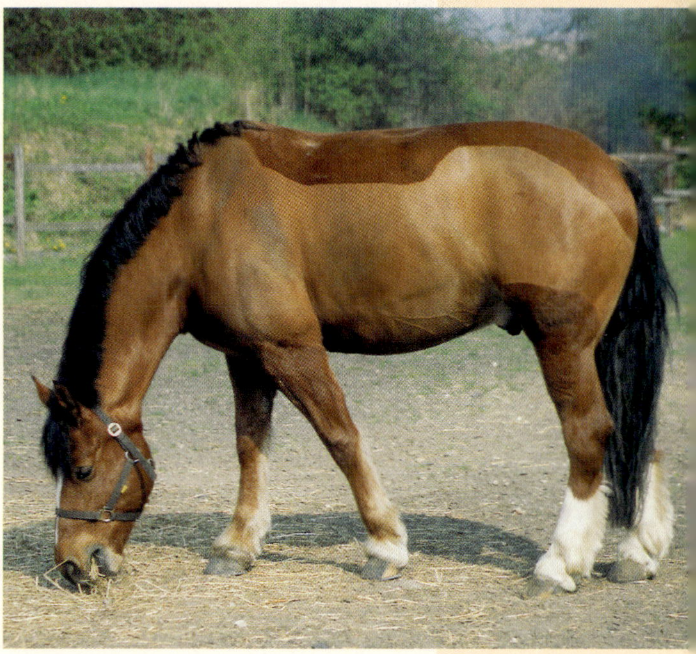

Geschorene Pferde dürfen nur bei trockenem, nicht zu kaltem Wetter ins Freie gelassen werden.

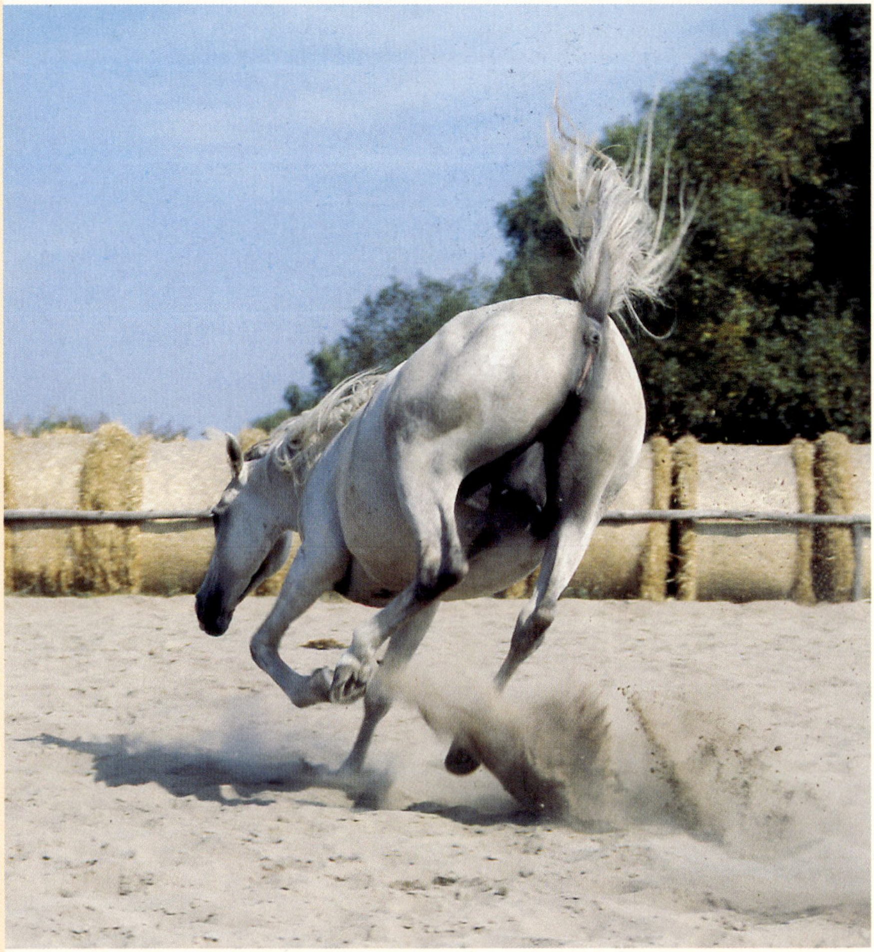

In der freien Bewegung darf das Pferd tun, was es möchte.

Paddock, Auslauf, Weide

Nur in der Freiheit von Weide oder Auslauf kann das Pferd das tun, was es braucht: buckeln und ausschlagen. Dabei löst es sich, was es in der Box nicht kann. In vielen der heute angebotenen Boxen kann es sich noch nicht einmal richtig strecken, da diese nicht den geforderten Mindestmaßen entsprechen. Auf der Weide hat wohl jeder schon einmal beobachten können, wie Pferde ganz lang ausgestreckt entspannt liegen und dösen. Das tun sie nur, wenn sie sich richtig wohl und zwischen Artgenossen beschützt fühlen und den Weidegang gewohnt sind.

An die Freiheit gewöhnen

Sie haben die besten Absichten, Ihrem Pferd ein möglichst angenehmes Leben zu bieten, wozu die Möglichkeit freien Auslaufs unbedingt gehört.

Doch kann die Gewöhnung daran bei bisher falsch gehaltenen Tieren einige Umsicht erfordern.

Sie haben vielleicht ein Pferd gekauft oder übernommen, von dem Sie nicht wissen, wie es bisher gehalten wurde oder das bisher als Leistungssportler nur in der Einzelbox stand.

Jetzt müssen Sie sehr behutsam und umsichtig vorgehen. Am besten, Sie reiten es zunächst müde. Das entspricht zwar nicht dem bisher Gesagten, aber wir wollen ja Unfälle und Schreckerlebnisse möglichst vermeiden. Quasi als Belohnung für die gute Arbeit nehmen Sie ihm jetzt in der Halle, im Longierzirkel oder Paddock Sattel und Zaumzeug ab und lassen es frei.

Zunächst wird es sich wahrscheinlich wälzen, da das verschwitzte Fell juckt und der Sand angenehm ist. Dann wird es sicherlich einige Runden buckelnd umher galoppieren. Hat man gut und richtig gearbeit, wird es sich nach einiger Zeit zufrieden wieder einfangen lassen.

Auf keinen Fall darf man nervös, laut schreiend auf das Pferd zulaufen, wenn man meint, es bewege sich zu ungestüm. Besser ist es, mit tiefer Stimme beruhigend auf das Pferd einzureden. Hat es sich ausgetobt und lässt sich willig greifen, hält man einen Leckerbissen bereit und lobt es ausgiebig. Dieses Lob wird das Pferd beim nächsten Mal erinnern und gern wieder zu Ihnen kommen.

Als nächsten Schritt kann man eine Führkette nehmen und gemeinsam mit dem Pferd auf die Weide gehen. Dabei muss man schon darauf gefasst sein, dass das Pferd schreckhaft ist und auf alle möglichen Umwelteinflüsse reagiert und sogar wegspringen will.

Falls möglich bitten Sie einen anderen Pferdehalter mit einem ruhigen Weidepferd, Ihren Neuling und Sie auf diesem ersten Ausflug ins Grüne zu begleiten. Diese Zeit kann man steigern bis zum freien Weidegang.

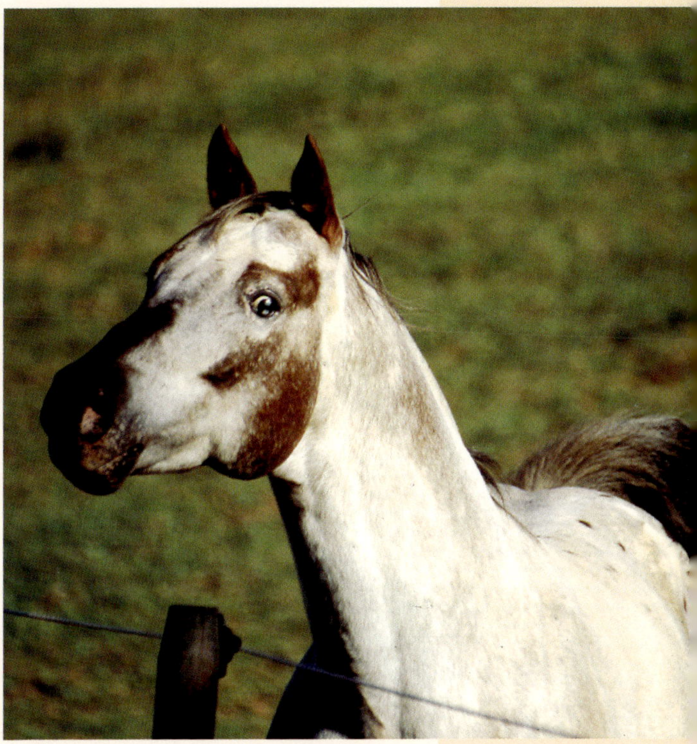

Hengste werden oft über lange Zeit einzeln gehalten und müssen sehr vorsichtig an Gesellschaft gewöhnt werden.

Große Vorsicht ist angeraten bei Pferden, auch Hengsten, die einzeln gehalten wurden und die Regeln des sozialen Verhaltens nicht beherrschen. Das Integrieren in Herden, ob Wallache unter sich, Stuten unter sich oder gemischt, erfordert sehr viel Fachwissen und sollte auf keinen Fall auf eigene Faust vorgenommen werden.

Bei Boxenpferden und fehlenden Möglichkeiten der freien Bewegung auf Weiden, Paddocks oder in der Halle ist die relativ freie Bewegung an der Longe eine gute Alternative, jedoch setzt dies schon gewisse Longierkenntnisse voraus, die man erlernen kann.

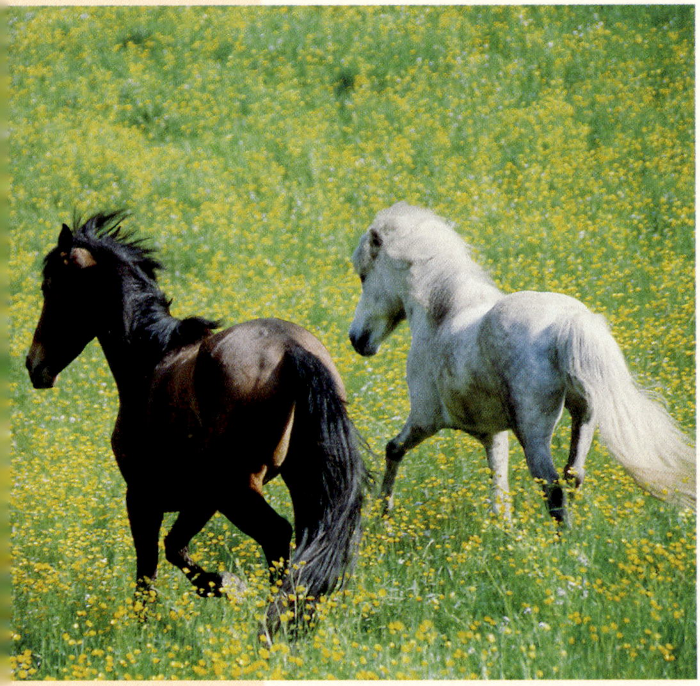

Weidegang mit einem guten Kumpel: Unterhaltung und Enspannung für den Isländerhengst (links) und seinen Freund.

Teils werden Longierkurse angeboten, oder es gibt jemanden in Ihrem Stall, der bereit ist, Ihnen die elementaren Grundregeln zu vermitteln, und der Ihnen bei den ersten Versuchen hilft.

Weidegang

Glücklicherweise legen heute immer mehr Pferdehalter bei der Suche nach einem geeigneten Pensionsstall für ihren Vierbeiner Wert darauf, dass die Möglichkeit der Weidebenutzung besteht.

Eigentlich sollte das heute zum Festangebot eines jeden Stallbetriebes gehören; immerhin stellt für den Grasfresser Pferd die Weide die artgerechteste Form der Haltung dar. Pferde, die täglich, wenn auch nur für einige Stunden, auf der Weide laufen, sind ausgeglichener als andere.

Speziell Boxenpferde können dort ihre Sozialbedürfnisse ausleben. Sie können die Pferdeseele baumeln lassen. Sie beobachten ihre Umgebung, sehen Vögel, Wanderer, landwirtschaftliche Geräte, hören andere Geräusche. Weidepferde erschrecken seltener als solche, die nur „beschützt" in der Stallbox gehalten werden. Kommen solche Stallpferde an die frische Luft, kann schon ein aufgeschreckter Hase oder ein herunterfallendes Blatt wahre Panik und Flucht verursachen.

Grundsätzlich können alle Pferde auf die Weide. Auch Berufsreiter oder unsere Olympiateilnehmer lassen ihre Pferde zumindest stundenweise auf die Weide, um die Psyche der Tiere gesund zu erhalten.

Von ängstlichen Haltern hört man immer wieder das Argument, das Pferd könne sich verletzen. Seien Sie einmal ehrlich: Das kann es auch in der Box, in der Stallgasse oder beim Reiten. Der Nutzen, den der Weidegang für das Pferd bringt, sollte alle Ängste vor Verletzungen überwiegen. Die Weide bietet dem Pferd Unterhaltung und Entspannung.

Die Weidesaison dauert bei uns in der Regel von Mitte Mai bis Ende Oktober je nach Witterung und Bodenbeschaffenheit. Verschiedene Betreiber von Pensionsställen oder bäuerliche Betriebe mit Pferdehaltung bieten je nach Größe der Weideflächen verschiedene Nutzungsformen an.

Die Standweide, also eine nicht unterteilte Weidefläche, wird nicht gewechselt und ist keinen Schonungszeiten unterworfen.

Sie muss deshalb entsprechend groß sein. Solche Flächen sind in der Regel zumindest in Stadtnähe nicht verfügbar.

Das andere Extrem ist die Portionsweide, bei Platzmangel der häufigste Kompromiss, bei dem den Pferden täglich einige Meter frischer Weide zugeteilt werden oder sehr kleine Koppeln in kurzen Abständen gewechselt werden.

Die dritte Variante ist die Umtriebsweide, ein Stück Weideland, das in mehrere Koppeln unterteilt wird, die im Wechsel beweidet werden, wobei in den Erholungsphasen das Gras auf den nicht benutzen Koppeln wieder nachwachsen kann.

Zur Weideführung ist viel Fachwissen vonnöten. Mit dem Weidegang will der Pferdehalter seinem Pferd Auslauf, Abwechslung, frische Luft und einen schmackhaften, gesunden Leckerbissen bieten, jedoch nicht in erster Linie das Pferd vom Weidegras ernähren.

Endlose Weiden, wie man sie aus Filmen kennt, sind meistens Wunschträume, und in Ballungsgebieten sind kleine Weiden die Realität.

Zuvor ist noch die Frage zu klären, wer bei Schäden am Pferd haftet.

Ist der Weidegang vertraglich geregelt und wird dafür eine Gebühr entrichtet, kann vom Weidebetreiber oder vom Betreiber der Reitanlage, der Weidegang als Service anbietet, verlangt werden, dass er seine Obhutspflicht erfüllt. Dazu gehört:

- die Weidepferde entsprechend zusammenstellen,
- aggressive Pferde absondern,
- Weidefläche in ausreichender Größe für die Anzahl der Pferde zur Verfügung stellen.

Der Betreiber der Reitanlage mit Weidegang übernimmt also im gewissen Sinne eine Sorgfaltspflicht, immer vorausgesetzt der Weidegang ist vertraglich geregelt.

Natürlich kann es immer einmal – meist leichte – Verletzungen geben, die dann auf das Konto des Halters gehen. Dessen Tierhalterhaftpflichtversicherung regelt die eventuellen Tierarztkosten Betroffener und deckt Sachschäden, vorausgesetzt das Weiderisiko ist mitversichert.

Doch dazu muss man wissen, welches der Pferde den Schaden angerichtet hat, und möglichst einen Zeugen nachweisen.

Es ist ratsam, die Police der Tierhalterhaftpflichtversicherung (eine solche haben Sie natürlich mit dem Kauf Ihres Pferdes abgeschlossen – ein Muss für jeden Pferdehalter und darüber hinaus auch Voraussetzung in vielen Betrieben) daraufhin zu überprüfen, oder sprechen Sie mit Ihrem Sachbearbeiter.

Die Versicherung wird allerdings nur bereit sein, eventuelle Schäden zu decken, wenn der Weideanbieter die korrekten risikolosen Voraussetzungen geschaffen hat.

Es lohnt sich also, vor Beginn der Weidesaison einige intensive Gespräche zu führen, damit die Sommerzeit für Sie und Ihr Pferd eine schöne und entspannende Zeit wird.

Weidefläche

Generell rechnet man pro Großpferd einen Hektar inklusive Heugewinnung aus dieser beweideten Fläche. Die Besatzdichte, das heißt die Anzahl der Pferde pro Weide, ist jedoch nur ein grober Näherungswert und variiert mit der Nutzungsform. Gilt die Weide als Hauptfutterlieferant, muss die Besatzdichte geringer sein, denn ein Pferd, das sich hauptsächlich vom Weidegras

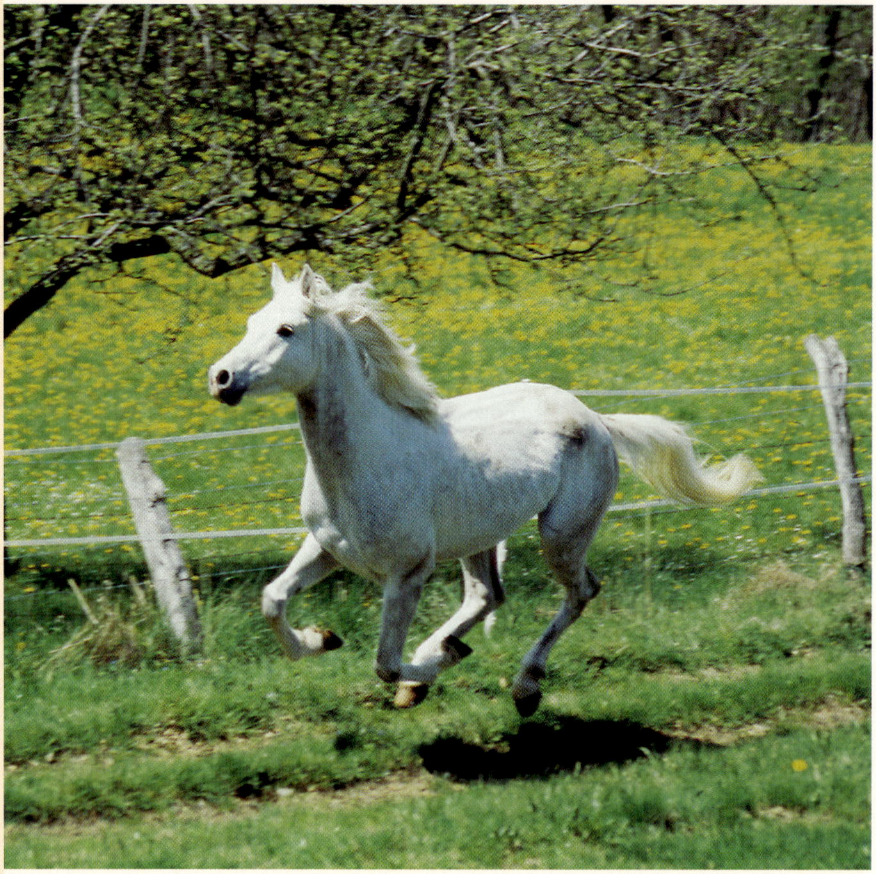

Die Nutzungsform einer Weide entscheidet über die notwendige Größe.

ernähren soll, muss mehr Fläche haben als eines, das nach der morgendlichen Fütterung für ein paar Stunden auf die Weide gebracht wird. Wichtig ist auch zu prüfen, ob die Weide zusätzlich zur Heu- oder Silagegewinnung genutzt werden soll. Ferner spielt die Qualität des Weidegrases, die je nach Lage der Fläche, Jahreszeit, Klima und Intensität der Pflege erheblich schwankt, eine bedeutende Rolle. Und nicht zuletzt ist die Größe abhängig von der Nutzungsform, also ob die Fläche als Standweide, Umtriebsweide oder Portionsweide geführt wird. In jedem Fall muss die Weide groß genug sein, um dem Bewegungsdrang des Lauftieres Pferd gerecht zu werden. Bei Ponys, oder wenn die Weide nicht für die Heu- oder Silagegewinnung genutzt wird, reicht ein Hektar für zwei Tiere.

Zu berücksichtigen sind außerdem Charakter und Alter der Tiere. Stehen ängstliche und aggressive Pferde zusammen auf einer Portionsweide, also auf einer meist kleineren Koppel, kann es Probleme geben. Der Ängstliche wird immer auf der Flucht sein. Bei der gesamten Hektarberechnung unter landwirtschaftlichen Aspekten wurde von dem Bedarf des Pferdes an Grünfutter ausgegangen, nicht berücksichtigt wurden die Fluchtmöglichkeiten.

Optimal in dieser Hinsicht sind Standweiden, also große Weideflächen, wo es ausreichend Fluchtmöglichkeiten gibt. In der Regel kann davon ausgegangen werden, dass das aggressive Pferd seine Attacken einstellt, wenn das bedrohte sich zurückzieht. Hat der Bedrohte nicht ausreichend Möglichkeiten zum Ausweichen, kann es zu unliebsamen Konfrontationen und Verletzungen kommen.

Da man meistens aber keine Auswahl hat, also schon zufrieden ist, wenn der Pensionsstall überhaupt Weideland anbietet, muss man vor Ort besprechen, welche Weidemöglichkeit für das eigene Pferd in Frage kommt, und anfangs das Anweiden überwachen. Häufig merkt man schon bei gemeinsamen Ausritten oder Unterrichtsstunden, welche Pferde gut miteinander klarkommen und welche sich nicht mögen.

Oft braucht man eine ganze Weile, um das eigene Pferd von einer Weide zu holen. Solche Weideflächen sind aber leider die Ausnahme, es sei denn fernab im Grünen. Schön, aber nicht realistisch, wenn man nur wenig Freizeit hat und selber in der Stadt wohnt und arbeitet.

Zäune

Sie haben sich nicht verschrecken lassen, und Ihr Wallach genießt seine Freiheit mit anderen Wallachen auf einer Portionsweide. Doch nebenan stehen Stuten, von denen eine immer rossig ist (oder Sie haben eine Stute und die Wallache stehen nebenan). Liegt darin eine Gefahr? Eigentlich nicht, sofern der Zaun sicher ist. Ein Pferdekoppelzaun darf auf keinen Fall aus Stacheldraht bestehen. Auch glatter Draht ist nicht geeignet. Am besten eignet sich ein Elektrozaun aus Breitbandlitze. Wenn keine Breitbandlitze, sondern nur ein dünner Elektrodraht

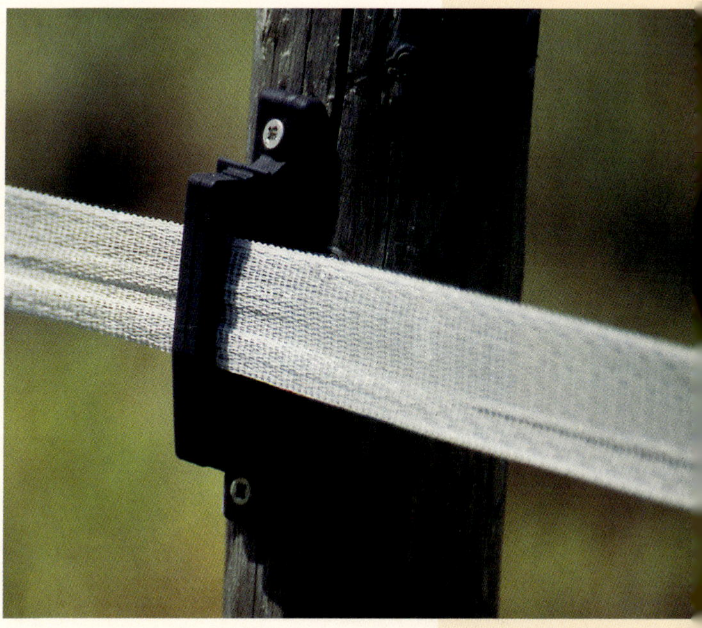

Einzäunungen mit Breitband sind besonders sicher…

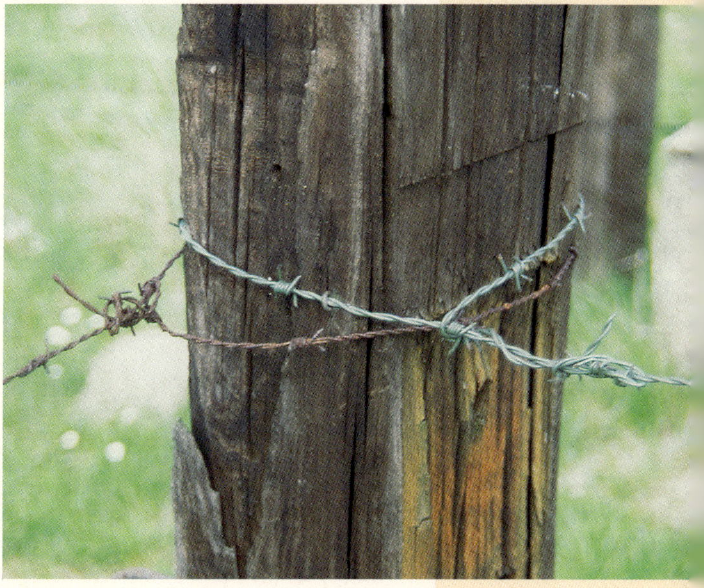

…während Stacheldrahtzäune grundsätzlich abzulehnen sind!

gespannt ist, dann ist zusätzlich ein Flatterband erforderlich, das von den Pferden auch wahrgenommen wird. Von der Industrie werden zudem Begrenzungen aus Rohr angeboten, die qualitativ sehr gut sind, aber nicht in die Landschaft passen und zudem recht teuer sind. Plastikweidezäune sind ebenfalls unfallsicher. Eine ideale und zudem kostengünstige Kombination bildet der Elektrozaun mit Holzpfählen, wenn sie stabil und splitterfrei sind. Ferner ist auf die Höhe des Zauns zu achten. Die untere Begrenzung muss rund 40 Zentimeter vom Boden entfernt, die oberste in Bughöhe, also bei Großpferden bei rund 1,40 Meter angebracht sein. Alle Drahtzäune sind grundsätzlich abzulehnen!

Das Anweiden

Der Frühling ist da, überall grünt es, auch auf den Weiden. Die Pferde stürzen sich geradezu auf das herrliche Grün, und der Mensch freut sich, dass es seinem Vierbeiner so viel Freude macht. Und dennoch: Im Mai drohen die meisten Erkrankungen, wobei eine Kolik – sofern rechtzeitig bemerkt – noch zu den harmlosesten gehört. Über die Fluchtmöglichkeiten, Weidengröße, Zusammenstellung der Pferde haben wir bereits gesprochen. Trotz aller Umsicht: Die Freude nach der langen Winterpause ist riesig, da werden Wettrennen veranstaltet, es wird ausgekeilt und herumgetobt. Wie leicht kann das Pferd im Übermut stolpern oder den Nachbarn ungewollt treten! Deshalb sollte man die Pferde zunächst einzeln auf die Weide führen und eine Zeit lang beobachten. Dies gilt besonders für Pferde, die den ganzen Winter hindurch im Stall gestanden haben.

Man beginnt mit dem Weidegang im Frühjahr. Das Pferd muss auch an die Temperaturschwankungen langsam gewöhnt werden.

Es ist also nicht gut, ein Pferd, das monatelang im warmen Stall gelebt hat, bei schlechtem Wetter oder Kälte allzu lange oder gar über Nacht auf die Weide zu stellen.

Zunächst geht man mit dem Pferd am Strick oder an der Führkette auf die Weide, beginnend mit einer Viertelstunde, und gewöhnt es vorsichtig an das neue Futter.

Dies geschieht tunlichst nach der Arbeit des Pferdes und in den Abendstunden, wenn auf den Weiden keine Herden mehr sind. Als nächsten Schritt sucht man sich ein ruhiges, ausgeglichenes, meist älteres Begleitpferd und lässt das unerfahrene unter Aufsicht zusammen mit dem erfahrenen grasen.

Will man ein Übriges tun, nimmt man beiden Pferden in der Anfangsphase zumindest hinten die Eisen ab. Meistens erzieht das erfahrene Pferd den Neuling durch Knuffe und leichte Bisse, wenn dieser droht, vor Übermut außer Rand und Band zu geraten. Wenn beide sich verstehen, sich also „gut riechen können", was man meist zu Beginn merkt, kann daraus eine eingeschworene Pferdefreundschaft entstehen.

Man darf die Tiere die ersten drei Tage nur für eine halbe, dann eine Stunde in das saftige Gras lassen.

Die Zeit steigert man langsam. Pferde, die ganzjährig, also auch im Winter, zumindest temporär auf der Weide waren, sind weniger gefährdet. Diese buckeln auch nicht mehr als normal, denn Weidegang gehört zwölf Monate im Jahr zu ihrem Tagesablauf.

Aber auch diese lässt man zunächst – im Mai – nur einige wenige Stunden das frische Gras fressen.

Will man sie dann nicht wieder in die Box sperren, können sie noch im Paddock verweilen.

Was ist so gefährlich am Frühling? Die Weiden wurden im Spätwinter gedüngt und gerichtet, die Zäune ausgebessert, und im Mai sprießt das gedüngte, zusätzlich frisch nachgesäte Grün. Es ist der Proteingehalt des Grases, der im Frühling ein anderer ist als im Sommer.

Die Art der Weide, Graszusammensetzung, Aufwuchs und Düngung beeinflussen den Nährwert des Grünfutters. Folglich ist somit, was die Anweidedauer betrifft, der Betreiber der Weiden zu konsultieren, da nur er beantworten kann, wie die Weiden präpariert wurden.

Außerdem muss der Weidegang des Pferdes bei der Fütterung berücksichtigt werden, da das Weidepferd eine andere Zufütterung braucht als das reine Boxenpferd. Das Weidepferd braucht speziell in der Zeit des hohen Proteingehaltes im Gras nur Heu oder Stroh als Zufütterung und so gut wie gar kein Kraftfutter, um den Eiweißgehalt wieder auszugleichen.

Im Mai und dann noch einmal im September enthält Gras keine oder wenig Rohfaser, dafür aber sehr viel Eiweiß. Im Sommer hingegen hat das ältere Gras eine andere Struktur und ist weniger proteinhaltig. Jetzt kann man abends etwas, aber nur etwas, Kraftfutter zufüttern, sofern das Pferd entsprechend gearbeitet wird.

Im Herbst, etwa im September, verstärkt sich der Grasaufwuchs noch einmal. Jetzt ist wieder mehr Protein enthalten, jetzt ist wieder die gleiche Zufütterung wie im Frühjahr angeraten.

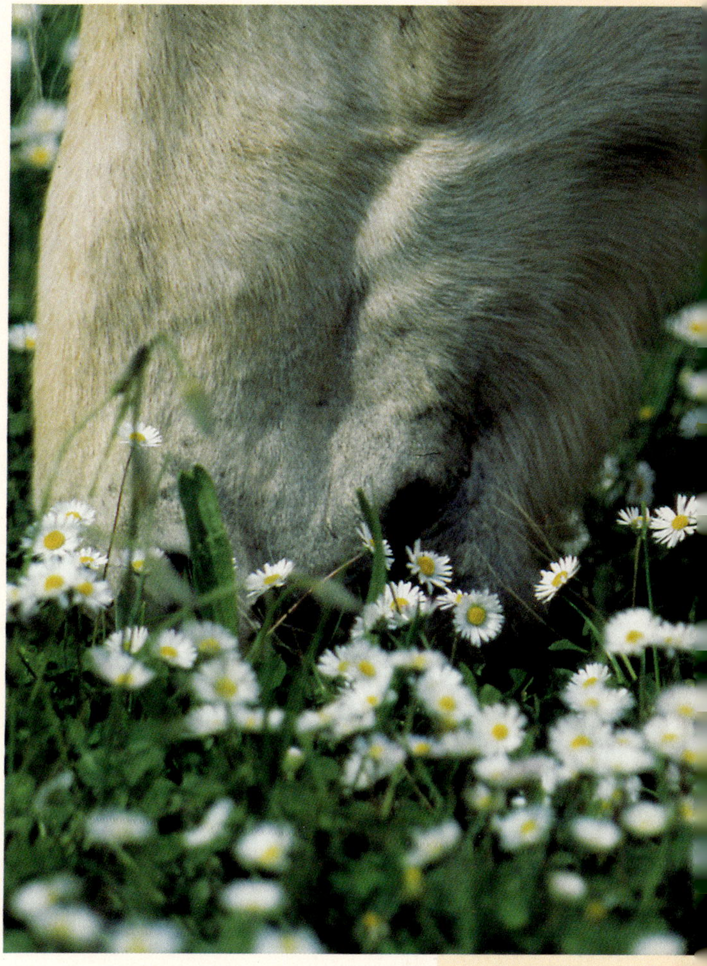

Allmähliches Anweiden kann gesundheitliche Probleme wie Durchfall oder Hufrehe verhindern.

Machen Sie nicht den Fehler, dass Sie, vielleicht vor einem Turnier oder als besondere Belohnung, Ihrem Pferd eine Extraportion Kraftfutter geben. Die möglicherweise resultierende Hufrehe kann leicht die Endstation eines Pferdelebens sein.

Als Belohnung sind ein paar Möhren oder Äpfel besser geeignet. Das Pferd freut sich genauso. Hat es immer noch Hunger, kann es Stroh fressen, um die fehlende Rohfaser auszugleichen.

Späneboxenpferden sollte man für die Nacht ein paar Hände voll Stroh oder Heu hineinwerfen.

Frisches, sauberes Wasser gehört ganzjährig auf die Weide, auch im Winter.

Im Frühjahr säubert man zunächst die Wannen gründlich (zwischendurch natürlich ebenfalls von Ablagerungen) von Grünspan und Laub sowie anderen Partikeln. Im Winter muss man wohl oder übel das Eis aufpickeln. Dem Pferd Wasser vorzuenthalten, ist Tierquälerei.

Ein Weidepferd sollte regelmäßig mindestens alle drei Monate gegen die unterschiedlichen Parasiten entwurmt werden.

Sommerzeit und Insektenplage

Hierzu gibt es vielerlei Ratschläge. Die Industrie bietet regalweise Lotionen und andere Mittel an. Helfen soll es auch, schon in der Winterzeit damit zu beginnen, Knoblauch unter das Futter zu mischen, mit dem Resultat, dass einige Pferde ihr Futter nicht mehr anrühren. Sicherlich sind das die Ausnahmen unter den Pferden, jedoch muss das der Halter genau überwachen. Also am besten Futter mit Knoblauch aus der Hand füttern und sehen, wie das Pferd darauf reagiert.

Es gibt auch Fliegendecken. Entweder zerreißen die Pferde sie beim Wälzen auf der Weide oder die Fliegen finden trotzdem ihre Angriffsflächen. Sicher ist außerdem, dass Weiden auf moorigem Grund oder in der Nähe von Wasser mehr Insekten beherbergen als luftige, trockene Weiden. Kitzelige Pferde werden schon bei einem einzigen Fliegenbein nervös.

Besonders aggressiv sind im Hochsommer die sogenannten Pferdebremsen und die kleinen Kriebelmücken, die in extremen Fällen beim Pferd Pusteln verursachen und sogar zu Kreislaufproblemen führen können. In solchen Fällen ist sofort der Tierarzt zu rufen, der dem Pferd eine Injektion verabreicht. Man kann auch Haaranalysen erstellen lassen oder sich vom Tierarzt vorbeugend ein Medikament oder eine Emulsion geben lassen. Der Tierarzt kennt Ihr Pferd und kann die besten Tipps geben.

Wiederum gibt es auch sehr aggressive Antiinsektensprays, die bei dem einen oder anderen Pferd Allergien hervorrufen. Man probiert das neue Mittel zunächst an einer kleinen, unempfindlichen Stelle (vielleicht auf der Kruppe) aus, bevor man das Pferd ganz damit einreibt oder besprüht. Einige Pferde mögen das Einsprühen nicht und werden nervös, daher nimmt man am besten von vornherein einen Schwamm, sprüht das Mittel darauf und reibt das Pferd mit dem Schwamm ein.

Viel geschrieben wurde über das gefürchtete Sommerekzem. Hierbei handelt es sich um Allergien, die durch Mückenstiche ausgelöst werden. In erster Linie liegt bei solchen Pferden eine genetische Veranlagung vor. Die Faktoren sind so unterschiedlicher Art, dass sie immer noch nicht vollständig erforscht sind.

Das Sommerekzem tritt häufig an der Schweifrübe und Mähne auf. Dagegen hilft häufiges Waschen, aber mit Mitteln, die das Pferd nicht allergisch reagiert und die der Haut nicht zu viel Fett entziehen. Sie sollten mit Ihrem Tierarzt besprechen, welches Mittel er empfiehlt. Besonders betroffen sind übergewichtige Pferde. Wenn Pferde sich scheuern, treten Wundwassertröpfchen aus, die wiederum gewisse Insekten anlocken.

Diese Insekten bringen außer ihren Stechgiften auch Schmutz in die Wunden. Es entsteht ein neuer Juckreiz, und das Pferd wird immer allergischer, das heißt im Körper bildet sich eine Stress-Reaktion vor erneuten Insektenstichen: Der Körper wehrt sich durch eine Entzündung und dadurch werden letztlich noch mehr Insekten angelockt.

Zunächst ist darauf zu achten, dass die Pferde nicht zu fett werden und nicht auf üppigen Weiden stehen. Salben stellen nur eine Notlösung dar. Sehr bewährt haben soll sich das Ägyptische Schwarzkümmelöl.

Wenn alles nicht hilft, und das Pferd im Sommer auf der Weide nur leidet, mit Pusteln übersät ist und nur noch wild umherläuft, sollte man so ein Pferd in den Monaten, in denen die Insekten besonders vielzählig und blutrünstig sind, wirklich nur zu insektenarmen Tageszeiten stundenweise auf die Weide lassen. Leider ist das in den meisten Stallbetrieben aus personellen, versicherungstechnischen oder sonstigen Gründen nicht möglich. Oft bleibt nur noch die Alternative, das Pferd in den Sommermonaten irgendwohin in den Urlaub zu schicken, wo die Weidehaltung rund um die Uhr problemlos ist, die Insektenplage gering, vielleicht an die See, und für diese Zeit auf das Reiten zu verzichten.

Man sollte alle Möglichkeiten sondieren, wenn man sein Pferd schätzt und liebt, um ihm die Freiheit in der schönen Saison zu ermöglichen, bevor man es im Stall stehen lässt.

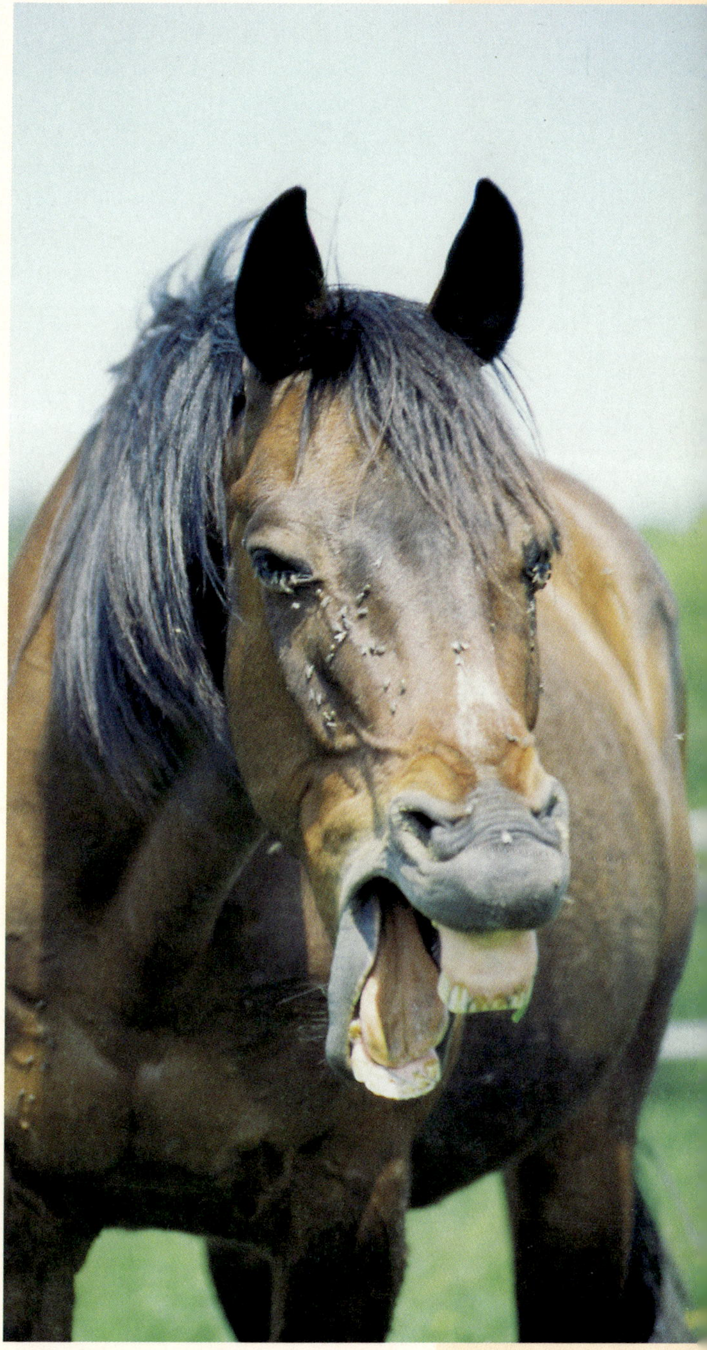

Sommerzeit ist Insektenzeit!

Winterweide oder Paddock

Optimal ist es schon, wenn ein Betrieb auch im Winter ein Stück Weide zur Verfügung stellt.

Es erhebt sich die Frage nach den Vorkehrungen, die speziell für die kalten und nassen Wintermonate zu treffen sind. Immer wieder taucht in diesem Zusammenhang die Frage auf, ob das Pferd bei Schnee und Regen eingedeckt sein sollte.

Fast in allen Katalogen werden Regendecken sogar mit Kapuze angeboten. Die Antwort ist eindeutig: Gesunde, ungeschorene Pferde sollten auch bei Schnee und Regen uneingedeckt die kalte, frische Luft genießen und nach Herzenslust im Schnee stöbern, was Pferde wirklich sehr lieben.

Voraussetzung ist selbstverständlich, dass das Pferd schon während des Jahres den Witterungsschwankungen ausgesetzt war und auch nicht in der Box mit einer Thermodecke eingedeckt ist.

Wenn allerdings die Schutzschicht des Pferdefells durch falsches oder zu intensives Putzen zerstört wurde oder Pferde ein Arthrose- oder Rückenproblem haben, legt man bei nassem Wetter eine Regendecke auf, die leicht und luftdurchlässig ist. Wenn man seinem Pferd das Winterweide-Vergnügen ohne Decke gönnen möchte, muss man sich mit dem Putzen stark zurücknehmen. Um die Verletzungsgefahr auf dem harten, unebenen schneebedekkten Boden zu minimieren, sollten die Eisen, sofern die Hornqualität des Hufes es zulässt, heruntergenommen werden, damit sich keine Klumpen bilden.

Dafür darf aber schon im Vormonat die Zehe nicht mehr gekürzt werden, da sich das Pferd auf dem harten Untergrund eher die Hufe abläuft. Wenn keine Hornsubstanz mehr vorhanden ist, kann es zu Hufprellungen, Huflederhautentzündungen und sogar zu Hufgeschwüren kommen, was recht schmerzhaft ist.

Pferde bewegen sich bei Kälte mehr als im Sommer und scharren zudem gern nach den Graswurzeln. Können die Eisen im Winter nicht abgenommen werden, kann der Schmied eine Gripeinlage einarbeiten. Das ist eine Gummiwulst, die innen am Eisen angebracht wird. Durch die Bewegung innerhalb des Gummis hält sich der Schnee nicht im Eisen. Diese Gripeinlage ist zwar umstritten, da einige Experten behaupten, der Huf könne dadurch nicht atmen, doch ist der mögliche Schaden durch die nur wenige Wochen benötigte Gripeinlage gering verglichen mit einer gezerrten Sehne oder Schlimmerem, verursacht durch einen entstehenden Eisklumpen.

Muss man nicht den Pferdehalter, der sein Pferd uneingedeckt in die kalte Winterluft schickt, als einen Tierquäler betiteln? Nein! Pferde lieben es, sich im Schnee zu wälzen. Die Feuchtigkeit perlt bei einem intakten Fell an dem langen Oberhaar ab, und auf die Haut gelangen weder Regen oder Schnee. Durch Bewegung halten sich die Pferde warm. Für die Lungen und Bronchien gibt es nichts Besseres als kalte Winterluft zu atmen. Pferde mit viel Auslauf auch im Winter sind weitaus weniger anfällig für Infektions- und Erkältungserkrankungen und haben eine bessere Grundkondition.

Viele Pony- und Kleinpferderassen leben traditionell draußen, bei Großpferdehaltern hat sich die artgerechte Haltung gegenüber der üblichen Stallhaltung noch weit weniger durch-

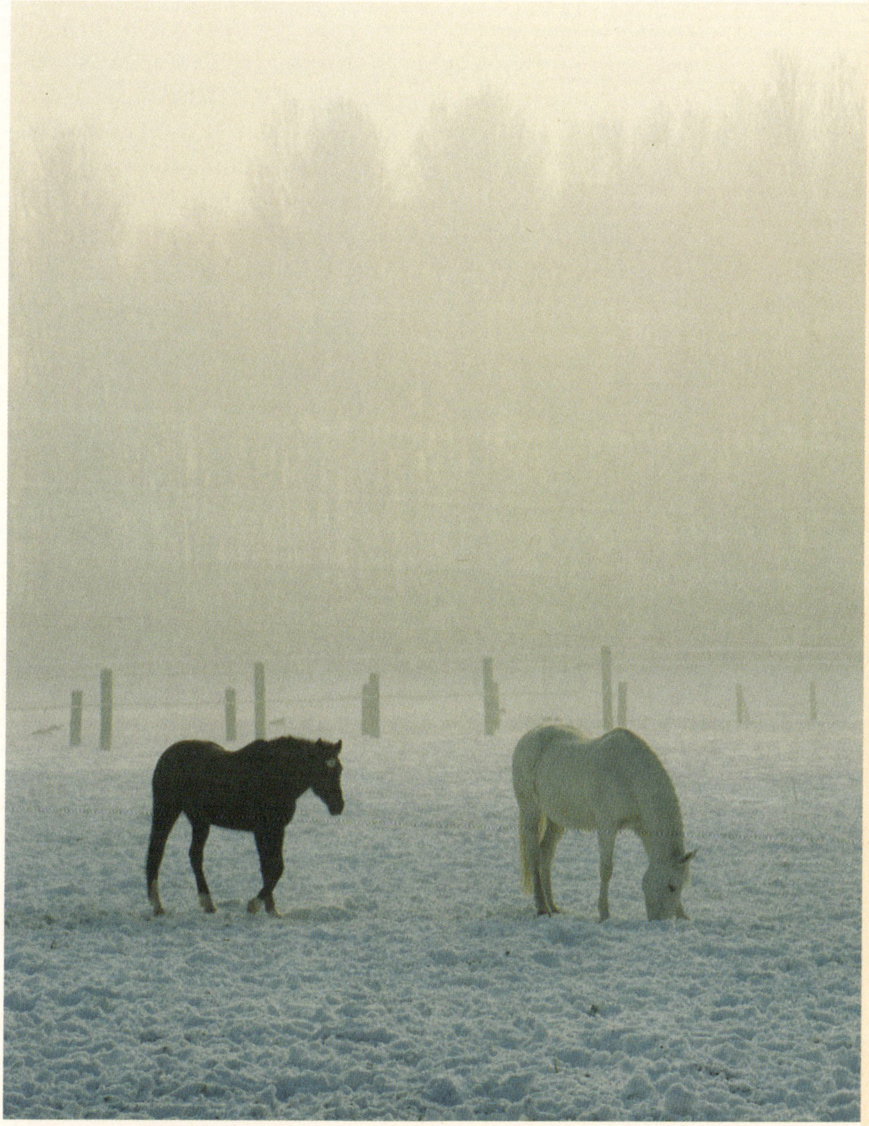

Vorbildlich: Selbst bei Schnee und Minustemperaturen dürfen diese Pferde an die frische Luft.

gesetzt. Leider gibt es bislang noch zu wenige Betriebe, in denen es große offene Hallen oder Ställe mit angeschlossenen Weiden und Ausläufen gibt. Tag und Nacht sollten die Türen offen sein, so dass die Pferde nach Belieben hinein- und herausgehen können.

Diese Haltung ist nicht nur für Fohlen und junge Pferde optimal. Es lässt sich beobachten, dass junge wie ältere Pferde eigentlich nur zum Fressen drinnen sind – wenn das Raufutter im Stall angeboten wird – oder wenn sie auf dem Stroh ruhen wollen. Ansonsten sind Pferde bei fast jeder Witterung draußen zu finden.

Eine Regendecke braucht ein Pferd nur, wenn es regnet oder schneit und zudem stürmt. Dann kann es schon sein, dass die dauernde Nässe gepaart mit dem Sturm zu viel wird und das Fell durchdringt. Auch alte Pferde, die sich nicht mehr viel bewegen, sowie gegebenfalls kranke Tiere sollten eingedeckt werden, um die Körperwärme zu erhalten.

Will man verhindern, dass die Pferde die Grasnarbe in den Wintermonaten mit den Zähnen komplett zerstören, bietet man ihnen etwas Heu, Stroh oder Silage auf der Winterweide an. Meist wird die Winterweide dennoch so stark mitgenommen, dass sie im Frühjahr nicht nutzbar ist, sondern erst neu bestellt werden muss.

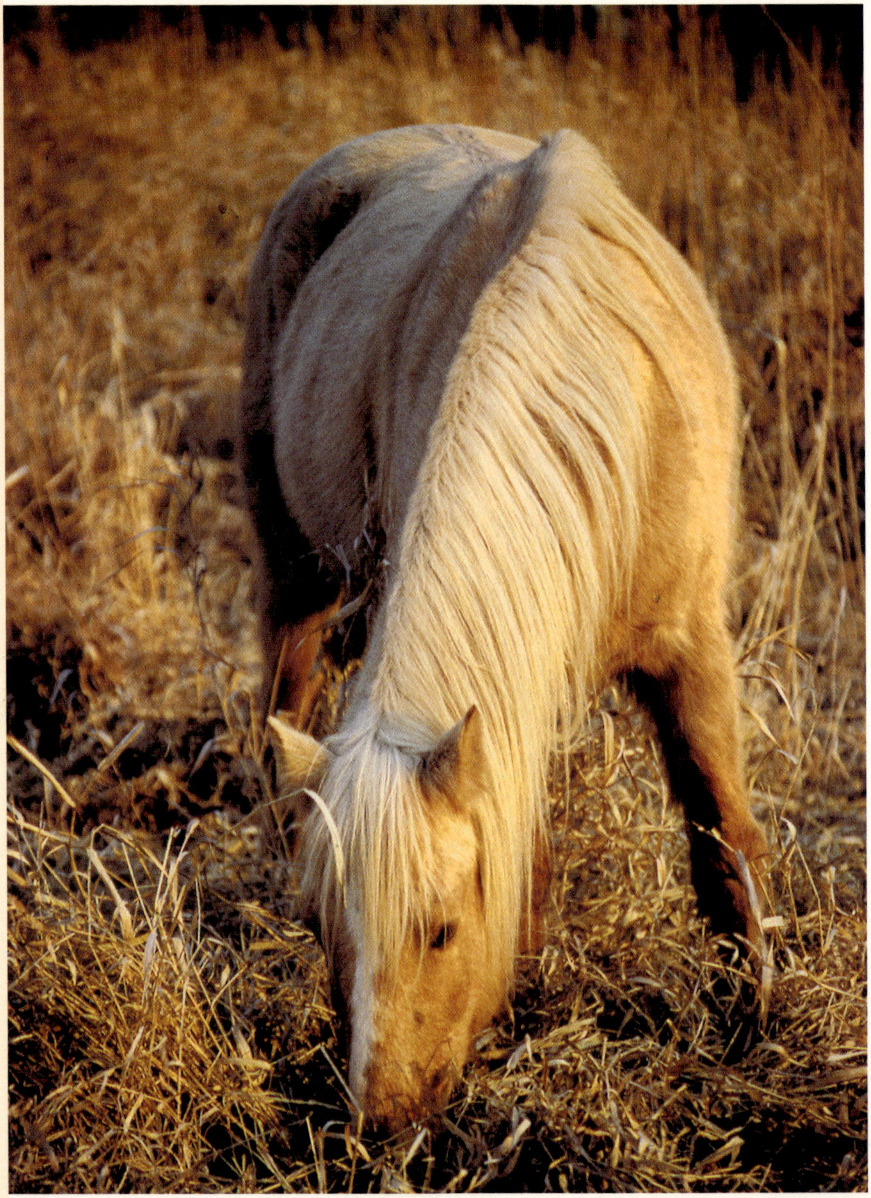

Eine ansonsten ungenutzte Weide zum Abknabbern ist den Pferden im Winter besonders willkommen.

Fütterung

Das Pferd lebt schon seit mehr als fünftausend Jahre als Haustier mit dem Menschen. Während dieser Zeit hat sich die Umwelt des Pferdes und damit seine Nahrungsaufnahme teilweise radikal geändert.

Nichtsdestoweniger sind Bau und Funktion des Verdauungsapparats unverändert geblieben, nämlich primär abgestimmt auf seinen ursprünglichen Lebensraum, die Steppe. Nahrungssuche über weite Strecken mit ausgiebiger Bewegungsmöglichkeit, kontinuierliche Aufnahme kleiner Futtermengen unter Einschaltung kurzer Ruhepausen, Selektionsmöglichkeiten bei der Futtersuche sowie Auswahl strukturierter, schwer verdaulicher Futterstoffe, die eine ausgiebige, länger dauernde Kautätigkeit verlangen, kennzeichnen das natürliche Nahrungsaufnahmeverhalten des Pferdes noch heute.

Die Fütterung des domestizierten Pferdes muss nutzungs- und leistungsabhängig sein. Eine tragende Zuchtstute muss anders gefüttert werden als ein heranwachsendes Pferd. Ein erwachsenes Pferd ohne Belastung muss anders gefüttert werden als eines, von dem man eine Leistung verlangt. Bewegt sich ein Pferd viel, hat es einen hohen Energieumsatz, bewegt es sich wenig und steht 23 Stunden in der Box, braucht es weniger, darf auch mit Blick auf seine Gesundheit nur weniger haben.

Der Verdauungsapparat ist so eingerichtet, dass das Pferd fast ständig kleine Mengen an Futter aufnimmt. In der heutigen Haltung, bei normalem Training, wird üblicherweise täglich dreimal gefüttert. In Ställen mit Leistungs- und Sportpferden wird fünfmal am Tag gefüttert. In pferdegerechten Offenstallanlagen haben die Tiere im Allgemeinen ganztägig freien Zugang zu Heu oder Stroh.

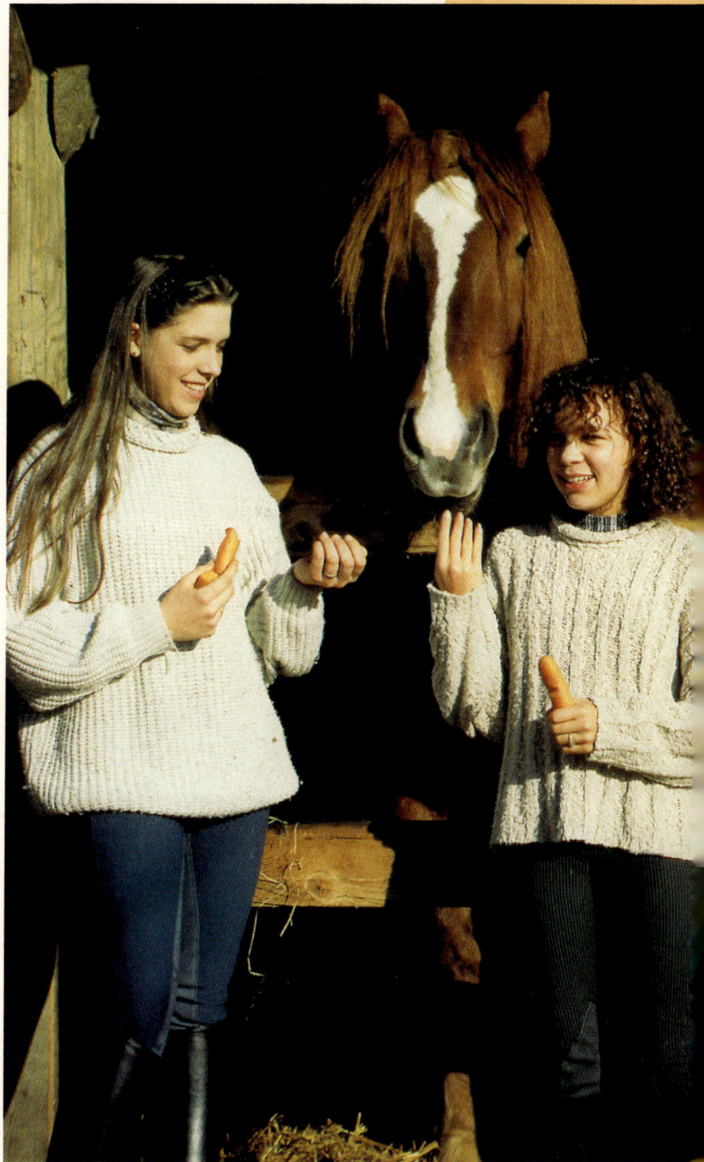

Das Haustier Pferd stellt grundsätzlich dieselben Ansprüchen an seine Fütterung wie das Wildtier Pferd.

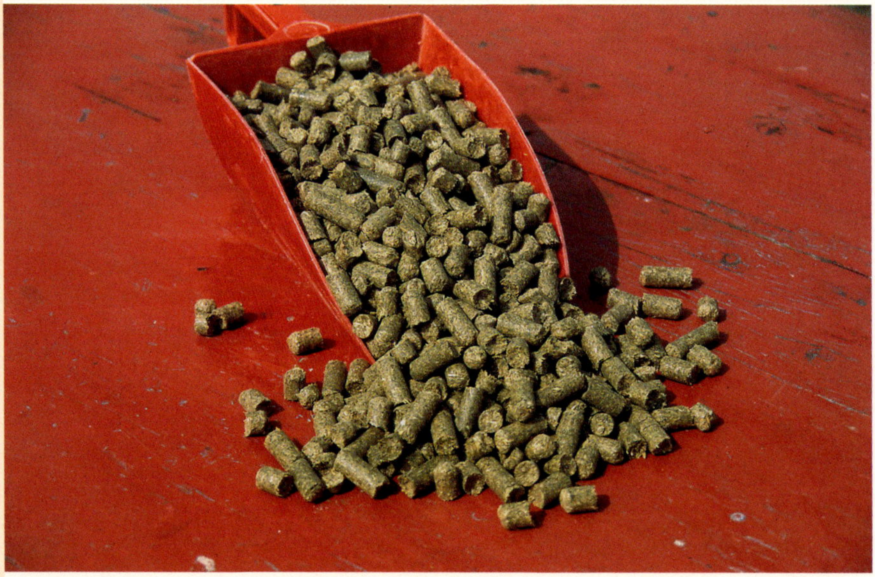

Pellets guter Qualität überzeugen durch lange Haltbarkeit, müssen aber sachgerecht gelagert werden.

Manche Betriebe arbeiten mit automatischen Fütterungsanlagen, die es in unterschiedlichen Ausführungen gibt. Beispiel: Ein Futterschlitten, der mit Heu oder Silage und mit Kraftfutter beladen ist und per Computer gesteuert wird, setzt sich vier- bis fünfmal am Tag automatisch in Bewegung und fährt auf einer Schiene vor einer Boxenreihe entlang. Bei jedem Stopp werden mehrere Pferde gleichzeitig gefüttert. Zuvor werden Trenngitter herabgesenkt, damit die Pferde sich beim Fressen nicht gegenseitig verdrängen. Dann wird eine Plane hochgezogen, und die Pferde haben Zugang zum Raufutter. Nach rund zwanzig Minuten Fresszeit bekommen die Pferde eine kleine Haferration (nur 100, 200 oder 300 Gramm pro Fresszeit à zehn Minuten). Diese Fütterung bietet mehrere Vorteile für Pferd und Halter. Für die Pferde ist die häufige Fütterung von kleinen Mengen physiologisch vorteilhaft, Koliken wird auf diese Weise wirkungsvoll vorgebeugt.

Futtermittel

Der wichtigste Bestandteil bei der Fütterung und Basis jeder Futterration ist die Strukturfaser. Stroh, Heu und Silage sind strukrurreiche Basisfuttermittel. Hinzu kommt ein Leistungsfuttermittel, das Kraftfutter, wobei in der Regel in den norddeutschen Regionen Getreide in Form von Hafer und Gerste dominiert. Hafer und Gerste unterscheiden sich geringfügig im Eiweiß- und Energiegehalt.

Bei Pressfuttermitteln, heute meist als Pellets bezeichnet, handelt es sich um eine industriell hergestellte Futtermixtur aus verschiedenen Pflanzen und Mehlen mit Zusätzen an Mineralien und Vitaminen. So können Mischfutter-Presspellets Hafer, Gerste, Luzerne, Klee und landwirtschaftliche Nebenprodukte enthalten. Diese Substanzen werden zusammengemischt und in eine haltbare Form gepresst. Pellets haben gegenüber Getreide den Vorteil einer ausgewogenen Nährstoffzusammensetzung.

Bei Pellets ist, wie beim Getreide auch, besonders auf trockene und kühle Lagerung zu achten. Pellets sollen fest und möglichst groß sein, damit das Pferd sie mit den Zähnen zermahlen muss, dadurch Speichel bilden und mit diesem Speichel die erste Verdauung der Pflanzenprodukte einleiten. Sind die Pellets schlecht gelagert oder von schlechter Qualität, zerfallen sie, und es kann zu Verdauungsstörungen, Darmkatarrhen, Leistungsschwäche bis hin zu teils sehr schweren Koliken kommen.

Industriell hergestellte Mischfutter sind auch in Form von Müsli erhältlich; hier sind die einzelnen Bestandteile der Mischung nicht zermahlen, sondern noch erkennbar.

Auch bei Stroh, Heu und Silage muss auf optimale Gewinnung, Konservierung und Lagerung geachtet werden.

Der Verdauungsapparat

Das Pferd als Steppentier ist darauf eingestellt, Nahrung zu suchen. Deshalb muss es sich viel bewegen und nach Grashalmen, Kräutern und Zweigen suchen. Steppengras ist rohfaserreiches, hartes Gras. Der Magen-Darm-Trakt des Pferdes ist an solch strukturreiches pflanzliches Futter angepasst.

Den Eingang zum Verdauungstrakt und zur gesamten geräumigen Maulhöhle bildet die Maulspalte, die von kräftigen und beweglichen Lippen begrenzt wird. Das Pferd nimmt das Futter im Wesentlichen mit Lippen und Zunge auf. Gelegentlich werden, besonders beim Grasen oder Fressen fester Stoffe wie Rüben oder Wurzeln, die Schneidezähne eingesetzt. Pferde haben ein sehr starkes Gebiss.

Durch die große Beweglichkeit der Lippen kann das Pferd Futterteile sortieren und unschmackhafte Komponenten zurücklassen. Auf der Weide können bestimmte Pflanzen oder Pflanzenteile selektiv aufgenommen werden.

In der Maulhöhle wird das Futter zwischen den Backenzähnen, die breite Kauflächen mit Leisten und Furchen aufweisen, zermahlen.

Das Pferd kaut jeweils nur auf einer Seite, wobei periodisch gewechselt wird (pro Minute 60 bis 80 Kieferschläge). Entsprechend der Struktur und Konsistenz dauert die Aufnahme verschiedener Futtermittel unterschiedlich lange. Für ein Kilo Hafer werden etwa zehn Minuten, für ein Kilo Heu rund 40 Minuten benötigt.

Während des Kauprozesses wird das Futter relativ stark zerkleinert. Raufutter verliert weitestgehend seine Struktur.

Die Einspeichelung in der Maulhöhle ist besonders wichtig. Ein Pferd produziert am Tag ungefähr zehn bis 15 Liter Speichel. Durch die Einspeichelung werden die vom Gebiss klein zermahlenen Pflanzenpartikel mit ihren Fermenten für den Magen vorbereitet.

Der Magen des Pferdes ist mit einem Fassungsvermögen von acht (bei Ponys) bis 20 Litern relativ klein und auf eine kontinuierliche Aufnahme kleinerer Futtermengen eingestellt, obwohl alle Verdauungsorgane, so auch der Darmbereich, sehr dehnungsfähig sind. Aus dem Magen läuft der Futterbrei in den Dünndarm. In diesem rund 20 Meter langen Trakt findet der Hauptverdauungsprozess statt.

Der Dünndarm wird in Zwölffingerdarm, Leerdarm und Hüftdarm unterteilt. Im Dünndarm erfolgt der enzymatische Abbau der leicht aufschließbaren Nährstoffe (Zucker, Stärke, Eiweiß, Fett) durch Enzyme des Darmsaftes und der Bauchspeicheldrüse und anschließend die Absorption der entstehenden Spaltprodukte.

Die eigentliche Verdauung setzt beim Pferd im Dickdarm ein. Der Dickdarm besteht ebenfalls aus mehreren Darmabschnitten. Da ist zum einen der Blinddarm, der ungefähr 30 bis 40 Liter fasst, und der Grimmdarm, auch in etwa 30 bis 40 Liter fassend. Der Blinddarm und der größte Teil des großen Grimmdarms sind als Gärkammern aufzufassen, in denen, ähnlich wie in den Vormägen von Wiederkäuern, Bakterien und Einzeller vorwiegend die strukturierten Futterstoffe, die der Verdauung im Dünndarm entgangen sind, zersetzen.

Die normale Verdauung dauert ungefähr 48 Stunden. Wenn das Pferd wie von der Natur vorgesehen fast ständig frisst, muss der Motor „Magen-Darm-Trakt“ ständig in Bewegung sein. Es dürfen keine Störungen eintreten. Normalerweise äpfelt das Pferd je nach Futtermenge und -art zehn bis zwanzig Mal täglich.

Je nach Art des Futters sind die Pferdeäpfel fester oder wässriger. Bei viel Grasaufnahme hat das Pferd mehr Wasser zu sich genommen als im Stroh oder im Heu, also sind die Äpfel weniger fest.

Wenn man das Pferd beim Reiten vermehrt aufnimmt oder fordert, äpfelt es während einer Stunde fünf- bis sechsmal. Das ist eine Erregungssache beim Flucht- und einstigen Steppentier. Wenn das Pferd auf der Flucht ist, sich also vor dem vermeintlichen Feind in Bewegung setzt, dann stößt es alles ab, was überflüssig ist, um das Gewicht zu erleichtern.

Das gilt auch für ein nervöses oder erregtes Pferd. Nervosität heißt: Bereit sein zur Flucht. Angst heißt: Bereit sein zur Flucht, und auf der Flucht wird Ballast abgeworfen.

Länge und Volumen der Verdauungsorgane und Dauer der Nahrungspassage bei einem Großpferd:

Schlund: bis 1,50 m lang,	10–15 Sek. Dauer der Nahrungspassage
Magen: 15–20 l Volumen,	1–5 Std. Dauer der Nahrungspassage
Dünndarm: ca. 20 m lang, ca. 64 l Volumen,	2–6 Std. Dauer der Nahrungspassage
Blinddarm: ca. 1 m lang, ca. 30–40 l Volumen;	15–20 Std. Dauer der Nahrungspassage
Grimmdarm: 6–8 m lang, ca. 30–40 l Volumen;	18–24 Std.Dauer der Nahrungspassage
Mastdarm: 0,20–0,30 m lang;	1–2 Std. Dauer der Nahrungspassage

Futterqualität

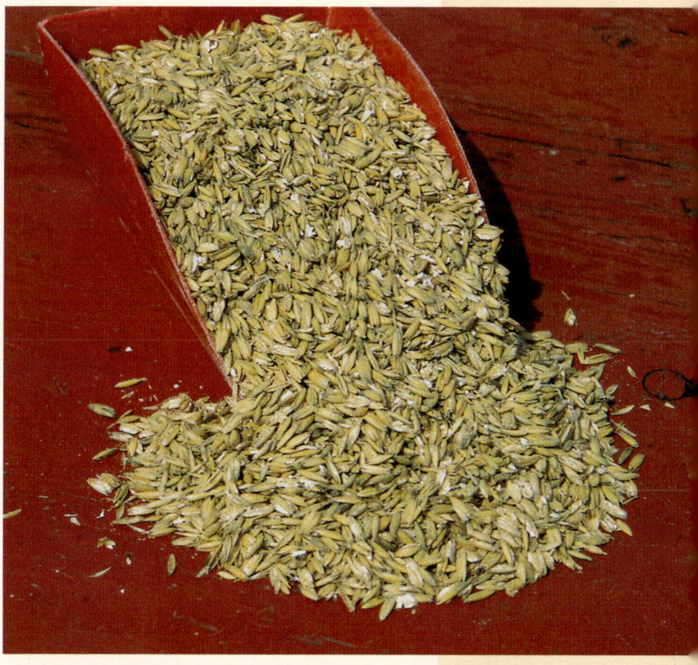

Hafer – hier Quetschhafer – bildet traditionell einen der Eckpfeiler der Pferdefütterung.

Futter muss professionell gewonnen und gelagert sein sowie einen optimalen Nährstoffgehalt haben. Heu, Grassilage oder Heulage und Hafer sind die tragenden Eckpfeiler der gesamten Pferdeernährung.

Unter allen Ackerfrüchten ist der Hafer die jüngste Getreideart. Vermutlich ist der Hafer nicht wie Weizen und Gerste aus Asien zu uns gelangt, sondern in Europa selbst als Viehfutter kultiviert worden. Aufgrund des hohen Spelzenanteils und seiner Korngröße wird er vom Pferd sehr gut gekaut und somit auch hervorragend verdaut.

Seine besonderen Fett- und Schleimstoffe wirken sich in dem sehr sensiblen und empfindlichen Verdauungstrakt des Pferdes nicht nur schonend, sondern darüber hinaus diätetisch günstig aus.

Die häufigsten Schädlinge im Getreide sind neben Ratten und Mäusen – mäusesichere Lagerung anstreben! – Käfer, insbesondere der Kornkäfer, der das Getreide Korn für Korn von innen her zerstört, Motten und Milben, Mutterkorn, wie man die einzelnen schwarzen, giftigen Körner im Getreide nennt, sowie Unkrautsamen. Wird das Futter feucht gelagert, tummeln sich bald Pilze und Bakterien darin, und schon nach etwas mehr als einem Monat ist es verdorben. Wird das Futter, und das gilt für alle Futtermittel, professionell und sauber gelagert, haben weder gefräßige Nager noch Bakterien eine Chance.

Entsprechend der Herkunft des Heus wird unterschieden zwischen Wiesen-, Klee- und Luzerne-Heu. Beim Wiesenheu wird je nach der Schnittzeit vom ersten, zweiten oder dritten Schnitt gesprochen.

Entsprechend den Trocknungsverfahren sind bodengetrocknetes, reutergetrocknetes und unter Dach getrocknetes Heu und desweiteren nach der Verarbeitungsform bei der Ernte Langheu, Pressballenheu sowie Häckselheu zu unterscheiden.

Bei Silage ist mit geringeren Nährstoffverlusten durch die Konservierung zu rechnen; zudem verursacht die Silierung von Grünfutter weniger Arbeitsaufwand als bei der Heugewinnung.

Heu, Stroh und Silage sind in der Pferdefütterung von grundlegender Bedeutung und nur begrenzt durch andere Futtermittel zu ersetzen.

Die strukturierten Futtermittel sollen das Gerüst eines lockeren, voluminösen Futterbreis abgeben, der ein Verkleben und eine Stauung des eingespeichelten Futters verhindert.

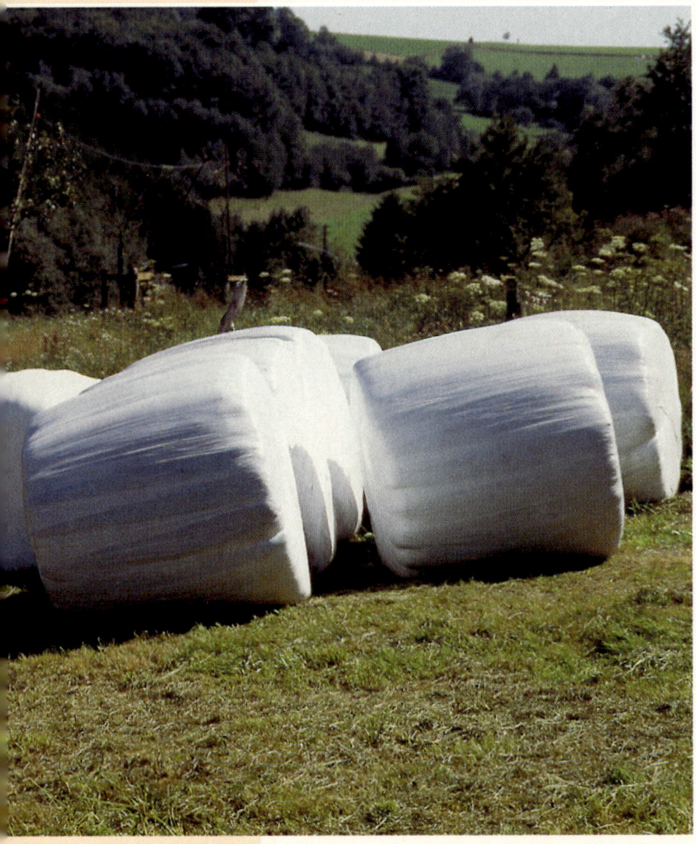

Bei der Silagegewinnung muss mit geringeren Nährstoffverlusten gerechnet werden als bei der Heuwerbung .

Feinteilige, mehlförmige Futterbestandteile verkleben im Magen, weil sie nicht genügend durchsaftet werden können. Als Folge kommt es zur Fehlgärung unter Gasbildung, also zu einer recht gefährlichen Kolik.

Bei Heulage handelt es sich um Grassilage mit höherem Trockensubstanzgehalt von mehr als 50 Prozent.

Die Konservierung erfolgt über die Milchsäuregärung. Die Milchsäurebakterien vertragen aber keinen Sauerstoff, keine Feuchtigkeit und keine hohen Temperaturen.

Geöffnete Silageballen sollen daher in der warmen Jahreszeit innerhalb von zwei Tagen verbraucht sein, bei kühlem Wetter können sie vier bis fünf Tage offen gelagert werden. Bei geeignetem Ausgangsmaterial und einwandfreiem Silierverlauf werden Silagen von Pferden bei langsamer Gewöhnung gut aufgenommen und vertragen. Verdorbene Silage oder sickersaftreiche Schichten sind für Pferde nicht zu verwenden.

Silagen mit hohem Essigsäureanteil (bei Nasssilagen) werden ungern gefressen. Das große Risiko bei der Silage ist also der Eintritt von Sauerstoff und die dadurch verursachten Fehlgärungen sowie Schimmelbefall. Beschädigte Ballen können oftmals im Ganzen nicht mehr verfüttert werden.

Zur Deckung des Rohfaserbedarfs des Pferdes muss ebenfalls Stroh angeboten werden. Am nährstoffreichsten sind Haferstroh und Leguminosenstroh. Am liebsten fressen unsere Vierbeiner allerdings das stängelreiche, harte, gut getrocknete Weizenstroh sowie Gerstenstroh.

Stroh dient in erster Linie zur Regulierung der Futteraufnahme und Beschäftigung der Pferde, aber auch zur Erhaltung der physikalischen Bedingungen im Dickdarm und zur Erreichung des mechanischen Sättigungsgefühls.Bezüglich Ernte, Lagerung und Qualität ergeben sich ähnliche Anforderungen wie beim Heu.

Nicht ausreichend getrocknetes Stroh, das in ungünstigen Jahren bei Pressballenherstellung anfällt, kann leicht schimmelig und muffig werden und zu ähnlich schweren Erkrankungen führen wie schimmeliges Heu. Bei der Beurteilung kann der Halter selber die Beschaffenheit von Stroh, Heu und Silage prüfen anhand von Farbe, Geruch und Bestandteilen von Blättern und Stängeln.

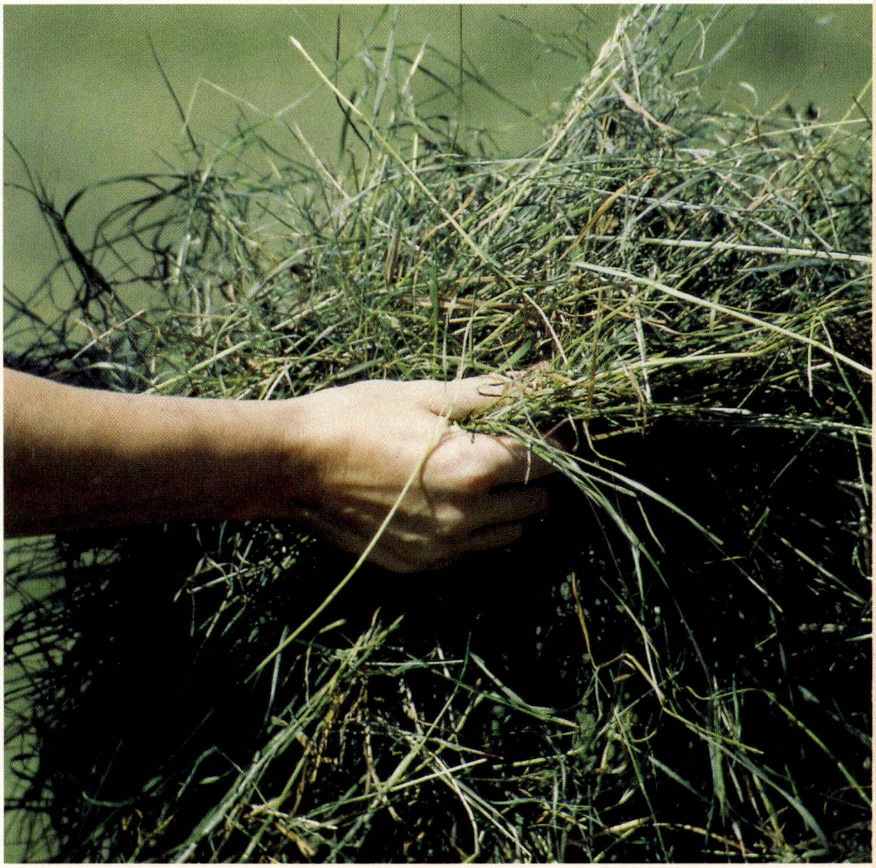

Mit der Sinnenprüfung – Geruch, Farbe, Struktur – lässt sich die Qualität von Heu beurteilen.

Ausgeblichene oder tiefbraune, muffig oder fade riechende sowie besonders sperrige Partien sind zurückzuweisen. Besonders feinblättrige und eiweißreiche Schnitte entsprechen nicht den ernährungsphysiologischen Ansprüchen.

Um das Gleichgewicht der Ernährung zu erreichen, beträgt der Raufutterbedarf (bestehend aus Heu, Stroh oder Silage) mindestens 20 Prozent der Gesamtfutterration.

Da in den vielen Ställen heute statt Heu Silage gegeben wird, die einen geringeren Rohfaseranteil hat und durch Stroh ergänzt werden muss, ist der Bedarf an Stroh entsprechend höher.

Fütterungseinrichtungen

Pferde nehmen ihr Futter mit Ausnahme von Raufutter aus Krippen oder Trögen auf. Krippen sollten ausreichend groß sein, damit das Futter in dünner Schicht verteilt werden kann. Dabei haben sich Krippen mit einer Länge von 70 Zentimeter und einer Breite von 35 Zentimeter bewährt, die allerdings nicht tiefer als 15 bis 20 Zentimeter sein sollten und am Rand wulstig, damit das Futter nicht hinausgeschoben oder -geblasen wird. Der zum Pferd liegende Krippenrand muss so geformt sein, dass beim Fressen kein spitzer Winkel zwischen Hals und

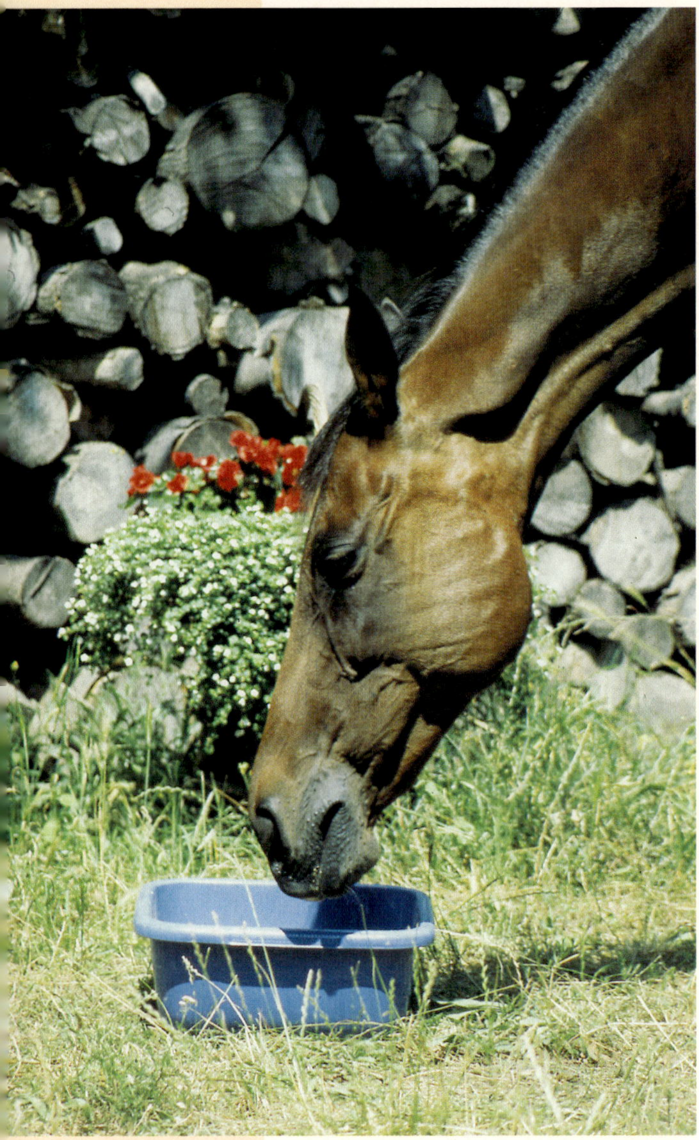

Nicht nur die Qualität des Futters, sondern auch die Hygiene spielt eine große Rolle des Pferdes.

Kopf entsteht, der den Schluckvorgang erschwert; je tiefer die Krippe angebracht ist, desto natürlicher ist die Fresshaltung des Pferdes.

Tröge können aus Ton, Stein oder Kunststoff sein. Holz eignet sich weniger, da sich in den Ritzen Futterreste festsetzen, die in Vergärung übergehen. Je flacher und je großflächiger die Krippe ist, umso besser. Das Pferd will mit den Lippen die einzelnen Körner aussuchen und mit den Lippen das Futter, das es zuerst fressen will, aussortieren. Pferde fressen schmackhafte Bestandteile zuerst.

Wenn das Pferd nicht die Möglichkeit des Sortierens hat, packt es das Futter und wirft es daneben. Ist die Krippe großflächig, wirft es weniger hinaus. Früher hatte man Futtertröge, die lang und groß waren, und darin konnten die Pferde das Futter hin- und hersortieren. Wichtig für die Gesunderhaltung ist die Reinigung der Krippe vor jeder Fütterung. Es dürfen keine alten Futterreste darin sein.

Der Grund dafür ist, dass sich abgestandenes Futter in der Krippe innerhalb von wenigen Stunden verändert. Es genügt, die Krippe mechanisch zu reinigen – nicht etwa mit Wasser und Seife – und liegen gebliebenes Futter zu entfernen. Die durch Einspeichelung festgeklebte Schicht sollte einmal wöchentlich mit einem Messer oder ähnlichem Gegenstand abgekratzt und der Trog anschließend mit einem feuchten Schwamm ausgewischt werden. Futterreste sind ein Nährboden für alle möglichen Bakterien und Pilze, und diese Bakterien gehen sofort in das frische Futter über.

Häufige Fütterungsfehler

Da das Pferd aufgrund des geringen Magenvolumens nur kleine Mengen zu sich nehmen kann und fast ständig fressen muss, ist es untragbar, wenn Betriebe nur einmal am Tag Strukturfutter, also Heu oder Silage, geben.

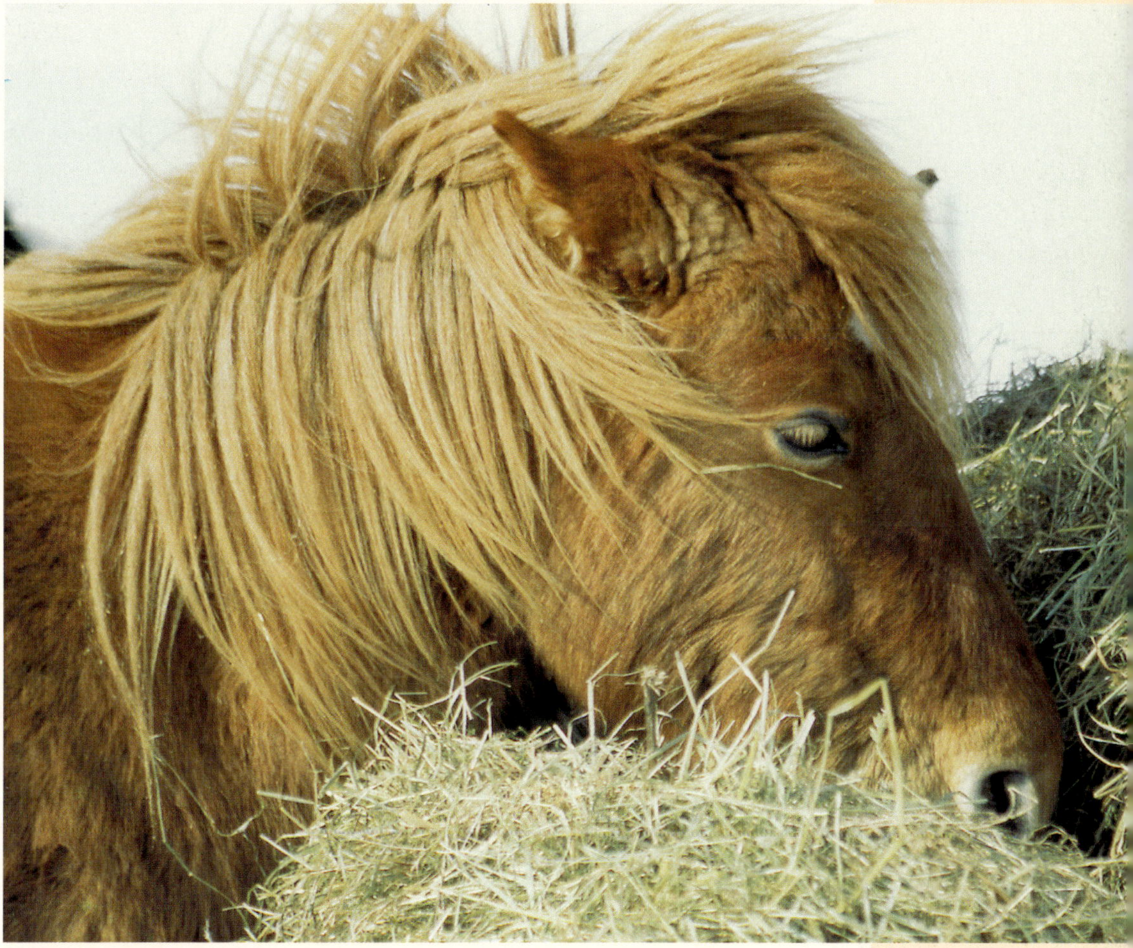

Grundlage jeder Fütterung ist Raufutter bester Qualität.

Pferde müssen mindestens zwei- bis dreimal täglich Strukturfutter bekommen, und auch das Kraftfutter sollte in kleine Portionen aufgeteilt werden.

Die Menge steht immer im Verhältnis zum Bewegungsangebot. Wenn man viel füttert und das Pferd wenig bewegt, wird es fett. Ein Pferd braucht mindestens eineinhalb Stunden Bewegung täglich – das ist das absolute Minimum. Zehn Minuten in der Halle laufen lassen reicht nicht! Paddock-, Weideauslauf, im Sommer und Winter, natürlich zusätzlich zum Training, ist erforderlich. Ställe oder Betriebe, die solche Bewegungsmöglichkeiten nicht anbieten, sollten Sie gar nicht in die nähere Auswahl ziehen.

Wichtig ist ebenfalls die Fütterungstechnik. Am günstigsten für die Vorstufe der Sekretion und der Aufschlüsselung von Nährstoffen ist es, wenn das Pferd mit dem Raufutter beginnt.

Das bedeutet: Die Heu- oder Silagegabe ist vor dem Kraftfutter zu reichen! Das Pferd soll mindestens zehn bis 15 Minuten lang Heu fressen, und erst dann soll das Kraftfutter gegeben werden. Haben Sie ein Pferd, das ohnehin leicht dick wird, dann sollten Sie auch das Raufutter reduzieren. Wichtig ist, dass ausreichend Rohfaser, Mineralien und Vitamine angeboten werden. Bei der Zusammenstellung der passenden Ration müssen Alter, Leistung und individuelle Futterverwertung berücksichtigt werden. Zu den Energie liefernden Stoffen zählen Kohlenhydrate, Fette und auch Eiweiße.

Industriell hergestellte Mischfuttermittel tragen Angaben zu Nährwert und Inhaltsstoffen auf der Verpackung. Auch wenn Sie Ihr Pferd in einem Betrieb eingestellt haben, sollten Sie sich darüber informieren, was es bei einer bestimmten Belastung braucht und frisst und wie es gefüttert wird, um bei auftretenden Problemen beurteilen zu können, ob die Fütterung eine der Ursachen sein kann. Es gibt Angebote über Vorträge durch Fütterungsspezialisten. Sie erfahren Termine und Veranstaltungsorte bei Ihrem Bezirks- oder Landesverband der VFD oder FN. Leider besteht heute die Tendenz, die Verwendung rohfaserreicher Futtermittel möglichst einzuschränken wegen der schwierigen Beschaffung von Raufutter guter Qualität sowie des hohen Raumbedarfs für die Lagerung. Das Raufutter übt jedoch eine regulierende Wirkung auf die Geschwindigkeit der Nahrungsaufnahme aus und zwingt die Pferde zu intensiver Kautätigkeit und Speichelproduktion.

Bei einer ungenügenden Aufnahme von Struktur- und Ballaststoffen nehmen die Risiken für verschiedene Störungen zu:

- Durch unvollkommene Kautätigkeit können sich Haken an den Backenzähnen bilden,
- eine geringe Speichelproduktion kann zu Schlundverstopfungen oder Fehlgärungen im Magen führen,
- fehlende Rohfaser im Dickdarm verursacht Koliken und chronische Blinddarmschäden,
- die ungenügende Beschäftigung und mechanische Sättigung kann zu Untugenden führen wie Benagen der Krippen und Stallwände oder zur übermäßigen Aufnahme von Einstreu.

Futtermengen für Großpferde

Ein Großpferd braucht zunächst rund sechs bis sieben Kilogramm Heu oder die entsprechende Menge Silage. Grundsätzlich wird nach Gewicht eines Futtermittels bemessen, nicht etwa nach dem Volumen!

Silage hat den Vorteil, dass das geerntete Gras konserviert und sein Nährwert optimal gehalten wird. Silage hat aber auch viele Nachteile. Immer wieder kommt es zu tödlichen Fällen von Botulismus, verursacht durch Bakterien im Futter, die äußerst giftige Toxine produzieren.

Wenn beispielsweise nur eine kleine tote Maus in einem Silageballen eingebunden wurde oder irgendein anderer Tierkadaver, besteht die Gefahr des Botulismus. Die Pferde bekommen Fieber und können innerhalb von drei Tagen tot sein.

In den meisten Fällen stellt der Tierarzt eine Viruserkrankung fest. Botulismus, im eigentlichen Sinne eine bakterielle Lebensmittelvergiftung, wird leider oft nicht erkannt.

Die Heugewinnung ist stark wetterabhängig, und daher geht man mehr und mehr davon ab. Wenn es regnet und das Heu nass wird, werden die Nährstoffe hinausgespült, die Trocknung verzögert sich, die Heuqualität leidet. Grassilage braucht nur zwei Tage anzutrocknen und kann konserviert werden. Die Nährstoffe bleiben erhalten. Silage ist zwar ein zweckmäßiges und brauchbares Pferdefutter, aber nicht das optimale.

Ferner braucht das regelmäßig beanspruchte Pferd Kraftfutter in Form von Getreide, Pellets oder Müsli, mit dem es seinen Energie- und Eiweißbedarf deckt. Eiweiß ist nötig zur Anregung des Stoffwechsels.

Wichtig ist die ausreichende Versorgung mit Mineralstoffen und Spurenelementen, die durch die Basisfütterung oftmals nicht erreicht wird. Das Pferd braucht zum Beispiel Phosphor, Magnesium, Kalium, Chlor, Natrium und Zink. Bei einem Mangel an Kalzium oder Phosphor oder einem Missverhältnis dieser Stoffe wird bei jungen Pferden das Skelett ungenügend versorgt. Die Knochen können ihre eigentliche Stützfunktion nicht ausreichend erfüllen. Das kann bis zu Knochenauftreibungen und schließlich zu Knochenverbiegungen führen.

Demineralisierungen sind aber nicht allein durch eine ungenügende Mineralstoff- oder Vitamin-D-Versorgung möglich, sondern bis zu einem gewissen Grade auch durch Bewegungsmangel und die damit verbundene ungenügende Durchblutung.

Der Bedarf an Kalzium ist besonders bei Fohlen sehr hoch. Die Versorgung des Pferdes mit Kalzium ist bei konventionellen Rationen von Heu und Hafer oft nicht ausreichend, es sei denn, es handelt sich um Leguminosenheu (Klee, Luzerne). Magnesium ist für die Funktion vieler Enzyme im Nerven- und Muskelgewebe wichtig.

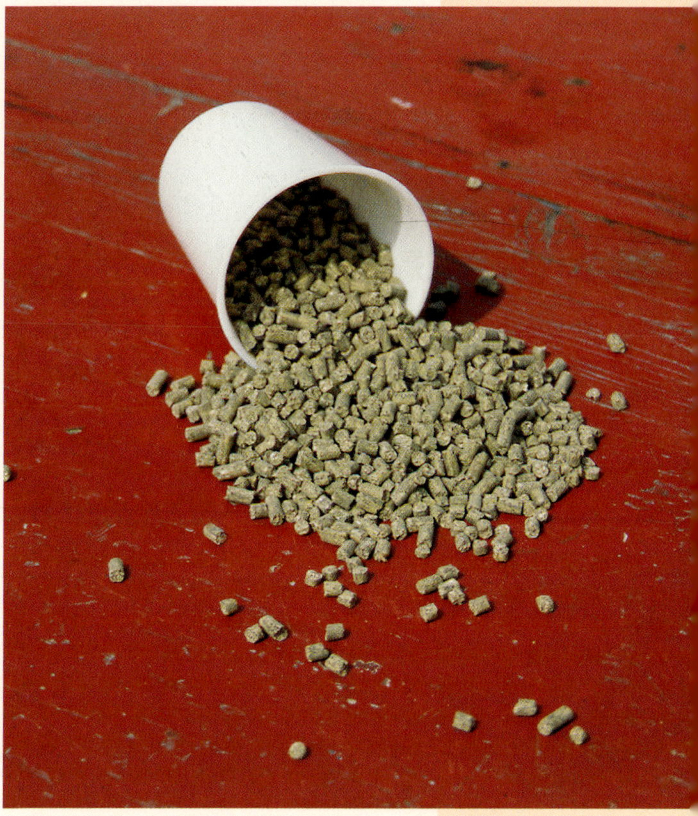

Enthält die Futterration nicht genügend Mineralstoffe, kann ein Zusatzfuttermittel eingesetzt werden.

Bei den Spurenelementen sind vor allem Eisen und Kupfer für die Bildung der roten Blutkörperchen und Blutgefäße zu nennen.

Ein normales Reitpferd braucht je nach seiner Beanspruchung bis zu fünf Kilogramm Kraftfutter am Tag, verteilt auf mindestens drei Mahlzeiten. Ein Pferd, das 22 Stunden in der Box steht, braucht weniger als ein Pferd, das sich im Offenstall ständig bewegt und auch mehr Energie aufwenden muss, um seine Körperwärme zu halten.

Zudem ist auch jedes Pferd unterschiedlich zu bewerten, weil die Futterverwertung nicht nur typabhängig, sondern auch individuell unterschiedlich ist. Ein temperamentvoller Vollblüter bewegt sich mehr als ein Oldenburger oder ein Holsteiner, der ruhig in der Box steht und vor sich hinträumt. Wenn man dem Ruhigen zu viel Energie füttert, wird die Energie in Fett umgesetzt.

Mineralstoffe und Spurenelemente sind zwingend notwendig. Sie können über konzentrierte Ergänzungsfuttermittel der Ration zugefügt werden, soweit sie nicht bereits im Mischfutter enthalten sind (Sackanhänger beachten!). Zur Getreidefütterung gehört immer auch ein entsprechendes Mineralergänzungsfutter. Man kann Pferden die fehlenden Anteile auch in Form von Lecksteinen zuführen. Da gibt es Salzlecksteine, die nur Natriumchlorid enthalten, und verschiedene Mineralleckstein oder Schalen, die Mineralstoffe und Spurenelemente bieten.

Fütterung von Ponys

Ein Pony, das geritten wird, braucht außer Heu oder Silage auch Kraftfutter, jedoch entsprechend weniger und möglicherweise eine andere Sorte. Die Menge ist grundsätzlich abhängig vom Typ des Ponys oder Kleinpferdes. Ein Pony, das nur auf der Weide gehalten und gelegentlich spazieren geritten

Pony ist nicht gleich Pony: Turnierpferde brauchen mehr Futter als Freizeitpferde.

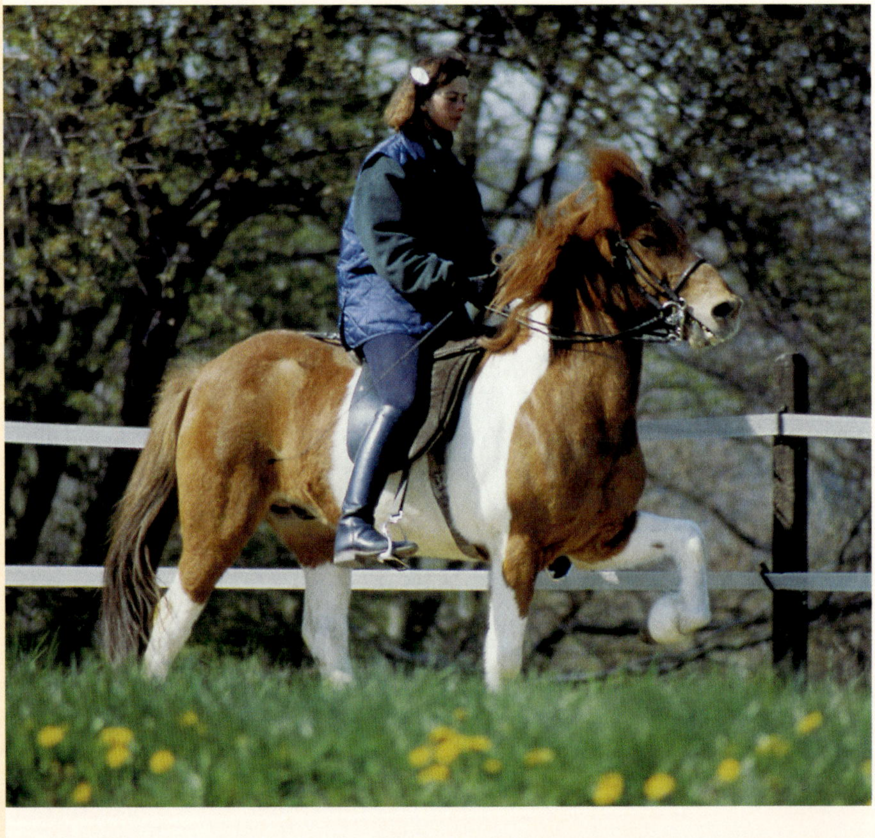

wird, braucht kein Kraftfutter. Tatsächlich sind die Weiden meist zu gut, und die Ponys fressen zu viel, wenn man den Weidegang nicht einschränkt.

Das wichtigste Basisfutter auch und gerade für Ponys ist Heu.

Das Pony, das viel Auslauf hat und regelmäßig gearbeitet wird, bekommt je nach Gewicht und Typ zwischen zwei und fünf Kilogramm Heu oder die entsprechend kleinere Menge Silage und je nach Leistung Kraftfutter. Wichtig ist natürlich auch hier ein Mineralergänzungsfutter zur Raufutterbasis.

Fütterung eines kranken Pferdes

Besser wäre zu sagen: „Fütterung eines ruhenden Pferdes". Wenn es wegen Erkrankungen am Bewegungsapparat stehen muss, müssen natürlich Futtermenge und Futterqualität verändert werden.

Bei der Heu- oder Silagemenge müssen keine großen Einschränkungen vorgenommen werden. Kraftfutter darf, wenn überhaupt, nur wenig gefüttert werden (denken Sie jedoch an eine Mineralergänzung). Mit dieser reduzierten Fütterung kann das Pferd über Wochen gehalten werden.

Bei einer Kolik sollte das Pferd nach Absprache mit dem Tierarzt 48 Stunden fasten. Anschließend ist es wichtig, dass man geringe Mengen Heu gibt. Die 48 Stunden sind wichtig, um die Art der Kolik und die Verlaufsform zu erkennen.

Der Name „Kolik" ist ein Sammelbegriff für die verschiedensten, durch Unruhe und Schmerzen gekennzeichneten Erkrankungen im Bauchbereich. Die Ursachen einer Kolik sind sehr unterschiedlich. Häufig kann die eigentliche Ursache nicht geklärt werden. Witterungseinflüsse, Haltungs- und Fütterungsfehler, ja selbst Zahnerkrankungen, ausschließliche Fütterung mit Pellets, mangelnde Bewegung, übermäßige Beanspruchung, Befall mit Darmparasiten und anderes mehr kommen in Betracht. Die ersten Symptome beim Einsetzen einer Kolik sind ebenfalls sehr unterschiedlich. Während in einigen Fällen starke Unruhe, Scheuern, Kratzen, rücksichtsloses Niederwerfen und Schweißausbruch beobachtet werden, sieht man in anderen Fällen, dass das Pferd plötzlich das Futter verweigert, sich hinlegt und mäßig Unruheerscheinungen zeigt, indem es nach dem Wiederaufstehen mit den Vorderbeinen scharrt.

Dementsprechend unterscheidet man heftige und ruhige Koliken. Je weiter die Ursache der Kolik in den vorderen Darmabschnitten (Magen, Dünndarm) liegt, desto stärker sind die Kolikerscheinungen. Liegen die Ursachen in den hinteren Darmabschnitten (Blinddarm, Grimmdarm), ist oft nur mäßige Unruhe festzustellen. Hochgradige Kolikerscheinungen findet man auch bei Verdrehungen und Einschiebung (Invagination) des Darmes und bei Aufgasungen. Kotabsatz ist häufig anfangs noch vorhanden, später nicht mehr. Während anfangs beim Abhorchen der Bauchwand oft überlaute Darmbewegungen festgestellt werden, kommt in anderen Fällen die Darmbewegung vollkommen zum Erliegen.

Fazit: Trotz Kotabsatz und starker Darmgeräusche kann eine Kolik vorliegen. Ist jedoch eine Darmbewegung

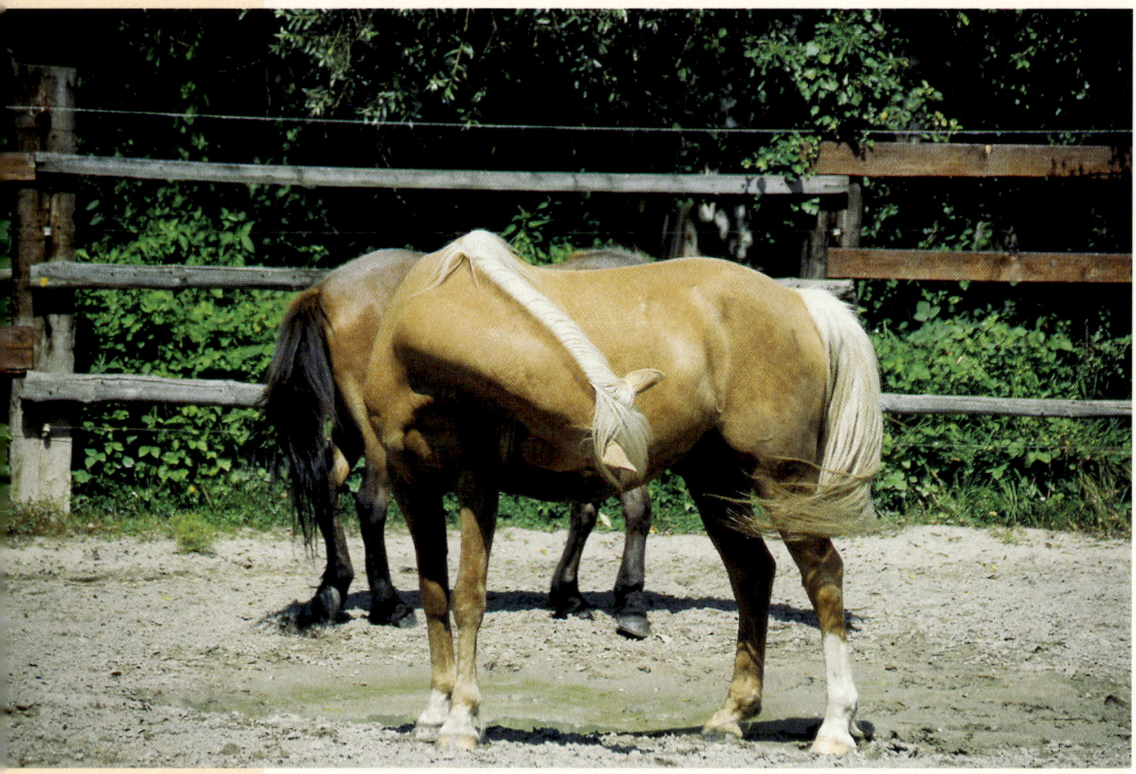

Koliken – ein typisches Anzeichen ist das Umsehen nach dem Bauch – werden oft durch Fütterungsfehler verursacht.

durch Behorchen der Bauchwand nicht mehr festzustellen, hat das im Allgemeinen eine ungünstige Prognose.

Die häufigsten Koliken beim Pferd sind Verstopfungskoliken, deren Ursachen meist in der Verabreichung von verdorbenem Futter liegen. Muffiger Hafer, verschimmeltes Heu, verdorbene Silage, verschimmelte Fertigfuttermittel und Brot sind geradezu geeignet, Koliken hervorzurufen.

Verstopfungen des Blinddarmes kommen am häufigsten bei älteren Pferden vor.

Sandkoliken mit Ansammlung von großen Sandmassen im Blinddarm und Grimmdarm gehören zu den Seltenheiten, seit allgemein bekannt ist, dass Mohrrüben und andere Hackfrüchte vor dem Verfüttern gewaschen werden müssen. Sie sind allerdings noch dort festzustellen, wo Pferde auf ungeeigneten oder abgegrasten Weiden infolge Mineralstoffmangels beginnen, Sand zu fressen.

Die Prognose dieser Sandkoliken ist nicht immer günstig, dagegen kann bei rechtzeitig behandelten Verstopfungskoliken in fast allen Fällen geholfen werden.

Eine Kolik wird häufig dadurch kompliziert, dass es im Magen- und Darmtrakt zur Gasbildung kommt. Diese Gasbildung kann verschiedene Ursachen haben, sei es welkes und erhitztes Grünfutter, sei es Futterumstellung.

Die schnell einsetzende Gasbildung überdehnt den Darm und die Darmbewegungen kommen zum Erliegen.

Das Gas kann auf natürlichem Wege nicht mehr entweichen. Kommt es zur weiteren Gasbildung, kann der Kreislauf zusammenbrechen.

Die Behandlung muss schnell erfolgen, die Schmerzen sind sehr stark, und bei Kreislaufversagen kann es zum Tode kommen. Futterumstellungen sollen daher nur langsam vorgenommen werden.

Da Gaskoliken häufig auch Darmverlagerungen und Darmverschlingungen zur Folge haben, muss die Behandlung von einem erfahrenen Tierarzt vorgenommen werden. Darmverlagerungen oder -verschlingungen können meist nur in der Klinik operativ behoben werden.

So genannte rheumatische Koliken treten bei manchen Pferden bei Wetterumschlägen auf. Manche Pferde sind geradezu prädestiniert hierfür.

Der Verlauf ist zwar heftig, aber nach etwa einer halben Stunde tritt meist wieder eine Beruhigung ein.

Trotzdem sind auch diese Koliken ernst zu nehmen. Häufig gehen sie mit einer hochgradigen Verwurmung einher.

Es kann sein, dass die automatischen Zentren der Darmwand nicht mehr richtig funktionieren, es zu krampfhafter Zusammenziehung des Darms kommt, woraus wiederum entweder Darmverschlingungen oder hartnäckige Verstopfungen entstehen können.

Grundsätzlich kann gesagt werden, dass Heu als Fütterung für kranke Pferde, allerdings in sehr geringen Mengen, wohl von Bedeutung ist, weil die Pferde das Heu am besten kauen und dadurch Speichel produzieren, der wiederum die Verdauung fördert.

Wenn sie jetzt gar nicht kauen, haben sie keinen Speichel und der Darm trocknet aus. Es kommt zu einer Darmatonie.

Wenn dann plötzlich wieder Futter angeboten wird, ist der Darm nicht darauf eingestellt. Daher ist nach einer längeren Hungerphase immer erst mit Heu zu beginnen.

Bei einem kranken oder wieder genesenen Pferd ist grundsätzlich Heu zu füttern, weil in der Silage der Proteingehalt in der Regel höher ist als im Heu.

Zufütterung bei Weidepferden

Hier muss zunächst die Qualität der Weide untersucht werden. Das Grünfutter von Wiesen und Weiden wird in seiner Nährstoffzusammensetzung und auch in seinem Geschmackswert in hohem Maße von der botanischen Zusammensetzung der Grünlandvegetation sowie von Klima, Boden und Düngung des Grünlandes beeinflusst. Die Zufütterung ist also weideabhängig, was sowohl die Zusammensetzung der Gräser betrifft als auch ihre Höhe.

Die Gräser sind zu unterteilen in wertvolle bis brauchbare Arten einerseits und minderwertige Gräser andererseits. Will man den Futterwert genau berechnen, muss man eine Analyse der Pferdeweide erstellen lassen.

Dennoch können Sie sich durchaus selbst einen Eindruck von der Weidequalität verschaffen, indem Sie sich die Pflanzenzusammensetzung ansehen.

Die Grasnarbe besteht aus Ober- und Untergräsern sowie Kräutern. Die Obergräser zeichnen sich durch ihre Wuchsform, hohe Blütenstände mit relativ geringem Blattanteil, aus, während die Untergräser mehr vegetative Organe, also weniger Halme und mehr Blätter bilden. Die Untergräser besitzen somit einen geringeren Rohfasergehalt und eine höhere Verdaulichkeit. Zu den minderwertigen Gräsern zählen Rasenschmiele, Pfeifengras, Borstgras, Schilfrohr, Binsen und Simsen. Diese Arten haben infolge ihres hohen Rohfaser- und geringen Mineralstoffgehaltes kaum Futterwert. Weiden mit kleeartigen Pflanzen sind reich an Eiweiß, Kalzium und Magnesium, also sehr nahrhaft – Vorsicht mit eiweißhaltiger Zufütterung! Nicht selten kommt es vor, dass unter den Kräutern auch unerwünschte Kräuter sind wie Klettenlabkraut, Heidekraut oder Krauser Ampfer, die vom Pferd nicht gefressen werden, oder solche, die direkt giftig sind, wie etwa Hahnenfuß oder manche Wiesenblumen. Auch bei Gehölzen in Reichweite der Pferde ist Vorsicht geboten. Giftig sind beispielsweise Buchsbaum, Thuja, Eibe, Goldregen oder Robinie.

Giftpflanzen werden im Allgemeinen von den Weidetieren gemieden. Durch Trocknung bei der Heuernte

Die Beschaffenheit des Aufwuchses entscheidet über die Notwendigkeit einer Zufütterung.

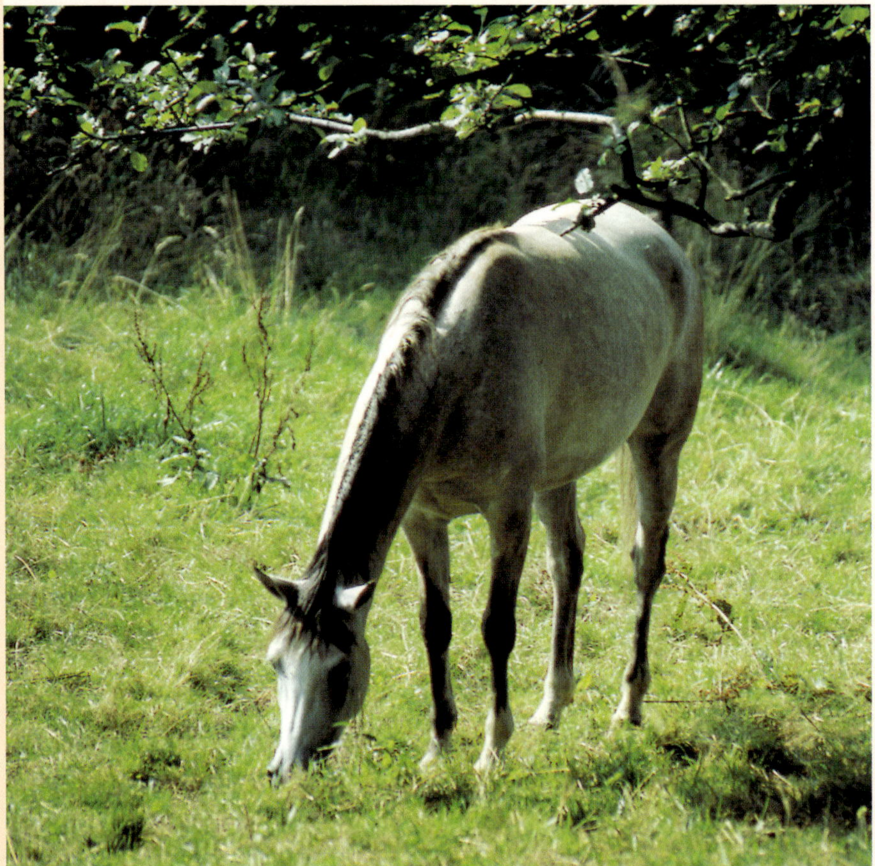

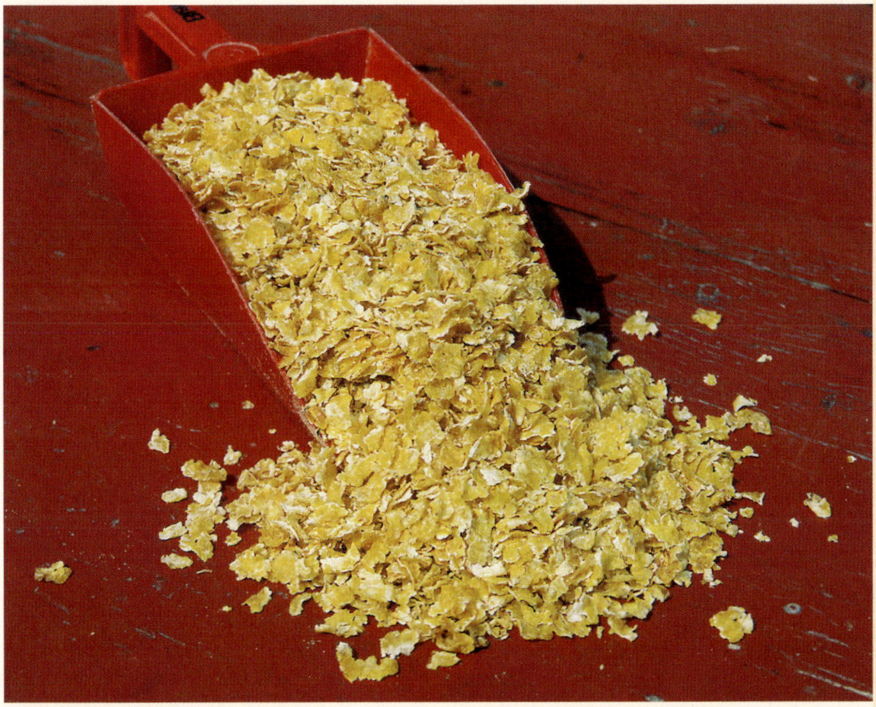

Maisflocken sind energiereicher und dabei eiweißärmer als Hafer.

verlieren diese mit einigen Ausnahmen ihre Giftigkeit, leider aber auch ihre Erkennbarkeit für Pferde.

Der Geschmackswert der Grünlandpflanzen hängt von Art, Sorte, Düngung, Boden und Häufigkeit im Bestand ab.

Nach neuesten Untersuchungen werden vom Pferd die relativ halmreichen Gräser besonders bevorzugt wie Deutsches Weidelgras, Lieschgras, Knaulgras, Wiesenschwingel, während Rotes Straußgras, Rotschwingel oder die Trespenarten und Quecken nur einen geringen Geschmackswert besitzen. Will man den Pflanzenbestand genau prüfen lassen, kann man sich an die Landwirtschaftskammern oder an Futtermittelinstitute wenden, die eine Analyse erstellen oder Ihnen mit Adressen weiterhelfen können.

Eiweißüberschuss und seine Folgen

Ein junges Pferd braucht bis zum dritten oder vierten Lebensjahr mehr Eiweiß als ein älteres. Fohlen benötigen 15 bis 16 Prozent, junge Pferde bis etwa zum vierten Jahr zwölf bis 14 Prozent Protein, ältere Pferde dann nur noch neun bis zehn Prozent.

Im Weidegras, in der Silage, im Kraftfutter, überall ist Protein enthalten. Bei Mischfuttermitteln gibt der Hersteller die Inhaltstoffe und Mengen auf der Verpackung bekannt. Es gibt außerdem eine Futtermittelverordnung. Die Industriebetriebe werden also kontrolliert. Sie können heute davon ausgehen, dass das, was auf der Futtermittelverpackung steht, stimmen muss. Zwischen den Mischfuttern jedoch gibt es Unterschiede.

Proteinreiche Kraftfuttermittel mit 14 Prozent sind ebenso erhältlich wie proteinarme mit neun Prozent. Und da haben wir schon den Gesamtproteinbedarf eines normal ausgewachsenen Reitpferdes, nämlich mit neun bis zehn Prozent. Eine gute Silage hat ungefähr 14 Prozent, Heu rund zehn bis zwölf Prozent Protein je nach Qualität. Stroh enthält praktisch kein Eiweiß. Hafer, Gerste und Mais zeichnen sich durch einen hohen Gehalt an Kohlehydraten und mittlere Eiweißmengen aus. Der Rohfaseranteil ist bei den Spelzgetreidearten (Hafer zehn Prozent und Gerste fünf Prozent) im Vergleich zu anderen Getreidearten relativ hoch.

Leider erhalten die meisten Pferde heute zu viel Eiweiß. Hufrehe wird häufig gefördert durch eiweißhaltiges Weidegras bei mangelnder Rohfaser oder durch eine allzu kohlehydratreiche Fütterung. An Hufrehe erkrankte Pferde leiden unter starken Schmerzen in den Hufen und können nicht mehr laufen. Zu Anfang wird das Pferd bewegungsträge, weil es eben beginnende Schmerzen hat. Es zeichnet sich außerdem aus durch einen aufgequollenen Körper. Die Augenjochbeinhöhlen sind etwas vorstehend, und das Pferd bewegt sich kaum. Ein weiteres Alarmzeichen ist es, wenn das Tier nicht auf harten Boden treten will, weil es weiß, dass dort die Schmerzen einsetzen.

Übergewichtige Pferde, Ponys und Kleinpferde im Robusttyp sind ganz besonders gefährdet. Um hier das Risiko zu minimieren, sollten Ponys nur eingeschränkten Weidegang und stets Raufutter erhalten. Fütterungsbedingte Hufrehe ist vermeidbar! Ihr Auftreten deutet auf Haltungsfehler hin. Es ist jedem Pferdebesitzer dringend anzuraten, sich über die Fütterung seines Pferdes, die Art und Qualität der Futtermittel Gedanken zu machen.

In jedem Haushalt fällt altes Brot an. Darf es verfüttert werden?

Brot kann prinzipiell verfüttert werden, bei einem hohen Weizenanteil wie im Weißbrot oder Toastbrot jedoch nur in geringen Mengen. Brot muss gut getrocknet sein, weil das Pferd das getrocknete Brot wieder einspeicheln muss. Die in frischem Weizenbrot vorhandenen Klebereiweiße können das Blutgefäßsystem des Pferdes schädigen, vor allem aber kann eine zu große Menge kohlenhydratreichen Brotes der Auslöser für eine Hufrehe sein!

Wasser

Bei kaum einer anderen Tierart ist die ausreichende Wasserversorgung für die Gesundheit und Leistungsfähigkeit so wichtig wie beim Pferd. Der Wasserbedarf des Pferdes lässt sich nicht pauschal angeben. Er hängt einerseits von den Wasserverlusten des Körpers über Niere, Darm, Haut und Lunge ab, andererseits auch von der Wassermenge, die gleichzeitig mit dem Futter aufgenommen wird. Der Wasserbedarf eines Fohlens liegt bei 20 bis 25 Litern täglich, bei einem Großpferd mit leichter Arbeit bei rund 30 Litern, auch im Winter auf der Weide. An-

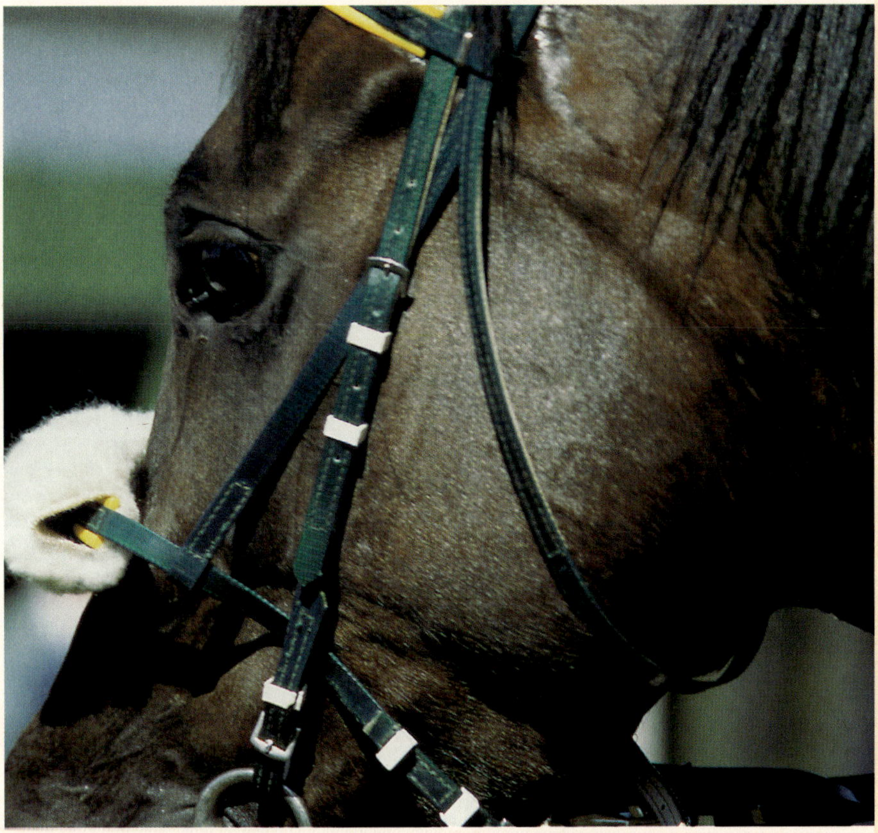

Pferde im Hochleistungssport haben einen hohen Bedarf an Wasser und Elektrolyten.

sonsten treten schwere Gesundheitsschäden wie Nierenerkrankungen oder Schädigungen des Verdauungssystems und natürlich Leistungsschwäche auf.

Über die Nieren müssen die Stoffe, die im Stoffwechsel nicht mehr verwertet werden können, wie Eiweißabbauprodukte, oder solche, die im Überfluss aufgenommen wurden, wie Kalium, Kalzium oder Natrium, in gelöster Form aus dem Körper ausgeschleust werden.

Die Harnmenge beträgt bei Stallfütterung etwa 40 bis 50 Prozent der aufgenommenen Wassermenge. Bei raufutterreichen Rationen, ebenso wie bei stärkeren Schweißverlusten, kann der Anteil bis auf 20 Prozent zurückgehen. Auch über den Darm wird Wasser ausgeschieden; der Wasseranteil im Kot liegt bei 75 bis 80 Prozent. Bei Kotmengen von zehn bis 20 Kilogramm pro Tag werden somit sieben bis 15 Kilogramm Wasser ausgeschieden. Je rohfaserreicher das Futter, umso größer ist die abgesetzte Kotmenge und umso höher ist der Wasserbedarf.

Durchfällen ist erhöhte Aufmerksamkeit zu widmen, da die Wasserverluste über den Darm derart zunehmen, dass das entstehende Flüssigkeitsdefizit in Verbindung mit Elektrolytmangel zu schweren Kreislaufbelastungen führen kann.

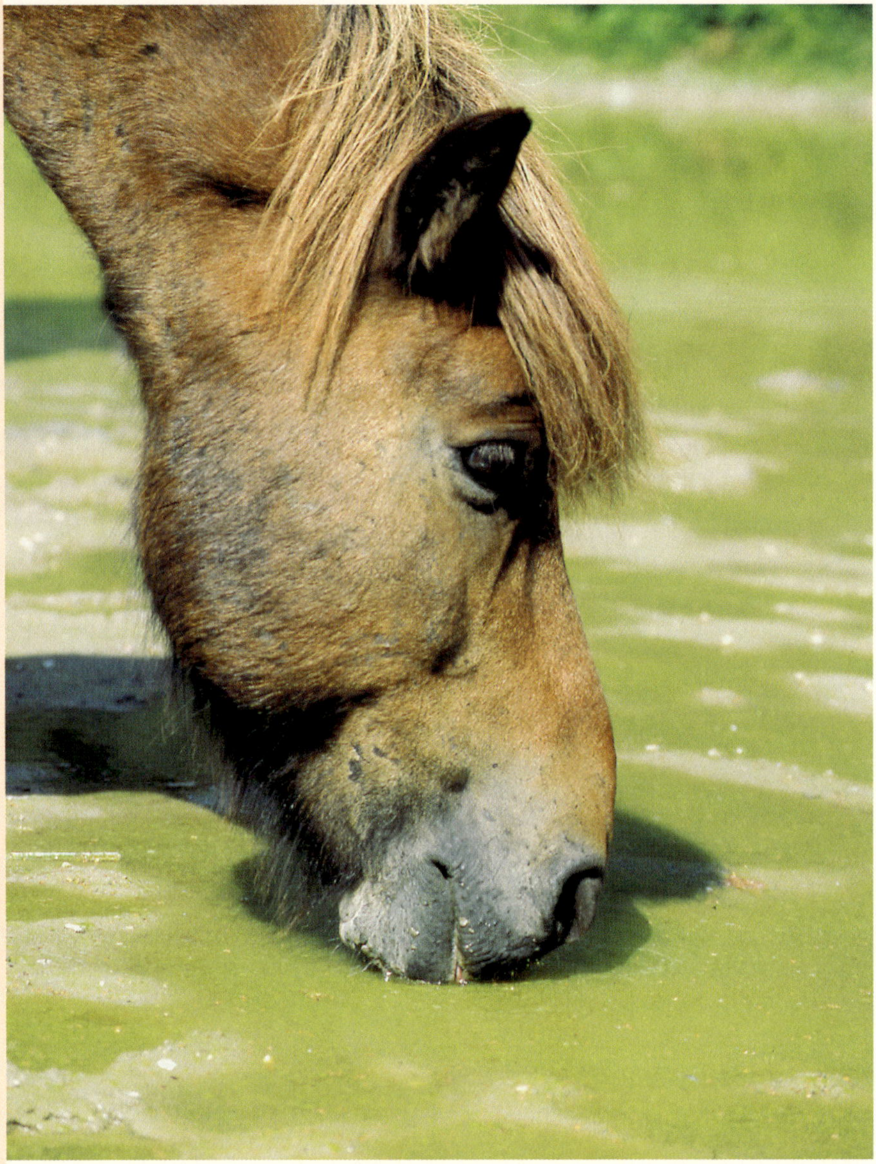

Schmuddelkinder: So mancher Vierbeiner zieht eine trübe Brühe dem sauberen Tränkwasser vor.

Große Mengen Wasser können auch über die Haut (Schweißdrüsen) und in geringen Mengen über die Lungen den Körper verlassen. Das Pferd reguliert den Wärmehaushalt vorwiegend durch die Schweißbildung: Durch Verdampfen von Schweiß wird an der Körperoberfläche Verdunstungskälte gebildet. Bei starker Anstrengung, dickem Winterfell oder hohen Temperaturen produziert das Pferd erhebliche Schweißmengen. Das können bis zu 20 Kilogramm innerhalb weniger Stunden sein. Dieser Flüssigkeitsverlust muss wieder ausgeglichen werden.

Bei Wassermangel wird zunächst das Wasser aus dem Darmkanal herangezogen. Die Folgen sind eine Eindickung des Darminhaltes und erhöhtes Kolikrisiko. Außerdem führt Wassermangel bei allen Pferden schnell zu einem Leistungsabfall infolge der Bluteindickung und Überwärmung.

Die Aufnahme von Wasser erfolgt teilweise schon durch wasserreiche Futtermittel wie junges Weidegras, Nasssilage, Rüben oder Möhren. Bei zu viel wasserreichen Futtermitteln ist allerdings auch vermehrte Harnbildung und frühzeitiges Schwitzen zu beobachten.

Besonders nach den Fütterungszeiten wird Wasser aufgenommen. Über Nacht ist die Wasseraufnahme relativ gering.

Noch ein Wort zur Qualität des Wassers: Es soll stets frisch ohne Beigeschmack und von mittlerer Temperatur sein. Sofern es aus einer zentralen Wasserleitung kommt, ist wohl an der Qualität nichts auszusetzen, allerdings lehnen die meisten Pferde einen starken Chlorgeschmack ab. Durch Jauche oder Fäkalien verunreinigtes Trinkwasser kann zu bakteriellen Infekten (Salmonellen) führen.

Heute erfolgt in fast allen Reitbetrieben und Ställen die Wasserversorgung über Selbsttränken, in den wenigsten Fällen noch durch Eimertränken. Bei Selbsttränken können die Pferde ihren Wasserbedarf entsprechend ihen Bedürfnissen selber decken. Damit die Pferde die Tränken nicht durch Futterreste zu stark verunreinigen, ist die Tränke möglichst gegenüber der Futterkrippe anzubringen. Das entbindet nicht davon, die Tränke täglich auf Funktionsfähigkeit und Verunreinigungen zu überprüfen. Die Tränke sollte ebenso wie die Krippe täglich ausgewischt und zweimal pro Woche gründlich gereinigt werden, um eine Keimvermehrung durch Zersetzung von Futterresten zu vermeiden.

Nur in wenigen, kleinen Pferdehaltungen ist teilweise noch das Eimertränken üblich. Das geschieht möglichst nach dem Heu und vor dem Kraftfutter, dreimal täglich, an heißen Tagen oder nach größeren Anstrengungen auch häufiger. Allerdings sollten stark erhitzte Pferde nicht unmittelbar nach der Arbeit große Mengen kalten Wassers aufnehmen, um eine Magenschleimhautreizung (Wasserkolik) zu vermeiden. Um zu schnelles Trinken zu verhindern, legt man ein paar Hände Stroh oder Heu auf die Wasseroberfläche.

Für Offenställe, Kaltställe und Ausläufe eignen sich handelsübliche beheizbare Tränken, die im Winter nicht einfrieren. Kübel können bei Frost mit lauwarmem Wasser gefüllt werden.

Auf abgelegener Weide ist es besonders schwierig und oft auch sehr mühsam, den Pferden Wasser in ausreichender Menge und Qualität zuzuführen. Natürliche Quellen oder Bäche können belastet oder verunreinigt sein. Hier empfiehlt es sich, eine Wasseranalyse erstellen zu lassen. Im Sommer muss das Wasser in Kübeln und Wannen täglich erneuert werden. Am besten fährt ein Wassertankwagen zu den Wannen und füllt diese auf, nachdem sie vorher von Grünspan und fauligen Blättern gereinigt wurden. Im Winter muss man die Eisschicht zerschlagen.

Eine gute Alternative sind fahrbare Wasserbehälter mit Tränkebecken, die allerdings im Sommer wie im Winter gut isoliert und gewartet werden müssen.

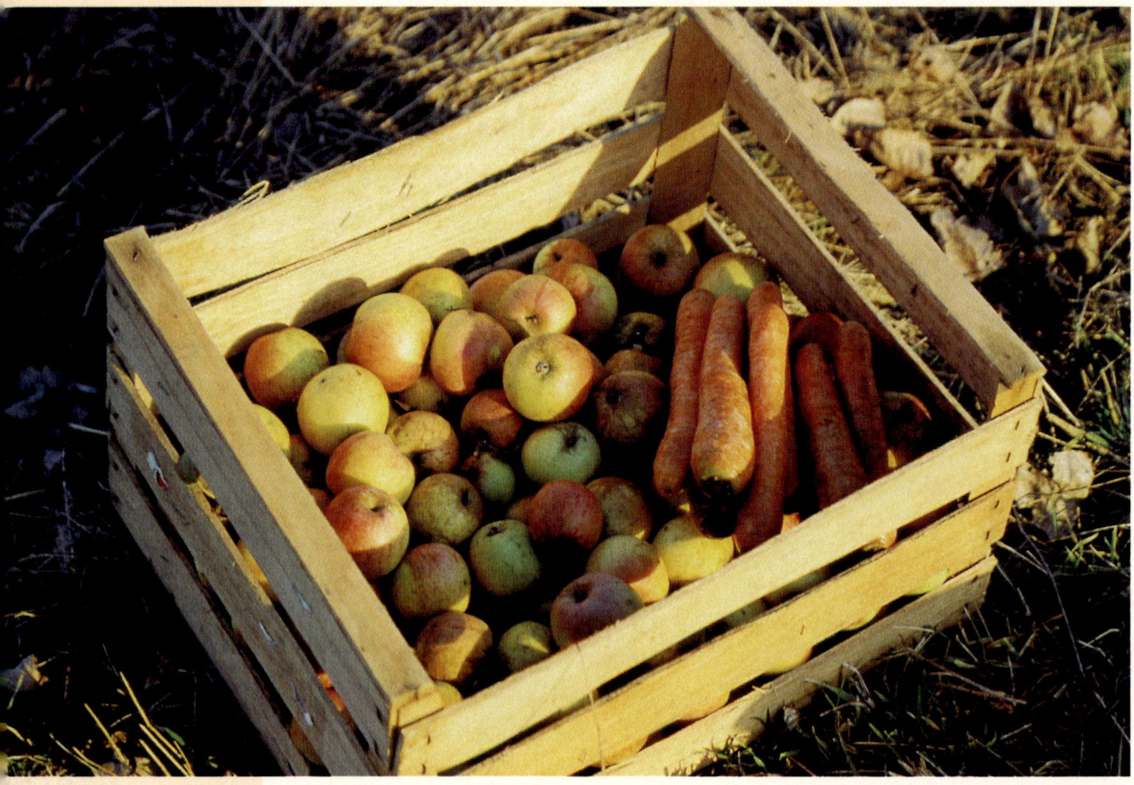

Saftfutter wertet nach vorsichtiger Gewöhnung die tägliche Futterration auf.

Saftfutter

Am häufigsten werden Pferden als Belohnung Möhren oder Äpfel gereicht. Aber auch Rüben oder Rote Bete können im Winter die Ration ergänzen.

Generell ist zu sagen, dass sich das Saftfutter durch einen hohen Wassergehalt, daher geringe Haltbarkeit, geringen Rohfasergehalt, hohe Verdaulichkeit und teilweise einen hohen Anteil an Zucker auszeichnet.

Futterrüben sind gehaltreicher als zum Beispiel die Rote Bete, beide werden allerdings nicht von allen Pferden gern genommen.

Beliebt sind Möhren aufgrund ihres hohen Zuckeranteils. Nützlich sind sie außerdem wegen des hohen Karotingehaltes und als Vitaminträger. Diese Stoffe verringern sich auch nicht durch die Mietenlagerung im Winter.

Und noch einen positiven Effekt haben Möhren: Sie können Einfluss nehmen auf den leicht abtreibbaren Spulwurm.

Auch für Saftfuttermittel ist die langsame Gewöhnung ausschlaggebend. Wenn man plötzlich große Mengen an Möhren oder auch Mähgras gibt, kann es zu Fehlgärungen kommen, und die Folge wäre eine Kolik.

Bei einem Weidepferd ist die Gefahr geringer. In der Regel wird man aber Möhren aus Kostengründen nicht in übergroßen Mengen verabreichen. Im Schnitt sind zwei bis drei Kilogramm täglich unbedenklich.

Gemähtes Grünfutter

Kann ein Pferd nicht auf die Weide, steht jedoch Gras zur Verfügung, das geschnitten werden kann, kann auf diese Weise Grünfutter kontrolliert gegeben werden. Das Mähgut muss frisch und ausreichend lang sein, keinesfalls etwa der Rasenschnitt vom eigenen englischen Rasen zu Hause. Rasenschnitt würde sich im Verdauungstrakt zusammenballen und schwere Koliken hervorrufen.

Schnittgras sollte sofort verfüttert werden. Bei einer Lagerung von nur einem Tag, vor allem, wenn das Grünfutter auf einem Haufen zusammengeballt gelegen hat, ergeben sich Oxidationsprozesse, die nicht nur gesundheitsschädlich sind, sondern zu schweren Koliken führen können. Es kann maximal von einer zur anderen Mahlzeit gelagert werden, nicht länger als zwölf Stunden, und nie gehäuft, sondern ausgebreitet.

Frisch gemähtes Gras eignet sich hervorragend zur Vermeidung von gesundheitlichen Komplikationen vor dem Weideaustrieb im Mai, denn zur Eingewöhnung kann man damit geringe Mengen des frischen Grünfutters bereits im Stall füttern.

Rasengras hat mit dem strukturreichen Weidegras wenig gemein und darf nicht verfüttert werden.

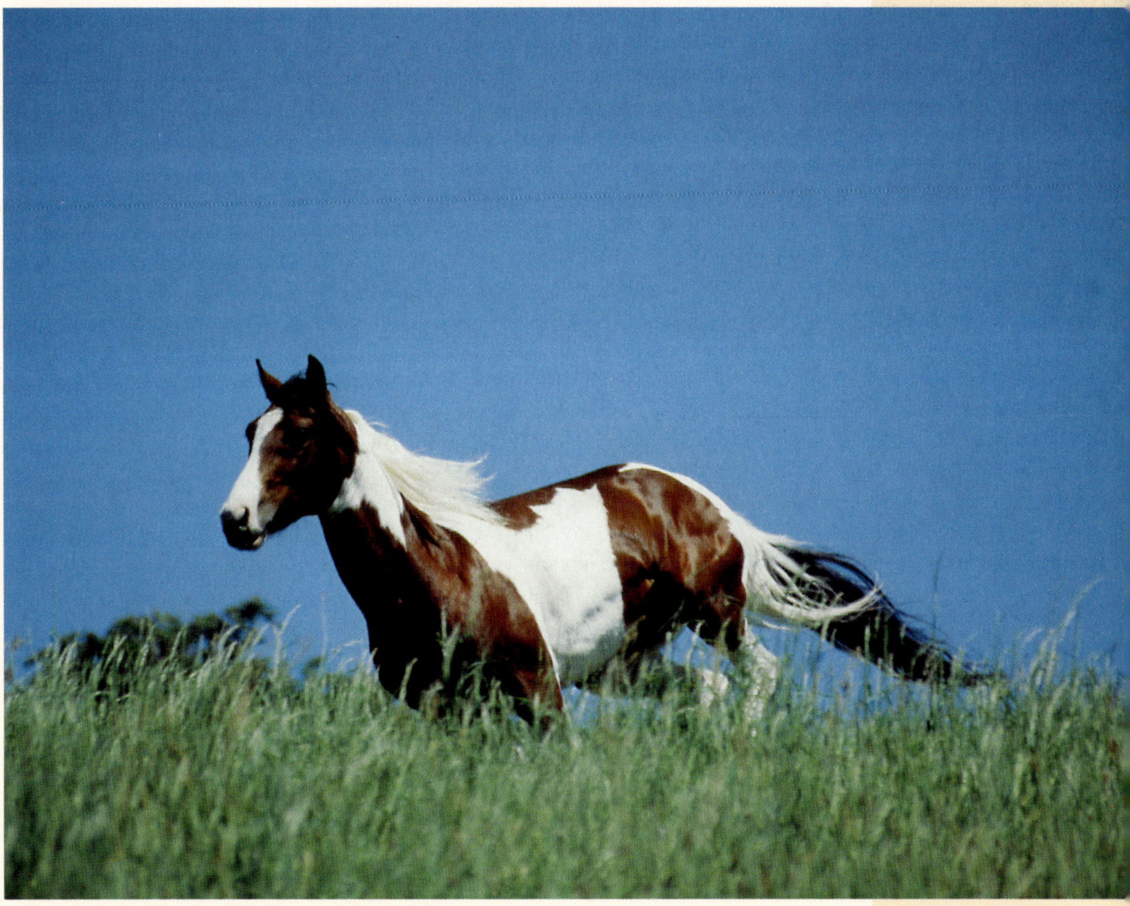

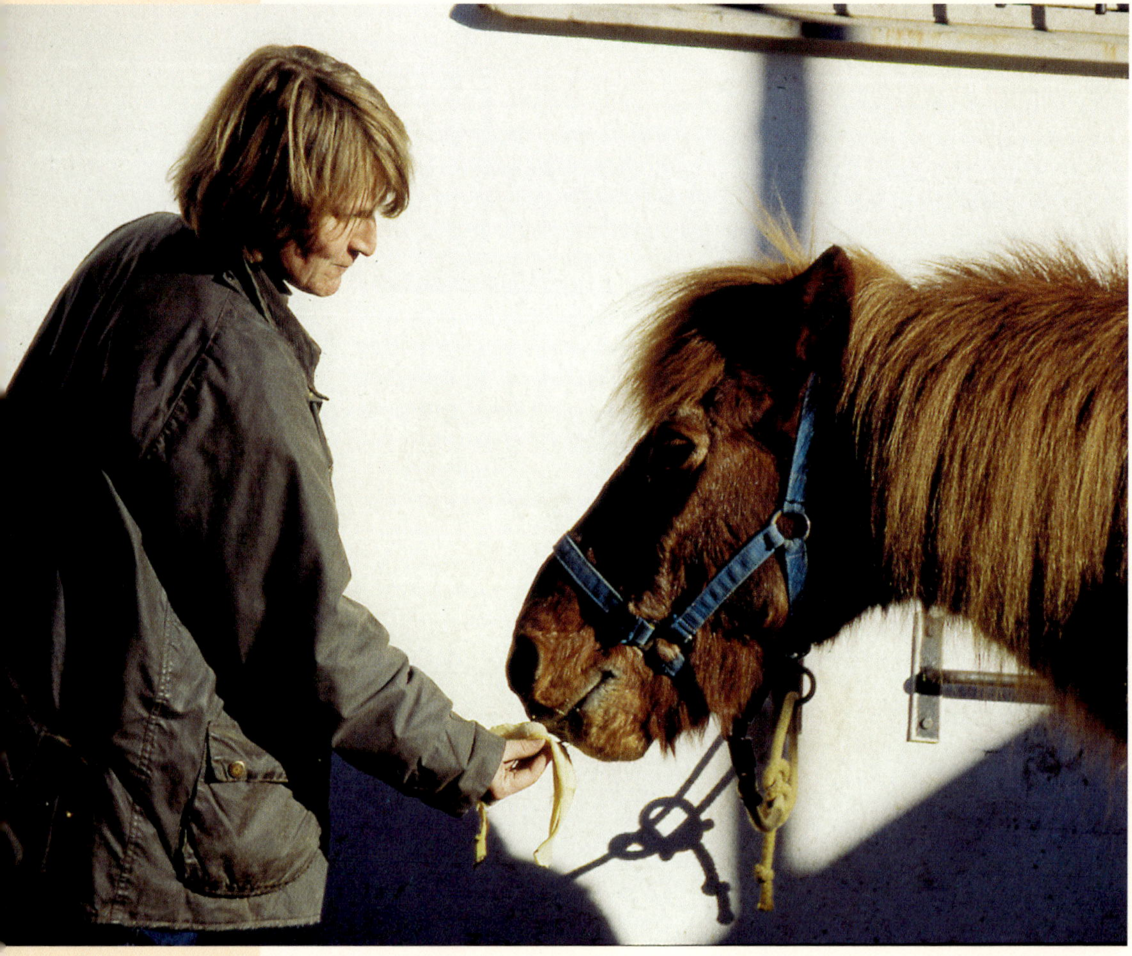

Natürliche Vitaminspender ersetzen so manches Zusatzfuttermittel.

Bananen und Zitrusfrüchte

Bananen enthalten Kalzium, Kalium und Magnesium. In Mengen bis zu einer halben oder einer Banane am Tag sind sie durchaus gesund, in größeren Mengen können sie Hyperkaliämie oder Herzschäden verursachen. Auch andere exotische und Zitrusfrüchte sind dem Pferd gestattet, sofern es sie nimmt, wie Apfelsinen wegen ihres Vitamingehaltes. Jedoch wird man nicht mehr als ein bis zwei Stück am Tag geben. Aber das Pferd ist kein Resteverwerter, und die Früchte müssen in einwandfreiem Zustand sein.

Zusatzfuttermittel

Handelsübliche Zuatzfuttermittel sind in der Regel sinnvoll zusammengesetzt und standardisiert. Wenn man nur Getreide zum Heu füttert, ist ein Mineralfutter unbedingt notwendig.

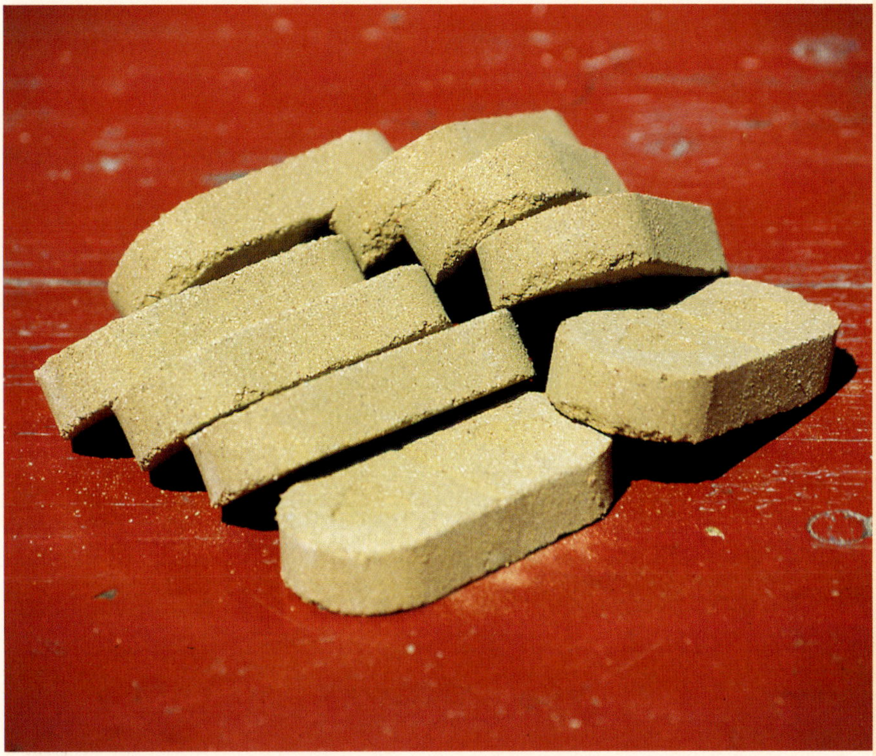

Bei allen Zusatzfuttermitteln müssen die Mengenangaben des Herstellers beachtet werden.

Weiterhin gibt es spezielle Konzentrate, Vitaminergänzer und Kräuterfutter für die gezielte Versorgung mit einzelnen fehlenden Stoffen. Bei allen Zusatzstoffen ist nur eine begrenzte Zufütterung ratsam. Beachten Sie den Gesamtnährstoffgehalt in der Tagesfütterung. Wird diese Berechnung angestellt und vom Tierarzt überprüft, ist nichts gegen die Zusatzstoffe einzuwenden.

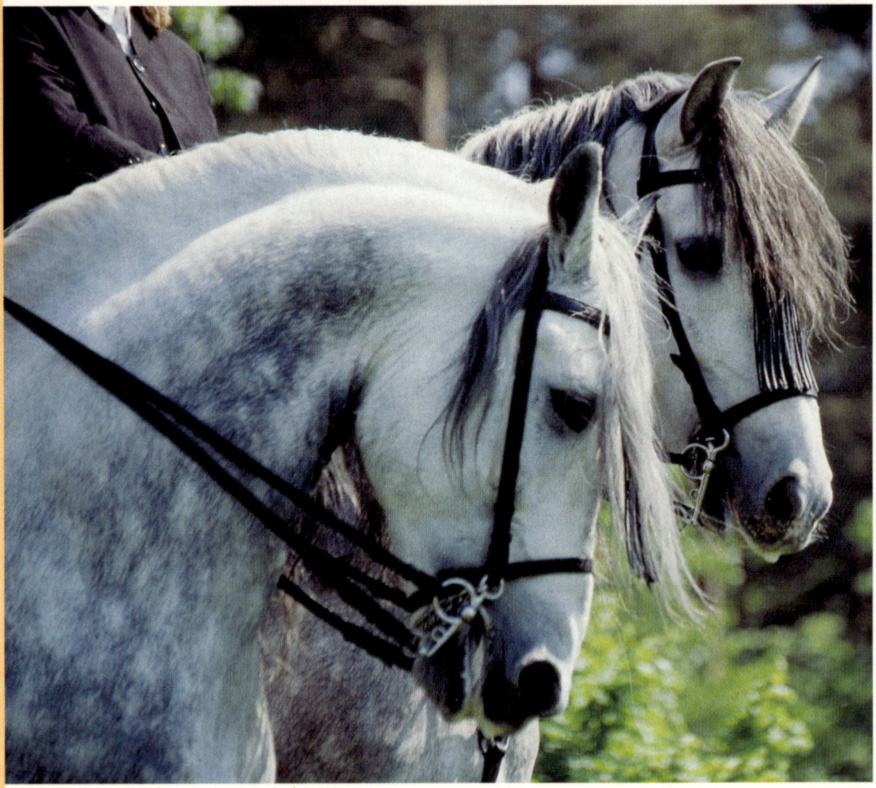

Ein gepflegtes Pferd ist ein gesundes, ein schönes Pferd.

Pflege

Das Pferd lebt mit uns in einer Umwelt, in der es nicht mehr auf natürliche Weise selbst für sein Wohlbefinden sorgen kann. Wir haben die Verantwortung übernommen, es nicht nur zu füttern und am Leben zu erhalten, sondern auch dafür zu sorgen, dass es sich so wohl wie möglich fühlt, ausgeglichen ist und bei Gesundheit bleibt. Dazu braucht es mehr als Futter, Wasser und einen sauberen Stall.

Körper-, Bein- und Hufpflege sind für die Gesunderhaltung des Pferdes unabdingbar. Die Art der Pflege ist der Haltung anzupassen. Ein Pferd in Offenstallhaltung benötigt eine andere Pflege als ein Pferd in der Stallboxenhaltung.

Das Putzzeug und seine Handhabung

Es gibt Striegel aus Eisen, Plastik und Gummi, wobei Eisenstriegel nur in erfahrene Hände gehören. Weicher sind solche aus Gummi.

Mit dem Striegel wird beim Stallpferd nun täglich in kräftigen, kreisenden Bewegungen auf dem Pferdekörper das Fell aufgeraut: Man striegelt gegen den Strich und löst dadurch die Fettschicht und kleine Hautpartikelchen. Das sieht dann zunächst so aus, als habe das Pferd Schuppen.

Den Striegel handhabt man am besten in kreisenden Bewegungen vom Hals bis zur Kruppe und am Bauch, wobei die knochigen Körperteile natürlich ausgelassen werden.

Anschließend bürstet man mit einer Kardätsche die gelösten Schmutz- und Staubpartikel ab. Zur Entfernung gröberen Schmutzes aus Fell und Langhaar eignet sich die härtere Wurzelbürste oder Wurzelkardätsche.

Nicht fehlen im Putzzeugkorb sollten außerdem ein Hufauskratzer, zwei Schwämme, ein Lappen und je nach Vorliebe des Pferdes ein Massagestriegel. Auch ein Fieberthermometer sollte jederzeit greifbar sein!

Jedes Pferd muss sein eigenes Putzzeug haben, um die Gefahr der Übertragung von Hautinfektionen oder Parasiten zu vermeiden.

Wichtig ist das sichere Anbinden des Pferdes auf dem Putzplatz oder an der Box. Für Pferde gibt es naturgemäß nichts Schlimmeres als das Gefühl, gefangen zu sein.

Man bindet ein Pferd nie zu kurz an, aber auch nicht zu lang, damit es nicht in den Strick oder in die Kette treten kann. Der Strick sollte einen Panikhaken haben, der das schnelle Lösen bei Gefahr gewährleistet.

Außerdem ist es sehr wichtig, den Knoten so anzubringen, dass er sich durch einen Zug am Strickende löst. Ein Annagen des Anbindebalkens kann man dem Vierbeiner durch Einfetten der Bindevorrichtung mit Huffett verleiden.

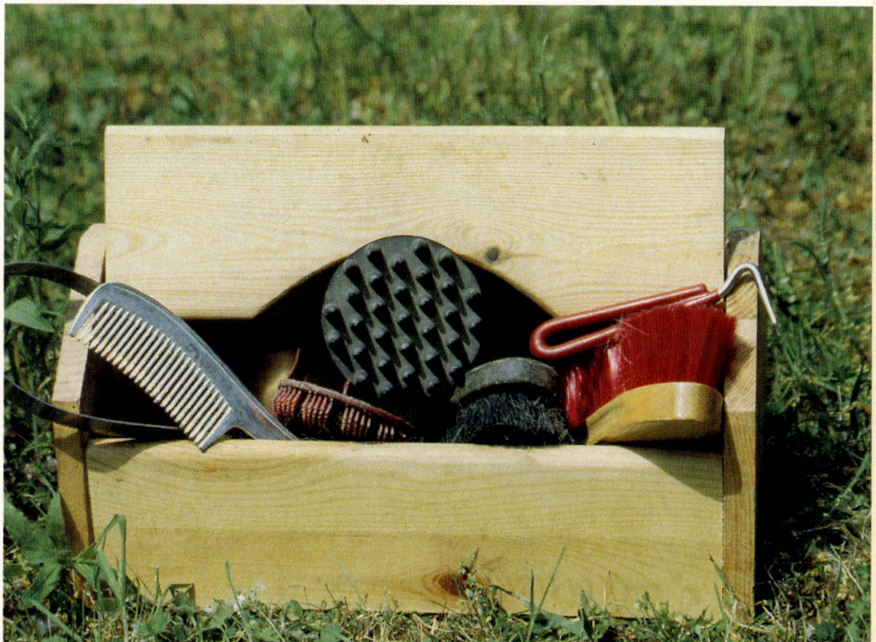

In einem robusten Holzkasten sind Striegel & Co. gut untergebracht.

> Ältere Reiter werden sich noch erinnern, dass der Reitlehrer alter Schule mit dem Finger dem ihrer Meinung nach glänzend geputzten Pferd gegen den Strich über das Fell fuhr und sich eine weiße Linie bildete. „Ungenügend geputzt!" war sein damaliges vernichtendes Urteil, und es wurde kräftig weitergeputzt.
> Außerdem mussten traditionell auf jeder Seite des Pferdes zumindest zehn Striegelabdrücke auf dem Stallboden zu sehen sein.

Besondere Vorsicht ist am Kopf geboten. Scheue und ängstliche Pferde bindet man hierfür los und redet beruhigend mit ihnen. Für den gesamten Pflegevorgang gilt: nie hektisch und in Eile vorgehen.

Dann lieber weniger putzen, Einiges kann man am nächsten Tag nachholen, aber das Wenige sollte in Ruhe und mit Geduld geschehen, denn gerade das Boxenpferd hat schon den ganzen Tag auf Sie gewartet.

Zu Zeiten des Haarwechsels ist der Hautpflege besondere Aufmerksamkeit zu widmen, da dann die Empfindlichkeit der Pferde gesteigert ist.

Ob in der Offenstall- oder Boxenhaltung: Auf die tägliche Begutachtung der Beine und Hufe kann nicht verzichtet werden. Irgendwelche Abnormitäten müssen sofort entdeckt und gegebenenfalls behandelt werden.

Ganz sanft und ohne Eile wird der empfindliche Kopf geputzt.

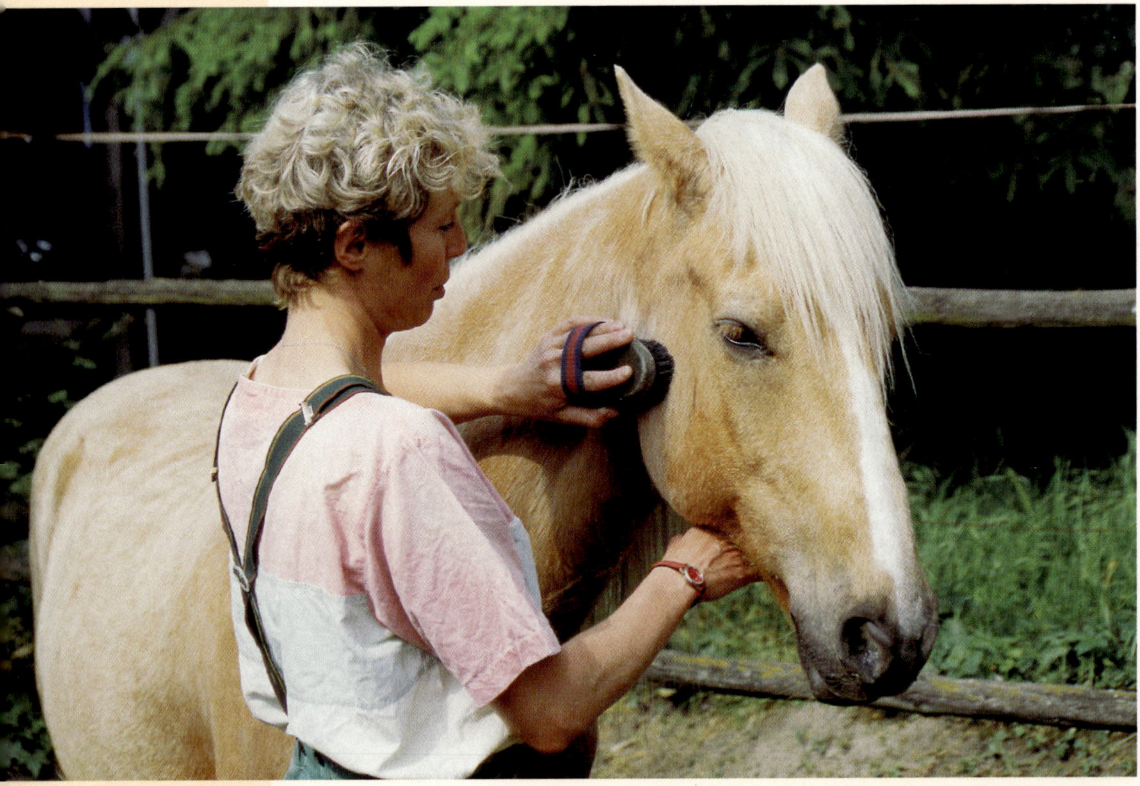

Angelaufene Beine, dicke Fesseln, Veränderungen der Gallen oder Überbeine sollte man nicht erst selbst behandeln, sondern sofort einen Tierarzt zu Rate ziehen.
Speziell in den feuchten Monaten sind die Beine und Hufe aller Pferde, die nasse Ausläufe benutzen, sorgfältig zu untersuchen. Besonders die Fesselbeuge und der Strahl des Hufes sind stark gefährdet.

Feuchtigkeit kann Mauke oder andere Ekzeme verursachen, ein eingetretenes Steinchen ein Hufgeschwür zur Folge haben. Bei Boxenpferden kommen häufig Einschüsse (entzündliche Unterhautödeme) vor, die nicht unbehandelt bleiben dürfen.

Pflege als Sozialkontakt

Beobachten Sie Ihr Pferd bei der Pflege. Sie werden herausfinden, wie es sich fühlt und in welcher Stimmung es ist. Wie wir Menschen sind auch Pferde unterschiedlichen Stimmungen unterworfen. Ihr Pferd sagt Ihnen auch, ob die Wurzelbürste vielleicht zu hart ist oder ob es an der Mähne oder am Kopf gern ausgiebiger geputzt werden möchte.

Pflege und Sozialkontakt durch den Menschen sind wichtige Punkte im Pferdealltag. Besonders Boxenpferde benötigen diesen Sozialkontakt. Der Sozialpartner „Pferd" kann dadurch zwar nicht ersetzt werden, dennoch gibt der Mensch dem Pferd für kurze Zeit das Wohlgefühl des Beknabberns der Mähne, des Rückens, des Widerristes. Diese Zeit muss sich der Besitzer oder Reiter täglich nehmen!

Die Pflege des Boxenpferdes

Stallhaltung und Einzelaufstallung erfordern mehr Pflegehandlungen als Offenstallhaltung, zum einen wegen des Sozialkontaktes, zum andern wegen des physischen Wohlbefindens, denn dem Boxenpferd fehlen fellkraulende Freunde, Regen und Wind im Fell, die die Hautdurchblutung anregen.

Das Pferd erkennt an Ihrer Stimme sofort, wie Sie aufgelegt sind: nervös, gehetzt oder fröhlich. Das Putzen Ihres Pferdes ist auch für Sie eine ausgezeichnete Übung, den Alltagsärger mit der Kardätsche wegzubürsten.

Ob eingedeckt oder nicht eingedeckt, das Fell des in der Box gehaltenen Pferdes ist zerdrückt oder verklebt. Es muss also mit einem Striegel aufgeraut und mit der Kardätsche geputzt werden. Abschließend kann man noch einen Fell- oder Wolllappen nehmen. Das gibt einen schönen Glanz. Die Mähne und der Schopf werden gekämmt. Der Kopf kann mit einer besonders weichen Kopfbürste bearbeitet werden, was fast alle Pferde lieben. Augen und Nüstern wischt man mit einem feuchten, sauberen Schwamm aus.

Beim Boxenpferd sammelt sich Mist in den Hufen an, der entfernt wird. Bemerkt man einen fauligen Geruch, ist höchste Alarmstufe angezeigt, da sich möglicherweise eine Strahlfäule ankündigt, wie sie gern in unsauberen Boxen entsteht.

Mauke, erkennbar an mehr oder weniger starker Pustelbildung, entsteht ebenfalls durch ungenügende Pflege in der Fesselbeuge. Entweder sind schlecht gemistete Boxen oder schlecht abgesammelte Ausläufe schuld oder der Halter, der das Weidepferd nicht auf

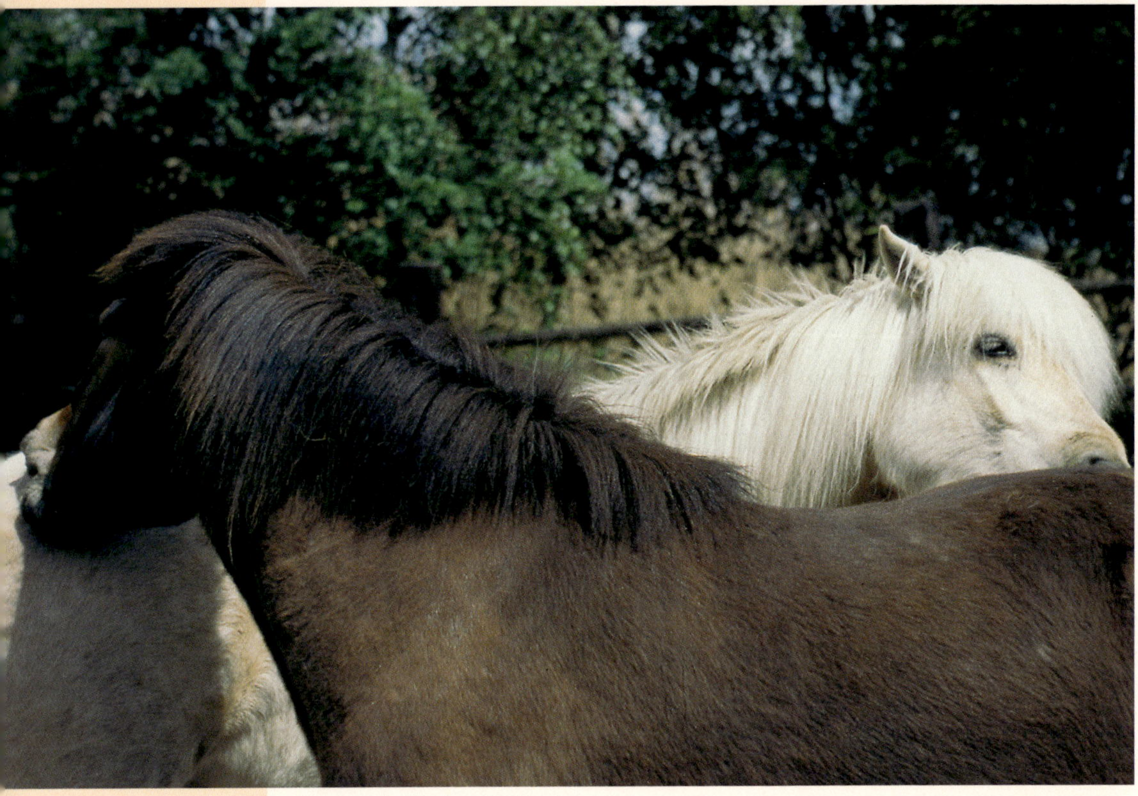

Egal, ob Mensch oder Artgenosse: Freunde kraulen sich.

nasse Beine untersucht hat. Die Hufe sind vor und nach jedem Reiten zu kontrollieren. Gerade in der Strahlfurche und im Umkreis können sich kleine Steinchen oder Mist aus der Box festsetzen.

Außerdem sind Kronrand und Ballen täglich zu untersuchen auf mögliche Verletzungen durch Tritte beim Aufstehen in der Box oder Ballentritte beim Reiten. Bei der Gelegenheit fühle man gleich die Sehnen ab auf irgendwelche Schwellungen oder Unregelmäßigkeiten.

Der Schweif wird per Hand verlesen, damit keine Haare ausgerissen werden. Ganz Geübte können auch eine Haarbürste nehmen und beginnen am Schweifende Stück für Stück die Schweifhaare auszubürsten, wobei man mit der anderen Hand jeweils den Schweif oberhalb des zu bürstenden Endes ganz fest hält, meist noch gedreht. Nur so ist auch gewährleistet, dass kein Haar verloren geht.

Von Zeit zu Zeit wird auch der Schweif eines Boxenpferdes gewaschen, in der kalten Jahreszeit nur bis zur Schweifrübe. Durch Schleudern und anschließendes Abtrocknen wird das Wasser hinausgebracht. Der Schweif ist nicht nur Schönheitssymbol, sondern das Pferd braucht ihn zum Abwehren von Insekten und Fliegen.

Die Mähne wird bei einem dressurmäßig gearbeiteten Pferd, dem Typ entsprechend, traditionell meist auf eine Handbreit, gekürzt. Verziehen ist aus Tierschutzgründen abzulehnen.

Soll man Pferde waschen?

Hat sich ein Schimmel in der Box oder auf der Weide gewälzt, dann wird oft der Wasserschlauch eingesetzt, egal, ob es dem Pferd gefällt oder nicht. Die Muskulatur verkrampft sich, es kommt zu Verspannungen. Der Schlauch soll nur zum Abspritzen der Beine bis zum Vorderfußwurzelgelenk benutzt werden oder zum Waschen des Schweifes.

An ganz heißen Sommertagen kann man dem Pferd eine Kühlung verschaffen, spart aber auch dann bei empfindlichen Tieren die Rückenmuskelpartie aus. Nur nach sehr starkem Schwitzen und an besonders heißen Tagen sind Waschungen gleichzeitig als Schutz gegen Druck- und Scheuerstellen zu rechtfertigen, jedoch muss nach dem Waschen mit dem kalten Schlauch und dem Abziehen überschüssigen Wassers unbedingt das Trockenreiben mit Stroh oder mit einem Handtuch folgen, wenn man das Pferd nicht in der Sonne trockenführen kann. Dieses Trockenreiben ist auch als Massage zu betrachten, da dadurch der Blutkreislauf wieder angeregt wird.

Bei Weidepferden oder Pferden in Offenstallhaltung lässt man zumindest vom Frühjahr bis zum Herbst die Mähne ungekürzt, damit das Pferd diese ebenso wie den Schweif zur Abwehr gegen die lästigen Insekten einsetzen kann.

Bei Pferden in Boxenhaltung gestaltet sich das Putzen wie in den anderen Monaten des Jahres. Gesunde Boxenpferde benötigen auch im Winter eigentlich keine Decke, dennoch sieht man schon ab Oktober die meisten Boxenpferde warm eingedeckt.

Es wird oft argumentiert, man wolle verhindern, dass das Pferd ein dickes Fell bekommt. Das hat es aber meist schon; denn das Fellwachstum setzt ein, sobald die Tage kürzer werden.

Es steht ohne Zweifel, dass ein Boxenpferd, ein Pferd aus der Einzelaufstallung, gepflegter aussieht als ein Pferd aus der Offenstallhaltung. Doch das, was ihm fehlt, die vielen kleinen Knuffereien mit dem Pferdefreund draußen, die gegenseitige, ausgiebige Fellpflege, kann ihm der Mensch nur unzulänglich ersetzen.

Fellpflege beim Offenstallpferd

Bei der Offenstallhaltung entfällt die Fellpflege vor dem Reiten fast gänzlich. Die Pferde sehen im Winter mehr oder weniger aus wie Teddybären.

Natürlich ist die Dichte und Länge des Winterfells von Pferdetyp zu Pferdetyp unterschiedlich. Pferde mit hohem Vollblutanteil entwickeln auch bei Minusgraden im Freien nicht so einen dichten Winterpelz wie urtümlichere Rassen.

Die Haarstruktur, das Unterhaar und die schützende Fettschicht dürfen bei allen Pferden in Offenstall- oder Weidehaltung nicht zerstört werden. Die brauchen sie quasi als Regenmantel. Ist das Unterhaar intakt, dringt weder Feuchtigkeit noch Nässe auf die Haut.

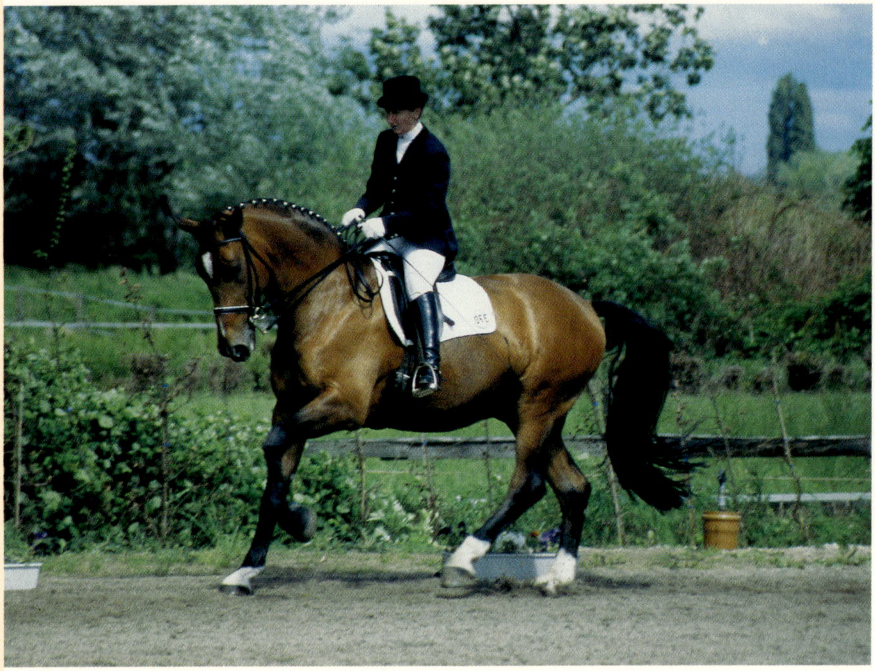

Ein gut gepflegtes Pferd macht auch beim Turnier einen glänzenden Eindruck.

Das kann man überprüfen. Wenn Sie Ihr regennasses Pferd von der Weide holen, können Sie kleine Rinnsale von der Kruppe verlaufen sehen. Schieben Sie jetzt mit dem Finger das Deckhaar zur Seite, sind Unterhaar und Haut vollständig trocken. Der Einsatz robust gehaltener Pferde im Hochleistungssport kann problematisch sein aufgrund übermäßiger Schweißproduktion; auch der Mensch macht keinen Marathonlauf im Pelzmantel. Wohl kann ein Pferd normal geritten und gearbeitet werden, nur ist der Pflegeaufwand nachher erheblich größer als bei einem Boxenpferd. Es dauert schon recht lange, bis so ein „Teddybär" halbwegs trocken ist.

Friesen und andere Pferderassen mit langem Beinbehang sind bei der Robusthaltung sehr pflegeintensiv. Die Beine und ganz besonders die Fesselbeugen müssen getrocknet werden.

Für alle Pferde in der Robusthaltung oder mit Weidegang, die man aufgrund des langen Felles ohnehin nicht besonders zum Strahlen bekommt, genügt im Winter eine Wurzelbürste für die Beine und das Langhaar, eine weitere, weichere für das Fell, dazu ein Woll- oder Fellappen, Schwämme zum Säubern von Augen, Nüstern, Schlauch, Euter und After sowie ein Hufkratzer.

Der Fellwechsel

Das Pferd hat von Natur aus eine hervorragende Thermoregulation und ist in der Lage, sich den Hitze- und Kälteperioden einer Steppenlandschaft anzupassen. Dabei hilft der Fellwechsel. Lange bevor es im Spätherbst richtig kalt wird, bekommt das Pferd ein dichteres Fell. Mit den kühler werdenden Nächten und der Verkürzung der Tageslichtphasen beginnen Pferde, sich auf den Winter umzustellen. Winterfell dient der Isolation: Ein dickes Unterfell wirkt wie ein Wollpullover, und darüber liegen längere Deckhaare. Im Fell eingeschlossene Luft kann eine isolierende Schicht bilden.

In der Zeit der verminderten Lichteinwirkung werden auch mehr Hautstoffwechselprodukte abgesondert. Es ist auffällig, dass das Fell plötzlich eine Schuppenschicht enthält, die man beim Putzen in der Bürste findet. Diese schuppige Schicht darf bei Offenstallpferden nicht herausgeputzt werden. Diese Hautpartikelchen bilden eine Art Filz. Dieser Filz ist der Pelz- und vor allem Regenmantel des Pferdes.

Im Gegensatz zum Sommerfell ist das Winterfell leicht matt. Das Sommerfell ist glatt, glänzend, anliegend. Die Haare verlieren das Unterfell, die Filzschicht verschwindet. Die Haare des Sommerfells dienen bei großer Hitze der Vergrößerung der Hautoberfläche, ermöglichen somit also eine bessere Wärmeabgabe. Glänzend ist das Fell auch aus dem Grunde, um eine größere Reflexion der Sonnenstrahlen zu erwirken.

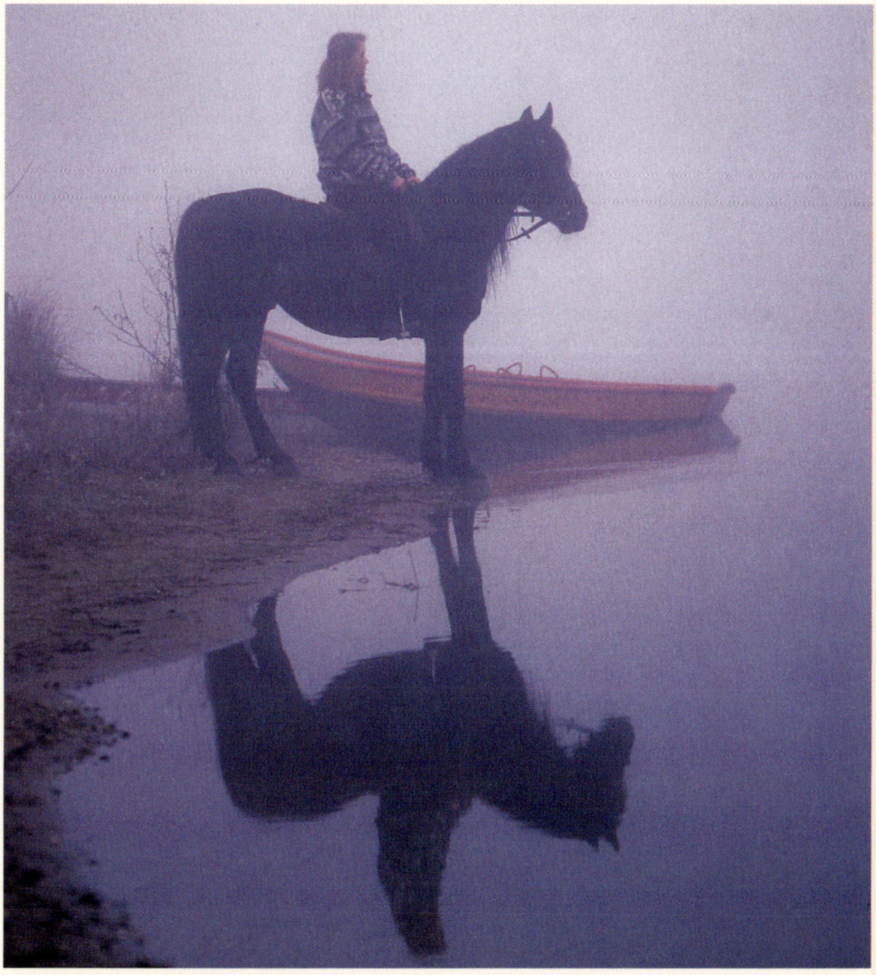

Die länger und kälter werdenden Nächte des Herbstes regen alljährlich die Bildung von Winterfell an.

Die Haut

Eigentlich sieht man sie vor lauter Haaren nicht und doch ist sie das größte Organ des Pferdes. Der Begriff „Haut" ist ein Sammelbegriff für mehrere Schichten aus unterschiedlich strukturierten Zellen sowie Drüsen. Der eigentliche Zweck der Haut besteht darin, wie bei allen anderen Säugetieren auch, Schutz zu bieten vor äußeren Einflüssen wie Keimen, Schmutz, Verletzungen, Sonnenstrahlen und Umweltbelastungen.

Die Pferdehaut ist pro Quadratzentimeter mit 15 Talgdrüsen und Hunderten von Nervenenden bestückt, die auf Berührungen, Druck und Schmerz reagieren. Ein hochsensibles Tastorgan also, das Luftdruckschwankungen genauso wahrnimmt wie einen Gertenschlag oder kitzelnde Fliegenbeine. Statt mit Bindegewebe ist die Haut an einigen Stellen, und zwar genau dort, wo das Pferd mit Schweif, Mähne und Stirnschopf nicht hinreicht, mit speziellen Muskeln verbunden, die ein Hautzucken auslösen können. Es sind dies in erster Linie der Rumpf und der obere Gliedmaßenbereich.

Nun gibt es einige unter den Vierbeinern, die extrem kitzelig sind. Diese Tiere sind besonders hautsensibel, und darauf stellt man sich am besten ein; denn ändern wird man es ohnehin nicht können. Harte Striegel oder Bürsten mögen sie meist nicht, dafür nimmt man besser einen leichten Gummistriegel, eine weiche Bürste aus Ziegenhaar und einen Fellappen. Man behandelt solche Pferde am besten wie ein rohes Ei, bevor man sich selbst und das Pferd schon beim Putzen, noch vor der Arbeit, in Stress versetzt.

Außerdem kann man froh sein, gerade so ein Pferd zu besitzen: Es ist auf keinen Fall – und das ist gewiss – ein abgestumpftes, trübsinniges Tier, sondern vielmehr ein sensibler, aufmerksamer Freizeitgefährte, der, wenn er merkt, dass sein Mensch ihn versteht und es gut mit ihm meint, ihn mit besonderer Treue und Anhänglichkeit lohnt.

Die Körper- und Hauttemperaturen

In jeden Putzkasten gehört auch ein eigenes Fieberthermometer! Die Körpertemperatur beim Pferd hat einen Normalwert von 37,5 bis 38,0 Grad Celsius.

Die Hauttemperatur hingegen liegt niedriger. Sie schwankt zwischen 18 Grad am Rücken und 32 Grad am Maul. Bei Pferden, die gerade eine Höchstleistung absolviert haben, kann die Körpertemperatur schon einmal auf 41 Grad ansteigen, jedoch führt ein Anstieg auf über 44 Grad und ein Absinken auf unter 30 Grad unweigerlich zum Tod.

Der Normalwert der Körpertemperatur kann zwischen unterschiedlichen Pferdetypen und -rassen leicht abweichen.

Um den exakten Normalwert des eigenen Pferdes zu ermitteln, sollte man diesen in Phasen der Ruhe ohne Krankheitsanzeichen messen, um eine erhöhte Temperatur bei Bedarf exakt feststellen zu können.

Und noch eine wichtige Funktion erfüllt die Haut. Sie ist das größte Sinnesorgan und sendet als solches Botschaften ans Gehirn.

Berührungen wie Streicheln, kreisende Bewegungen mit den Fingern oder leichtes Anklopfen wirken entspannend.

Das Fohlen erkennt seine Mutter am Geruch der Haut. Pferde, die sich „gut riechen können", kann man auf der Weide oft bei der ausgiebigen Fellpflege beobachten. Sie betreiben diese gegenseitige Fellpflege besser als jede Menschenhand es zu tun vermag.

Das Pferd verschafft sich zusätzliche Hautreize durch das Wälzen oder Baden im Sand, sei es in der Halle oder auf der Weide in dem vielleicht einzigen verfügbaren Sand- oder besser noch Schlammloch. Ob schlammig oder trocken – Sand muss es sein, manchmal schon sehr zum Ärgernis des Reiters, dem anschließend die oft mühevolle Reinigungsprozedur obliegt. Dieses Sand- oder Schlammbad ist für das Pferd ein Hochgenuss und ein Zeichen seines Wohlbefindens, und ein Pferd, das sich wohlfühlt, ist entspannt. Zudem ist so ein Bad gesundheitsfördernd, weil es zum einen durch die massierende Wirkung des trockenen Sandes die Haut von abgestorbenen Zellen, sprich Schuppen, befreit, zum anderen der feuchte Sand oder Schlamm, vergleichbar mit einer Fangopackung, entspannend auf die gesamte Rückenmuskulatur wirkt. Nach der Säuberung wird man feststellen, dass das Fell schön seidig und gesund aussieht, besser noch als bei den Boxenpferden, die täglich geputzt werden, sich aber maximal im Stroh halb herumwälzen dürfen.

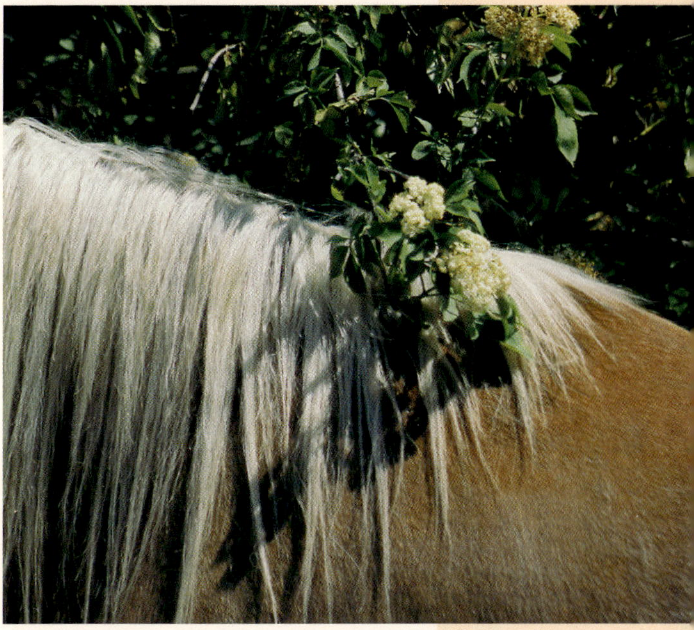

Größtes und vielleicht wichtigstes Organ des Pferdekörpers ist die Haut.

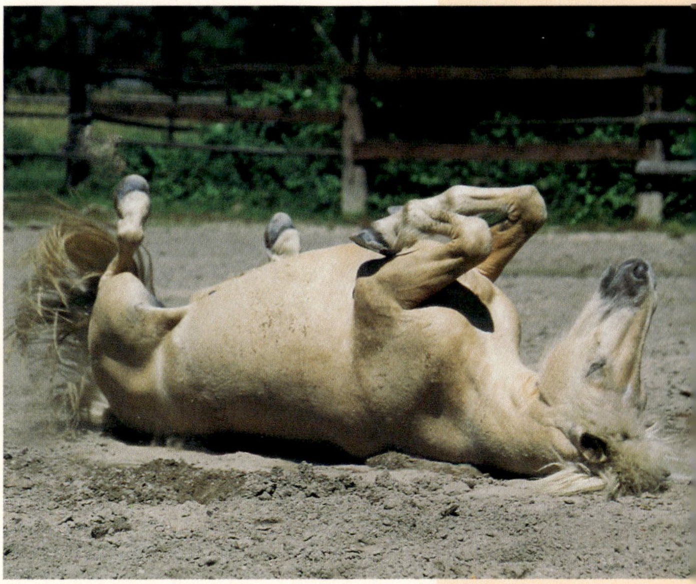

Nach dem Ritt oder einfach nur so: Ein Sandbad tut dem Pferd gut!

Fazit: Eine Hautreizung, wie sie durch das Bad im Sand oder Schlamm erfolgt, kann die menschliche Hand mit der Hautmassage beim Putzen nicht ersetzen.

Hitze und Kälte

Für den Temperaturausgleich hat die Haut eigene, unterschiedlich gebaute „Fühler". Wird es dem Pferd zu warm, erweitern sich die Hautvenen und Blutgefäße. Um die Wärme zu regulieren, besitzt die Pferdehaut ein dichtes Blutgefäßsystem, das je nach Bedarf reagiert. Eine weitere Waffe gegen Überwärmung ist, ähnlich wie beim Menschen, die Schweißaktivität, wobei Hals, Schulterblatt und Flanken mit besonders vielen Schweißdrüsen ausgerüstet sind.

Wird es dem Pferd zu kalt, schaltet es die eigene Heizung ein. Dabei richten bestimmte Muskeln die untere kurze, flauschige Haarschicht auf. Dadurch entsteht eine Art Luftpolster mit Thermowirkung. Diese Thermowirkung entsteht auch bei zu viel Wärme mit dem entgegengesetzten Effekt, denn Luft kann Kühlung und Wärme an die Haut bringen.

Bei Kälte verstärkt das lange Oberhaar des Winterfells die wärmende Wirkung, denn zwischen das kurze Unterfell und das längere Oberhaar passt nun mehr Luft. Gleichzeitig übernimmt das Oberhaar eine Art Regenrinnenfunktion. Es bewirkt das Ablaufen des Regenwassers, das somit gar nicht erst in das Unterfell oder an die Haut gelangen kann. Diese Thermoregulierung wird von vielen Pferdehaltern unterschätzt!

Braucht das Pferd eine Decke?

Grundsätzlich braucht das Pferd keine Decke, jedoch sind zur konkreten Beantwortung dieser Frage verschiedene Faktoren zu berücksichtigen. Pferde aus Offenstallhaltung sind mehr als andere an Temperaturschwankungen gewöhnt. Die natürliche Thermoregulation funktioniert, und sie brauchen in der Regel keine Decke.

Ist ein Boxenpferd geschoren, da es im Turniersport eingesetzt wird und man vermeiden will, dass es ein langes dichtes Winterfell bekommt, wird es eingedeckt.

Ein krankes Pferd muss gegebenfalls warm gehalten werden, speziell nach einer überstandenen Kolik, bei Rückenproblemen oder wenn der Tierarzt es aus anderen Gründen anordnet.

Ein Freizeitpferd, das normal belastet und artgerecht gehalten wird, Weide- oder Paddockauslauf auch in den kalten Monaten, bei entsprechender Versorgung nach dem Reiten, genießt, braucht keine Decke!

Unerfahrene Pferdehalter werden von ihren Reitkollegen manchmal stark verunsichert. In den meisten Ställen werden die Pferde zumindest nachts mit einer mehr oder weniger wärmenden Decke versorgt, ungeachtet der Außentemperatur. Das Argument „Es ist nachts schon kühl" ist schlichtweg unsinnig. Meistens denkt der Halter dabei mehr an sich. Wenn es kalt wird und es zieht, denkt er an seinen eigenen Hexenschuss, nicht aber an das Wohlbefinden seines Pferdes.

Nun gibt es, wie fast immer im Leben, auch hier die Ausnahmen: Ein altes Pferd (aber alt ist ein Pferd erst mit 25 Jahren und mehr) bewegt sich nicht mehr viel, und jetzt setzt ein fataler Kreislauf ein: Die Gelenke und Gliedmaßen werden steif, das Pferd fängt an zu lahmen, weil die Gelenke nicht mehr „geschmiert" werden, und es steht noch mehr herum. Besonders gravierend ist es, wenn es kalt ist. Solche alten Pferde,

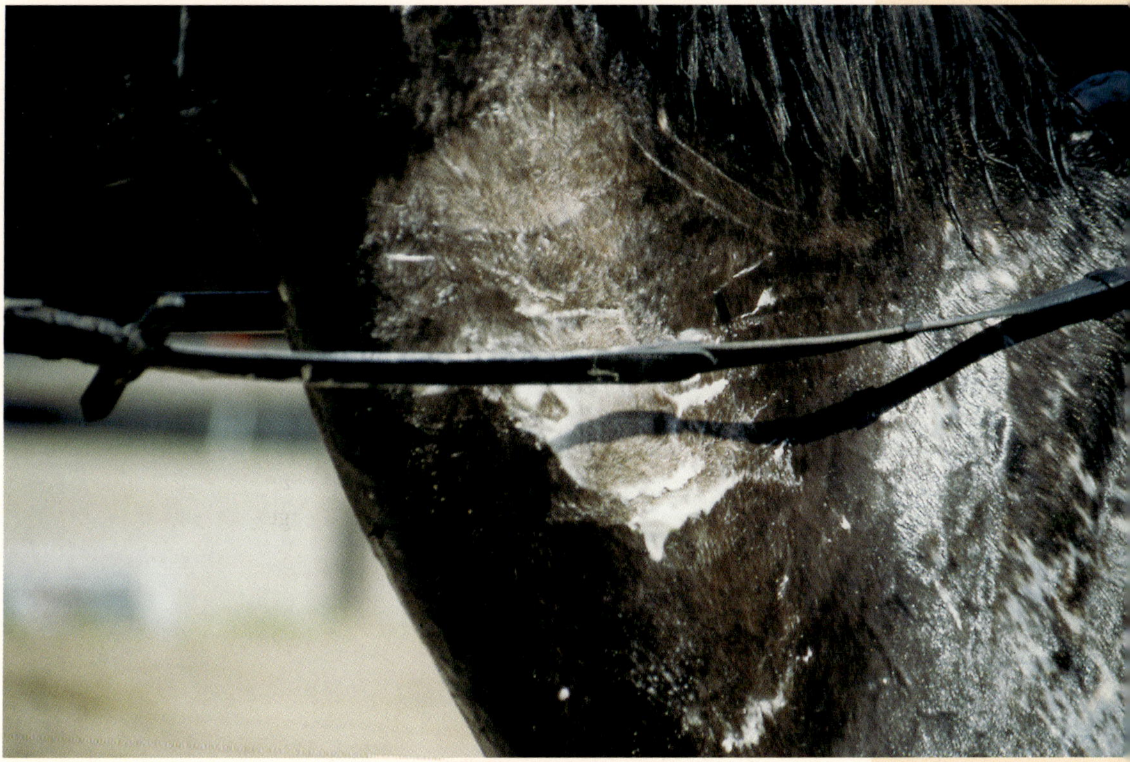

Die körpereigene Klimaanlage hat vor allem bei Hitze und großer Anstrengung viel zu tun.

nicht die mittleren Alters und schon gar nicht die jungen, muss man wärmer halten.

Die andere Ausnahme bilden die leider immer häufiger werdenden Pferde mit Rückenproblemen. Nach dem Training, nach der Unterrichtsstunde in der Halle, ist das Pferd nass geschwitzt. In diesem Fall braucht man eine gute Abschwitzdecke. Will man ein Pferd mit Rückenproblemen nach dem Reiten noch nach draußen stellen, ist eine Decke ratsam. Ein im Rücke gesundes, trockenes Pferd braucht keine Decke nach dem Reiten.

Schweif- und Mähnenpflege

Vor jedem Langhaar-Pflegeprogramm sollte die Frage der Notwendigkeit stehen. Auch diese Pflege ist haltungsabhängig. Geht das Pferd im Sommer auch nur zeitweise auf die Weide oder hat es eine Außenbox, sind die Langhaare an Mähne und Schweif für das Pferd eine notwendige, natürliche Waffe gegen Insekten, deshalb ist in der warmen Jahreszeit das Haar lang zu belassen. Außerdem gehört bei einigen Rassen das dichte Langhaar zum typischen Erscheinungsbild.

Bei im Turniersport eingesetzten Pferden ist die naturbelassene Mähne nicht üblich. Das Verziehen der Mähne ist aus Gründen des Tierschutzes abzulehnen. Um die Mähne zu kürzen, eignen sich spezielle Scheren, mit denen man die Haare auf eine für das Einflechten praktische Länge von etwa einer Handbreit bringen kann. Wenn das Pferd sich dieser Schönheitspflege nur

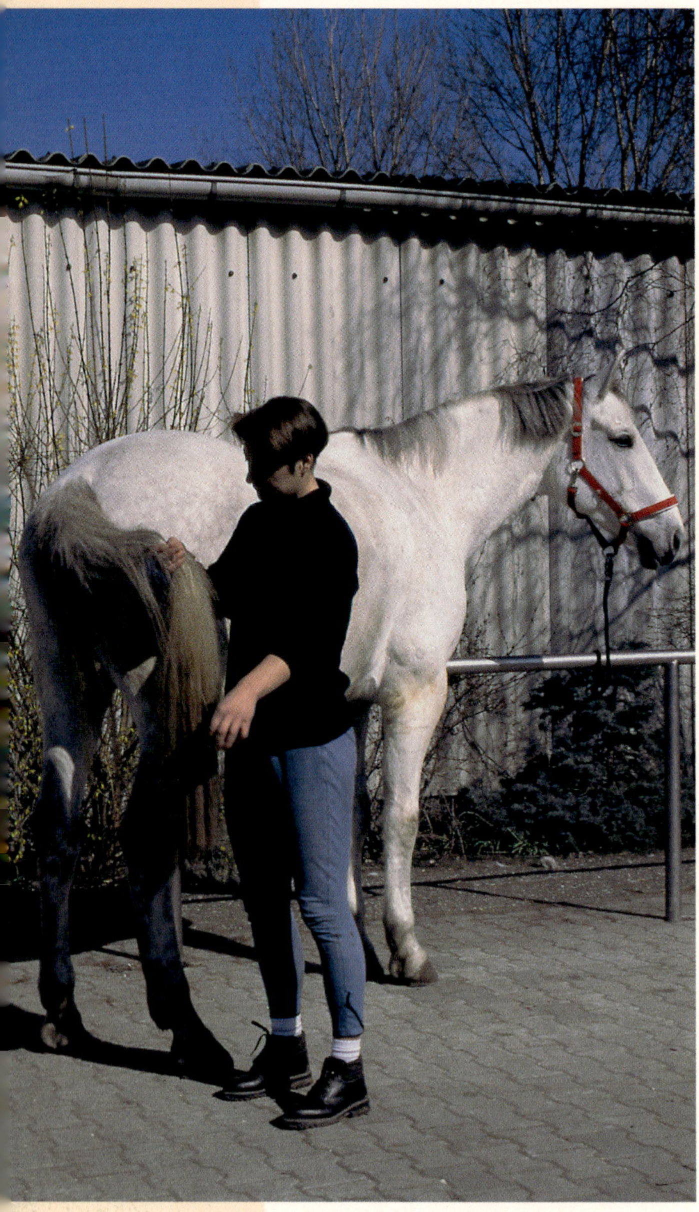

Haar für Haar verlesen: Mit viel Geduld zum Prachtschweif.

widerwillig unterzieht, liegt es daran, dass sich manche Pferde nicht gern am Kopf anfassen lassen, und je näher man dem Kopf kommt, desto größer wird das Pferd. Es reckt den Kopf dann schier endlos nach oben, und man muss schon manchmal auf einen Strohballen steigen.

Früher hat man auch die seitlich wachsenden Haare an der Schweifrübe verzogen oder abgeschnitten. Heute lässt man sie vernünftiger Weise meist wachsen – das sieht nicht nur schöner aus und macht den Schweif voluminöser, da die von oben herabwachsenden Haare einen großen Teil der Gesamtmenge ausmachen, sondern schützt die Region des Afters außerdem im Sommer vor Fliegen und im Winter vor Regen und Wind. Soll die Schweifrübe zum Turnierstart schlanker erscheinen, kann man den oberen Teil mit einem Bauernzopf einflechten. Schweifhaare wachsen sehr langsam, daher sollte man jeglichem Schweifscheuern auf den Grund gehen. Es kann eines der Anzeichen für einen Wurmbefall sein.

Je nach dem Grad der Verschmutzung sollte der Schweif von Zeit zu Zeit gewaschen werden. Am besten verwendet man grüne Seife oder, bei Problemen wie einer zu trockenen Schweifrübe oder Neigung zu Ekzemen, ein vom Tierarzt empfohlenes Mittel. Auf keinen Fall sollte man Waschmittel mit chemischen Substanzen nehmen.

Das Waschen der Mähne gestaltet sich entsprechend schwieriger. Ohren und Augen sind vor Wasser und Seife zu schützen, und oft lässt sich das Pferd die Prozedur nicht ohne weiteres gefallen. Nur an sehr warmen Sommertagen sollte man eine stark verschmutzte Langhaarmähne mit den gleichen schonenden Substanzen wie den Schweif waschen. Am besten ist jemand behilflich, der das Pferd am Strick hält, beruhigend mit ihm redet und den Waschtag durch ein paar Leckerlis versüßt.

Wasch- und Glanzlotionen

Viele dieser Produkte enthalten chemische Substanzen, die dem Pferd eher schaden als nutzen. Über den Tierarzt gibt es Waschlotionen, die für das Pferd verträglich sind und zusätzlich noch etwaige Probleme bekämpfen. Es gibt beispielsweise Pferde, deren Schweifrübe zu starker Talgabsonderung neigt oder die übermäßig unter den Kriebelmücken leiden. Bevor sich also das Pferd die Schweifrübe kahl scheuert, sprechen Sie mit Ihrem Tierarzt, damit er Ihnen zu der richtigen Pflege rät.

Wenn das Pferd für ein Turnier besonders herausgeputzt werden muss und man ausnahmsweise einmal keine Zeit hatte, den Schweif mit den herkömmlichen Mitteln zu waschen, oder wenn es im Winter sehr kalt ist, sodass sich das Waschen aus Erkältungsgründen nicht empfiehlt, kann man schon einmal zu einer pflegenden Glanzlotion oder einem Schweifspray greifen, jedoch sollte man die Beschreibung genau lesen, damit man nicht ein Mittel erwischt, das giftige oder Allergien auslösende Stoffe enthält.

Was die Fellpflege betrifft, sind jegliche Glanzlotions oder -sprays überflüssig, sofern Haltung, Fütterung, Arbeit und Pflege auf die Haltung abgestimmt sind. Ein gesundes Pferd hat ein glänzendes Fell.

Hat das Spray eingewirkt, lässt sich der Schweif problemlos auskämmen.

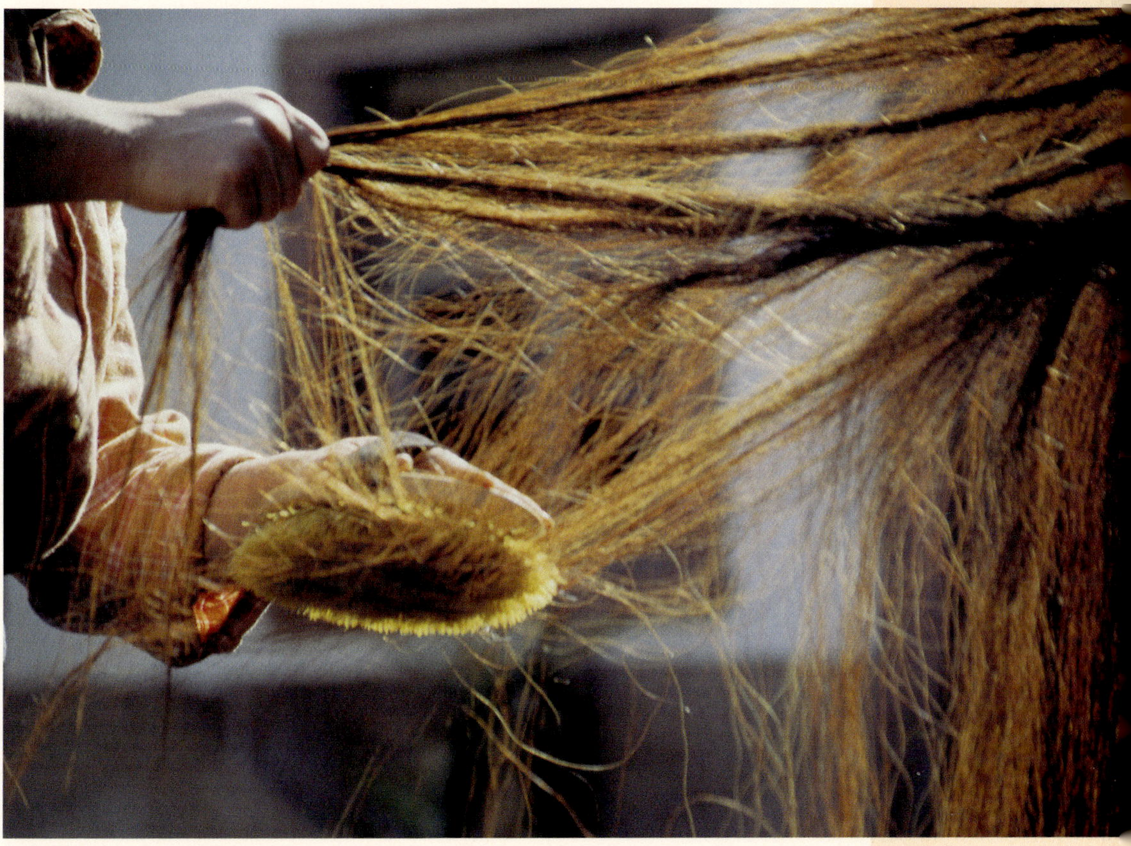

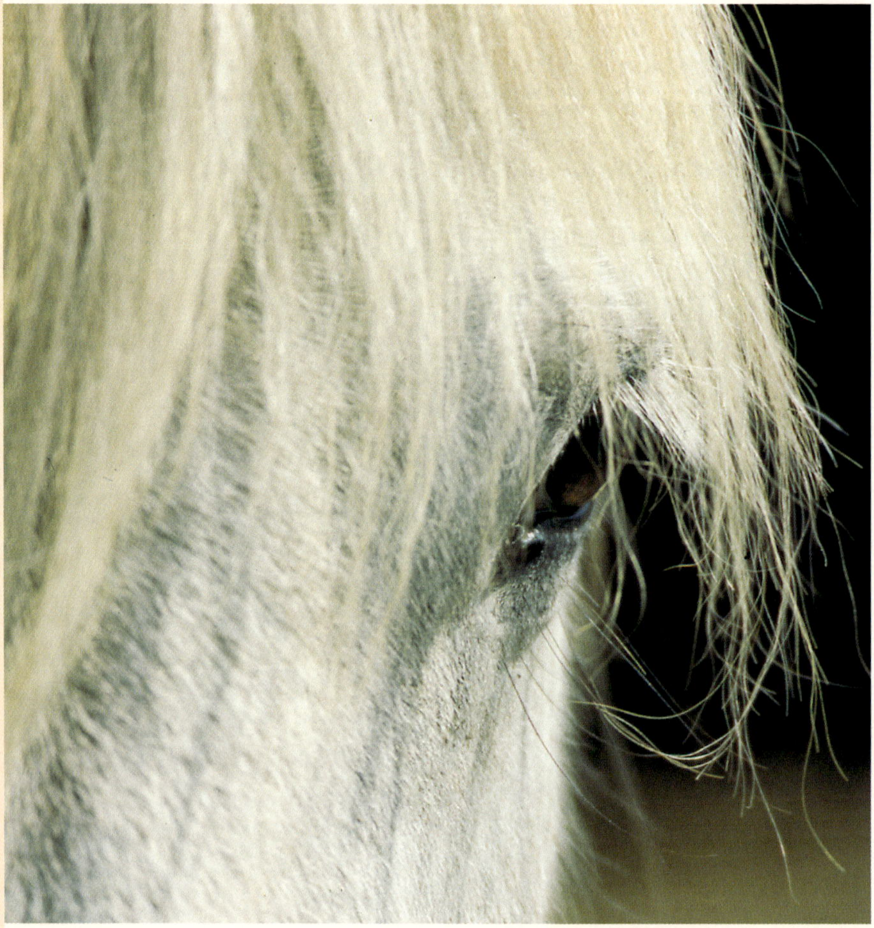

Pferdeaugen sind so kontruiert, dass sie beinahe Rundumsicht ermöglichen.

Die Augen

Zur Schönheit des Pferdes, seines Ausdrucks, seines Adels, gehört ganz wesentlich das Auge als Spiegel wertvoller Eigenschaften wie Temperament, Charakter und Leistungsbereitschaft. Wünschenswert sind große, klare und klug wirkende Augen mit nicht zu wulstigen Augenlidern. Grundsätzlich kann gesagt werden, dass der Hengst in seinem Augenausdruck mehr Energie hat als die Stute, die eher Sanftmut ausstrahlt.

Gelegentlich gibt es Abweichungen in der Färbung der Iris: das Glasauge, eine weißliche bis hellgraue Iris, das Birkauge, eine hellbraune Iris und, selten, die Kakerlaken, eine durchscheinende, rote Iris. Die quergestellte Pupille und die große Beweglichkeit des Augapfels garantieren dem Pferd ein gutes Sehvermögen auch noch bei schwacher Beleuchtung.

Wie alle Lebewesen, die über der Erde leben, sieht das Pferd auch Farben. Unter der Erde wohnende Lebewesen wie Maulwürfe unterscheiden nur hell und dunkel.

Nun kommt es vor, dass ein Pferd, aus welchen Gründen auch immer, plötzlich einseitig erblindet, und der Besitzer fragt sich, ob er es als Reitpferd noch nutzen kann. Selbstverständlich! Natürlich bedeutet das Erblinden auf einem Auge auch für das Pferd zunächst eine Umstellung, aber über kurz oder lang gewöhnt es sich an die neue Situation. Der Sichtwinkel ist zukünftig eingeschränkt. Auf der blinden Seite wird dafür das Gehör stärker eingesetzt.

Pferdeaugen sind doppelt so groß wie die eines Menschen, und Pferdeaugen können im Winkel von 340 Grad sehen, also auch nach hinten.

Wenn ein Pferd die Weide betritt, erfolgt zunächst ein orientierender Rundblick. Mit einer geringen Kopfwendung zur Seite hat es einen gesamten Vollkreis im Auge. Die Linsen des Auges sind nicht verstellbar. Das häufige Kopfnicken ist die Suche nach einem scharfen Bild im nahezu unbeweglichen Auge. Es kommt auf die Kopfhaltung an, wie und was das Pferd sehen kann. Es kann auf der Weide oder im Auslauf den Kopf nach Belieben bewegen, während es unter dem Reiter durch die Zäumung dirigiert wird. Im Freilauf hört es vor sich unten ein Geräusch und sieht hin. Sitzt der Reiter auf seinem Rücken, kann es nicht nach unten sehen und befindet sich folglich in einer Zwangssituation. Wenn jetzt vor ihm ein Stück Papier raschelt, hört es dies nur, kann es aber möglicherweise nicht sehen, weil es dazu den Kopf bewegen müsste.

Im Sommer kommt es bei Weidepferden häufig vor, dass die Augen tränen. Insekten haben dann oft im Umkreis der Tränenpunkte eine bakterielle Verschmutzung verursacht. Solchen mehr oder weniger harmlosen Infekten steht man bei Weidepferden recht machtlos gegenüber.

Augenwaschungen (aber bitte nur im äußeren Bereich, nie ins Auge hineinwischen, da kein Schwamm absolut keimfrei sein kann) bringen nicht viel. Oft kommt es auch zu einer Entzündung oder Schwellung an der Innenseite des Augenlides, hervorgerufen durch das Eindringen von Streu, Staub oder anderen Fremdkörpern. Das kann man gut erkennen, wenn man das Augenlid vorsichtig anhebt.

Es gibt Salben und Tropfen, die der Tierarzt verschreiben muss und die meist eine Woche lang mehrmals täglich ins Auge hineingegeben werden müssen.

Vorsicht ist geboten bei allen Antibiotika: Werden sie über längere Zeit angewandt, können die Bakterien dagegen resistent werden.

Oftmals ist auch eine Verstopfung des Tränennasenkanals die Ursache eines tränenden Auges. Diese Verstopfung behandelt der Tierarzt mittels einer Durchspülung.

Alle Augenveränderungen, speziell die des Augeninneren, gehören sofort in die Behandlung eines Tierarztes.

Schlauch, Euter und After

In der Regel ist die äußere Falte, auch Vorhaut oder Präputium genannt, die in der Tiefe in die innere Falte geht, die dem Penis (oder Schlauch) direkt anliegt, ständig mit einer fettartigen, dunkelgrauen Masse, dem so genannten Smegma, umgeben.

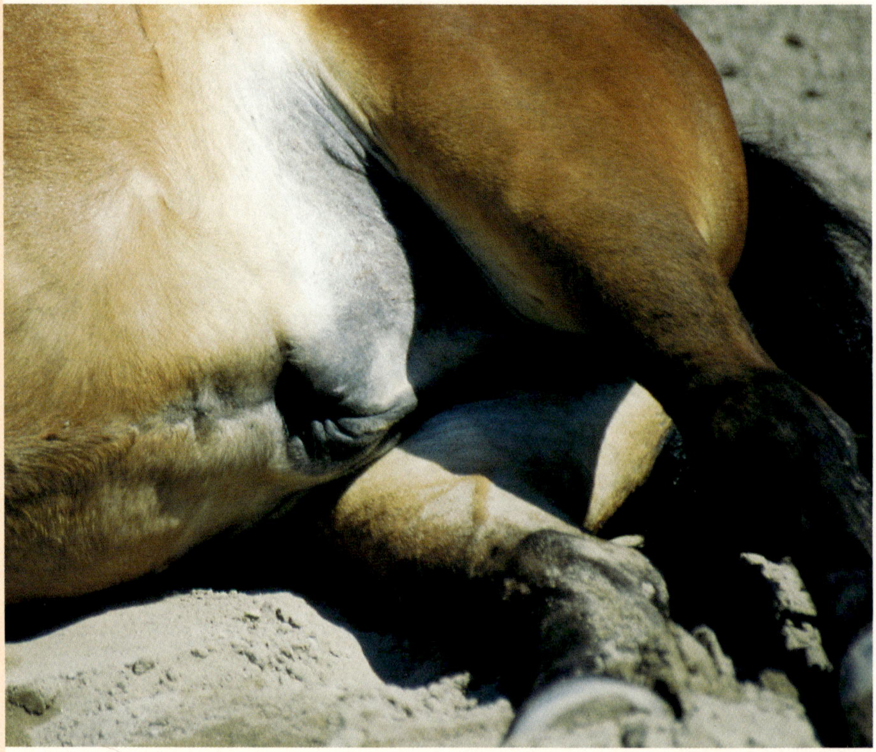

Bei Wallachen und Hengstes gehört die Kontrolle und Pflege des Schlauches zu den Pflichten des Besitzers.

Dieses ständig neu gebildete Smegma bewirkt eine gewisse Geschmeidigkeit der Penisschleimhaut, die aber unter Umständen übelriechend und jauchig erscheint, speziell beim Wallach. Diese übelriechende Masse sammelt sich oftmals in der Vorhaut an.

Zu ernsthaften Erkrankungen kommt es selten, jedoch kann es schon vorkommen, dass eine tierärztliche Behandlung nötig wird, sofern eine Entzündung entstanden ist.

Wenn es das Pferd zulässt, kann man mit einem Schwamm und warmem Wasser den Schlauch bei Bedarf selber reinigen. Jedoch sollte man hierbei ganz vorsichtig vorgehen. Auf keinen Fall darf man das Smegma abziehen, da ansonsten feine Risse in der Haut zu Entzündungen führen können. Vollständige Waschungen lässt das Pferd nur im betäubten Zustand zu, wobei es dann den Penis normal ausschachtet.

Die Reinigung des Euters, ebenfalls mit einem sauberen Schwamm und warmem Wasser, ist nicht so dringend erforderlich, da Sekretansammlungen wie beim Schlauch entfallen. Trotzdem sollte man auch bei der Stute diesen Körperteil gelegentlich reinigen, um Entzündungen vorzubeugen.

Bei einigen Stuten ist eine ungünstig stehende Scham bereits angeboren, sodass der aus dem After fallende Kot nicht senkrecht, sondern auf die Schamlippen fällt. Hierbei können sehr leicht Schmutzbakterien eindringen. Bei älteren Stuten kann es zu einem Schwund der Fettpolster am After und zu einer Schrägstellung und Öffnung der Scham kommen. Staubteilchen und

Bakterien können eingesogen werden, sodass sich Infektionen bilden. Waschungen, speziell während der Rosse, sind ratsam, um solchen Infektionen und Verklebungen der Schweifhaare vorzubeugen.

Ein Pferd, das an die Säuberung des Afters gewöhnt ist, lässt sich den Schweif leicht hochnehmen.

Es versteht sich von selbst, dass die Schwämme für Augen und Nüstern getrennt sind von denen für After, Euter und Schlauch und nach jeder Benutzung peinlichst gesäubert werden.

Empfehlung: Verwenden Sie verschiedenfarbige Schwämme zwecks besserer Unterscheidung!

Die Pferdebeine

Gesunde Gliedmaßen waren für das das Fluchttier Pferd überlebenswichtig. Die Pferdebeine beschleunigen den 600 Kilogramm schweren Körper in wenigen Sekunden auf 50 Stundenkilometer!

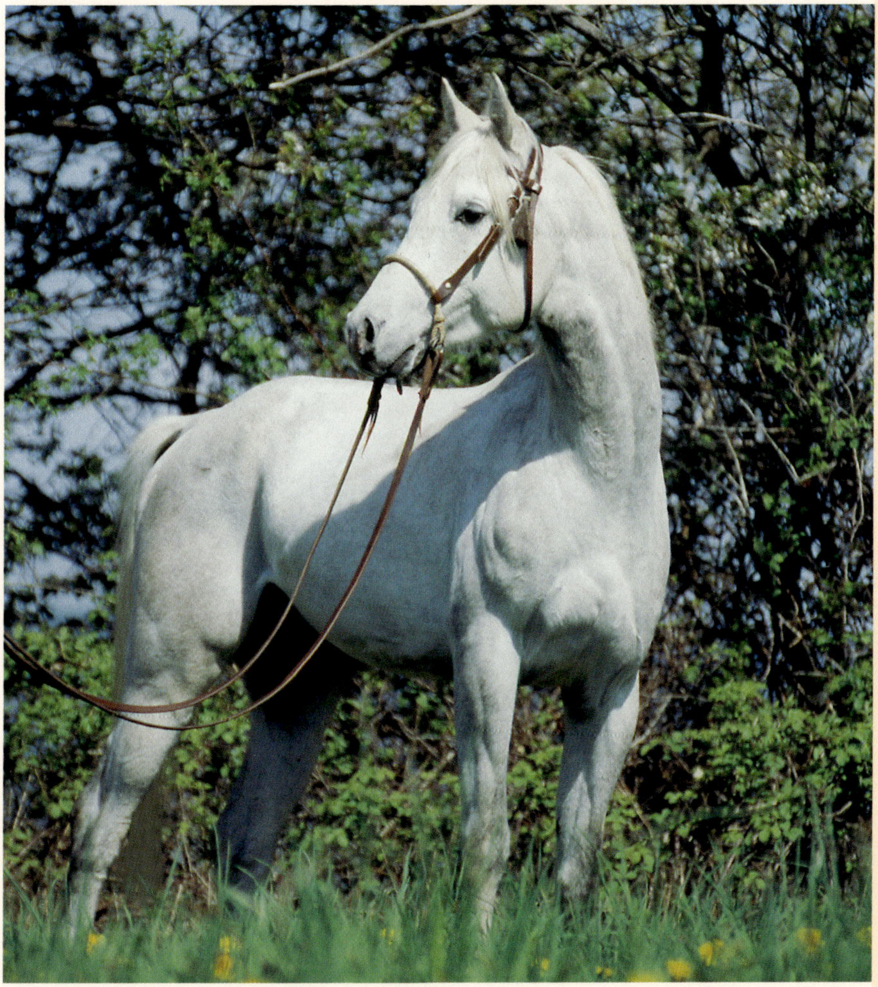

Bei Pferden mit „trockenem" Bau wie diesem Araberhengst zeichnen sich Knochen, Muskeln und Sehnen deutlich ab.

Während die meisten Muskelstränge des Rückens relativ kurz sind, sind die Muskelstränge der Beine recht lang. Wir erkennen die Vorderbeinmuskeln, die sehnig nach unten enden, und was die hinteren Extremitäten betrifft, die Ober- und Unterschenkelmuskeln, die ebenfalls vom Sprunggelenk abwärts in Sehnen verlaufen. Das Zusammenspiel der verschiedenen Muskeln und Sehnen ist dem eines komplizierten Uhrwerks vergleichbar. Lahmheiten beim Pferd sind daher sofort ernst zu nehmen.

Beine und Fesseln pflegen

Nach Ausritten an warmen Tagen ist es günstig, die Beine per Wasserstrahl gründlich abzuspritzen. Aber Vorsicht: Kühlen und reinigen mit Wasser sollte man lediglich die Pferdebeine bis zum Vorderfußwurzelgelenk, nicht die darüber liegenden Muskelpartien. Beim Abspritzen der Gliedmaßen kommt es sowohl auf die kühlende Wirkung als auch auf die Massage durch den Wasserstrahl an. Dafür darf der Strahl nicht zu hart sein, da sonst die entspannende in eine verkrampfende Wirkung umgekehrt wird. Ganz wichtig auch: Die Beine und ganz besonders die Fesseln und die Fesselbeugen müssen immer anschließend mit einem Handtuch gut abgetrocknet werden. Warme Feuchtigkeit hält sich gerade in der schwer zugänglichen Fesselbeuge lange.

Leider kommt es häufig vor, dass Pferdebesitzer aus falschem Schönheitsempfinden heraus den Kötenbehang an den Beinen abschneiden. Diese Kötenzöpfe haben eine Ablauffunktion: Sie lassen das Wasser vom Bein abtropfen. Wird dieser Behang entfernt, tropft das

Pferde- und Reiterbeine brauchen nach so manchem Ausritt eine gründliche Dusche.

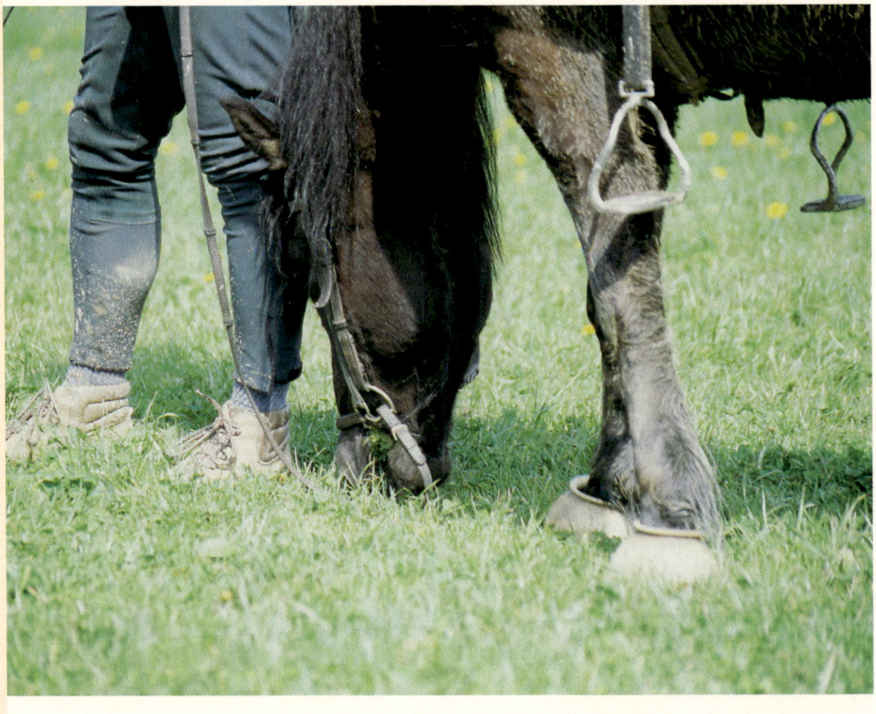

Wasser nicht mehr ab, sondern rinnt direkt in die Fesselbeuge und sammelt sich dort. In vielen Fällen kommt es über kurz oder lang zur Maukebildung, ganz besonders bei Pferden mit weißen Fesseln, die empfindlicher sind als andersfarbige.

Unter Mauke versteht man ein Ekzem an der Fessel und in der Fesselbeuge, das bei empfindlichen Pferden durch Reizungen von außen ausgelöst wird. Feuchtigkeit, Chemikalien im Hallenboden (speziell im Winter, wenn womöglich zur Verhinderung der Klumpenbildung Salz oder andere Substanzen untergemischt werden) und Morast verursachen Entzündungen, die wegen ihrer schlechten Lage und der ständigen Bewegung der Fesselbeuge sehr schwer zu heilen sind. Ist es aber einmal geschehen, ist das betroffene Gebiet mit warmem Wasser und grüner Seife zu reinigen und mit einem sauberen Handtuch zu trocknen. Handelt es sich um eine feuchte (nässende) Mauke, wird Ihnen der Tierarzt spezielle austrocknende Puder geben. Darüber legt man einen gepolsterten Verband mit sauberer Watte an, der in zweitägigem Abstand zu wechseln ist. Ist die Fessel trocken, wird eine Zinksalbe aufgetragen oder eine andere fettende Heilsalbe. Alle Pferde, die sich häufig auf kotverschmutzten, feuchten Böden – auch Stallböden! – aufhalten, sind maukegefährdet, bedürfen also besonderer Pflege. Besonders häufig erkranken Friesenpferde oder Kaltblüter mit ihren langen Köten. Diese Haare müssen immer sorgfältigst trocken gehalten werden.

Ungünstig ist es, den Matsch an den Fesseln trocknen zu lassen und dann mit der Wurzelbürste den trockenen Sand kräftig auszubürsten. Jetzt ist die Fesselbeuge zwar rein, aber beschädigt. Die Haut in der Fesselbeuge ist sehr empfindlich. Durch das Bürsten reibt man feine Risse in die Haut, die mit dem bloßen Auge kaum erkennbar sind, und Bakterien, die sich im Stroh oder im Boden befinden, haben freien Zugang. So kommt auch das gepflegte Boxenpferd zu einer Mauke.

Fessel und Fesselbeuge sind deshalb nur mit einem Handtuch oder einer ganz weichen Bürste, besser ist ein Lappen, zu reinigen.

Umstritten ist noch, ob die Anlage zur Mauke vererbt wird. Sicher ist aber, dass diese Erkrankung von entsprechenden Haltungs- und Pflegefehlern begünstigt wird, und das muss nicht sein.

Kühlung

Die Pferdebeine sind mit Recht die meist umsorgten Körperteile des Pferdes. Der Pferdeorganismus neigt bei geringsten Überanstrengungen und winzigen Zerrungen, die vom Reiter meist nicht erkannt werden, zu einer recht heftigen Gegenreaktion.

Die Heilvorgänge verlaufen zum Teil so heftig, dass sich der Körper mit einem Zuviel letztlich schadet.

Das äußert sich in Wucherungen an den verletzten Knochen und Schwellungen der überbeanspruchten Sehnenscheiden und Sehnen. Insofern sind auch bei einem gesund erscheinenden Pferd nach einer Anstrengung Vorbeugemaßnahmen angezeigt, vor allem dann, wenn die Gliedmaßen extrem stark beansprucht wurden oder wenn das Pferd schon einen Schaden an einer bestimmten Stelle hatte (zum Beispiel Sehnenscheidenentzündung, erkennbar an der Sehnenverdickung, oder an Gallen).

Die überschießende Gewebereaktion kann durch eine Kühlung des betroffenen Gebietes gemindert werden. Am wirksamsten ist das Abspritzen mit kaltem Wasser.

Man kann auch Kühlpackungen, wie man sie in der Kühlbox verwendet (in Apotheken erhältlich), mit einer Wollbandage anlegen.

Von Kühlgels ist abzuraten, da sie unter Umständen aggressive Wirkstoffe enthalten.

Entzündungen der Beugesehnen sind bei Pferden als „Berufskrankheit" zu bezeichnen. Sie entstehen durch forcierte Anstrengungen, Trainingsfehler, durch Anschlagen an die gespannte Sehne oder Quetschungen. Auch fehlerhafter Beschlag oder abnorme Stellung der Hufe prädisponieren eine Sehnenerkrankung. Leichte Erkrankungen sind in drei bis vier Monaten heilbar. Prophylaktisch kann man die Sehnen mit verdünntem Obstessig einreiben. Auch nach ausgestandener Erkrankung ist die Kühlung mit Wasser oder die Einreibung mit verdünntem Obstessig nicht falsch.

Gamaschen, Bandagen und Springglocken

Ob die Beine eines Pferdes mit Gamaschen oder Glocken geschützt werden sollten, hängt von den Umständen ab.

Auf dem Anhänger trägt das Pferd vorsichtshalber Transportgamaschen, um zu vermeiden, dass es sich bei einer Unebenheit im Straßenasphalt, beim plötzlichen Bremsen, aufgrund überhöhter Fahrgeschwindigkeit oder bei Ausweichmanövern selber tritt oder gegen die Anhängerwand schlägt.

Boxengamaschen tragen Pferde, bei denen durch Wärmebildung die Blutzirkulation in Gang gehalten werden soll. Vorwiegend ältere Pferde neigen

Angestrengten Pferdebeinen hilft der kühle Wasserstrahl.

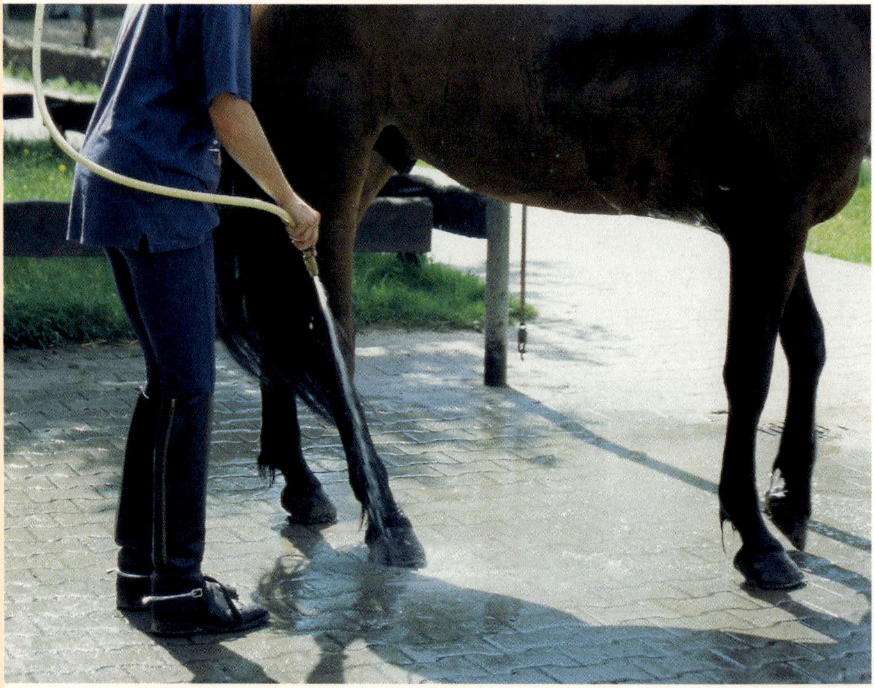

zu angelaufenen Beinen bei Boxenhaltung und zu dadurch bedingter, anfänglicher Steifheit. Können betroffene Tiere nicht in eine bewegungsfördernde Haltung umgestellt werden, sind korrekt angelegte Stallbandagen aus Wolle oder Stallgamaschen ratsam.

Die Wollbandagen werden mit Pads (Viereckklappen aus weichem, flauschigen Material) unterlegt, damit es nicht zum Strammziehen und Abschnüren der Blutzirkulation kommt. Man beginnt in der Beinmitte, wobei ein Zipfel der Bandage über die erste Windung geschlagen wird. Damit verhindert man das Lösen der Bandage. Dann führt man die Bandage nach unten, umschließt den Fesselkopf und führt die Bandage in gleichmäßigen Windungen wieder nach oben, wo sie mittels Klettverschluss geschlossen wird. Es ist darauf zu achten, dass auch in den Unterlagen keine Faltenbildung entstanden ist, die ebenfalls die Blutzirkulation stoppen könnte. Einfacher zu handhaben, aber auch teuer sind die Stall- oder Boxengamaschen.

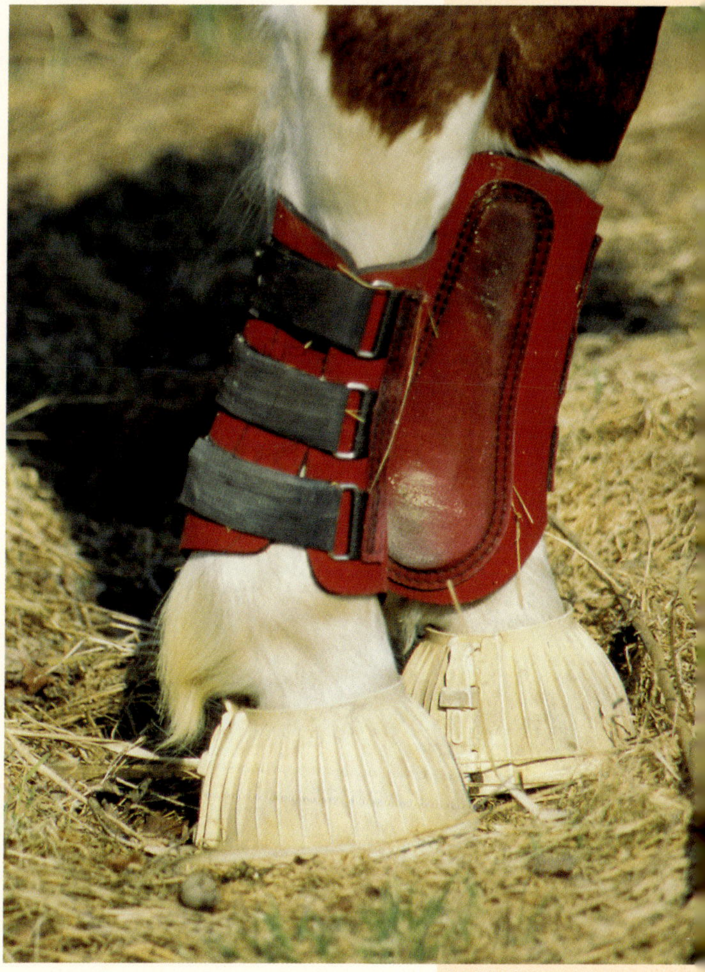

Brauchen Pferde Gamaschen und Springglocken? Jein …

Wärme oder Kälte?

Eine entzündete, warme, geschwollene, schmerzhafte Region muss mit Kälte behandelt werden, eine alte, inzwischen kalt gewordene, nicht mehr schmerzhafte Erkrankung mit Wärme.

Hierfür gibt es Wärmekompressen (paraffingefüllte Plastikbeutel, die vorher in heißem Wasser erwärmt werden) und am Pferdebein heilend wirken.

Gesunde Pferde brauchen weder Gamaschen noch Bandagen, es sei denn, das Pferd neigt dazu, sich selber zu treten. Dann ist es schon angeraten, Gamaschen anzulegen. Auch beim Springen kann das Pferd Gamaschen oder Springglocken tragen, damit Stöße gegen die Stangen oder Tritte mit den Hinterhufen gegen die Vorderbeine gemildert werden. Alle Gamaschen umschließen den Fesselkopf.

Zur Stützung der Sehnen kann man Reitbandagen aus einem elastischen Material anlegen. Diese Reitbandagen dürfen aber nur beim Reiten in der Halle verwendet und nicht nass werden. Werden sie nass, zieht sich das Material stramm und schnürt die Blutzirkulation ab. Außerdem scheuern sie und können Wunden am Bein entstehen lassen. Üben Sie das Bandagieren einige Male, bevor Sie damit reiten. Verheerend sind die Folgen sich lockernder oder lösender Bandagen während einer Dressuraufgabe, die Pferd und Reiter schon zu Fall gebracht haben. Sollten Sie unsicher sein, verwenden Sie lieber Reitgamaschen, auch wenn sie nicht die gleiche stützende Wirkung haben wie angelegte Bandagen.

Springglocken sollen verhindern, dass das Pferd sich beim starken Untersetzen mit der Hinterhand in den Ballen des Vorderhufes tritt oder mit dem hinteren Fuß ins Eisen des Vorderfußes greift und dieses abreißt. Es gibt auch Pferde, die sich allein beim Toben auf der Weide mit dem Eisen des einen Hinterfußes in den Kronrand des anderen treten. Auch solchen Pferden sollte man beim Weidegang, um keine bleibenden Schäden zu riskieren, zumindest vorübergehend Springglocken anlegen.

Erkrankungen der Gliedmaßen

Die Erkrankungen der Gliedmaßen spielen bei Pferden eine ganz erhebliche Rolle, da bei nicht rechtzeitiger oder unsachgemäßer Behandlung häufig Schäden auftreten, die dann später nicht mehr behoben werden können. Nichtbeschneiden der Hufe und unregelmäßiger Hufbeschlag begünstigen das Auftreten dieser Erkrankungen, von denen einige hier kurz angerissen werden sollen. Lahmheiten gehören sofort in die Hände eines Fachmannes!

Sehnenschäden zählen zu den unangenehmsten Berufskrankheiten eines Reitpferdes. Die Sehne besteht aus vielen mikroskopisch kleinen Fäserchen. Bei extrem starker Belastung, bei falscher Belastung, aber auch durch falschen Beschlag, falsche Hufstellung und äußere Einflüsse kann es zu Zerreißungen einzelner Fäserchen kommen.

Glatte Schnitte von Sehnen sind nur möglich als Folge der Verletzung durch einen scharfen Gegenstand (Glasscherbe, Drahtschlinge). Das Pferd ist hochgradig lahm.

Blutergüsse innerhalb der Sehne entstehen durch Tritte und Schläge auf der Weide, beim Rumpler mit einem anderen Pferd oder beim Reiten. In der Regel brauchen solche Blutergüsse eine intensive tierärztliche Behandlung über rund drei Monate; ein Weiterreiten und eigene Versuche der Behandlung führen oft zur Unbrauchbarkeit des Pferdes.

Teilzerreißungen sind die häufigsten Sehnenschäden und sehr ernst zu nehmen. Anfangs liegt oft nur eine geringe Lahmheit vor. Wird das Pferd weiter belastet, reißen auch die noch gesunden Fasern, und es kann zu einer Totalzerreißung kommen. So ein Schaden ist meist nicht mehr heilbar.

Erkrankungen der Gleichbeine und ihres Halteapparates sind ebenfalls häufig. Auf der Rückseite des Fesselgelenkes befinden sich beim Pferd zwei pyramidenförmige Knochen, die als Sesambeine im Halteapparat (Fesselträger) des Fesselgelenkes liegen.

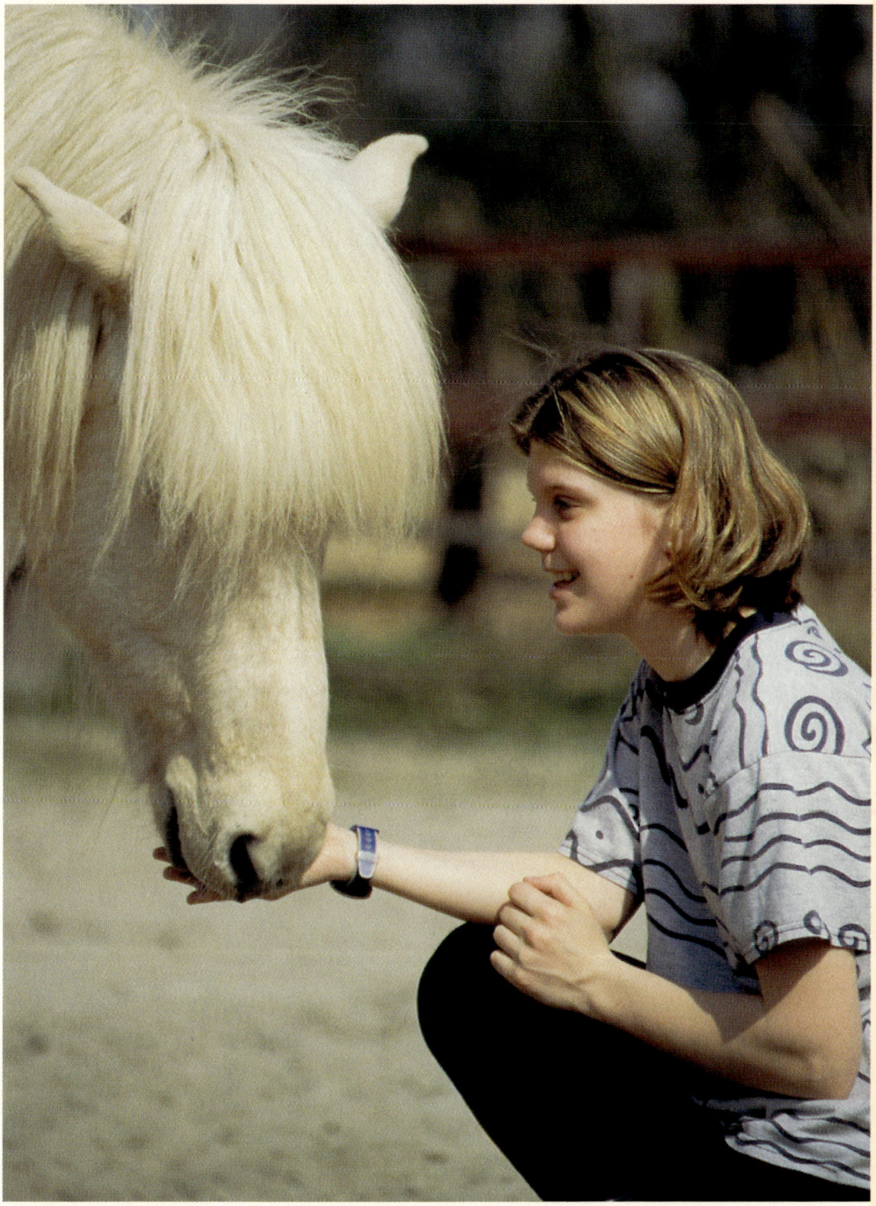

Liebhaben alleine genügt nicht: Die Vorbeugung von Lahmheiten gehört zu den Pflichten jedes Pferdebesitzers.

Lahmheiten, die durch die Erkrankung des Fesselhalteapparates bedingt sind, können ursächlich durch Erkrankungen der knöchernen Gleichbeine, ihrer Bänder, des so genannten Fesselträgers und der über die Gleichbeine verlaufenden Beugesehnen bedingt sein.

Gleichbeinlahmheit ist eine chronische, häufig wiederkehrende Stützbeinlahmheit, gekennzeichnet durch unvollkommenes Durchtreten im Fesselgelenk, steile Fesselstellung und Neigung zum Stolpern. Die hintere Partie des Fesselgelenks erscheint geschwollen und ist bei Druck schmerzhaft. Die Behandlung ist langwierig und bleibt oft erfolglos, eine Operation ist möglich. Eine empfehlenswerte Nachbehandlung ist ein mehrwöchiger Weidegang.

Als Krongelenkschale bezeichnet man die mit Knochenauftreibungen verlaufenden chronischen Entzündungsprozesse am Krongelenk. Sie entsteht nach Verstauchungen, Prellungen und Zerrungen sowie Dehnungen der Krongelenksbänder.

Auch abnorme Beinstellungen und ungleichmäßige Belastung sowie vernachlässigter Hufbeschlag können Veränderungen am Krongelenk verursachen. Die Behandlung ist schwierig. Lahmheiten, die nach Verstauchungen auftreten, sollten daher immer ernst genommen werden.

Spat ist ein Sammelbegriff für alle degenerativen Veränderungen des Sprunggelenks. Die Ursachen sind unterschiedlich: Erbanlage, fehlerhafte Aufzucht oder Belastung, Trauma. Der Beginn ist schleichend. Erste Anzeichen sind oft verkürzte Schrittbewegungen. Es kommt zur Versteifung der Gelenke, häufig aber damit auch zur Schmerzfreiheit.

Spezielle Spatbeschläge verhindern eine zu starke Belastung der erkrankten Gelenksanteile und begünstigen den Heilungsablauf.

Die Hufrolle bezeichnet den Mechanismus im Inneren des Hufes, bestehend aus dem im hinteren Bereich des Hufbeins angelagerten Strahlbein, dem Hufrollenschleimbeutel der tiefen Beugesehne sowie dem Hufgelenk- und Bänderapparat. Diese tiefe Beugesehne setzt am Hufbein an und zieht über das Strahlbein hinweg.

Der ganze Mechanismus dient der Verbesserung der Elastizität und hat eine Art Stoßdämpferfunktion. Beim Abstemmen der Gliedmaßen drückt sich der Pferdehuf mit der Hufspitze in den Boden ein. Je länger diese Spitze ist, umso mehr wird die Sehne über der Rolle gebogen und strapaziert, und umso mehr Druck wird auch auf die Unterlage, das Strahlbein, ausgeübt.

Beim übermäßigen Strapazieren kann es zu Auffaserungen der Sehne und infolge des zu großen Drucks zum Umbau der Knochenstruktur und damit zur langsamen Zerstörung des Strahlbeines kommen, zur Hufrollenentzündung.

Aber auch andere Ursachen können vorliegen: Die Anlage wird vererbt, Aufzuchtfehler und ungünstige Hufstellung sowie übermäßige Belastung im Springsport, aber auch in der Westernsportreiterei können Auslöser sein.

Der Ausdruck „Hufrolle" dient meist als Sammelbegriff für Veränderungen des Knochens, wie sie hier beschrieben sind, oder des Schleimbeutels der Sehne oder der Bänder. Der aufmerksame Reiter bemerkt erste Anzeichen in den Wendungen, oder das Pferd tritt bei langem Zügel auf Asphalt im Trab auffallend kurz. In der Ruhe stellt das Pferd abwechselnd das eine oder das andere Vorderbein nach vorn außen.

Im fortgeschrittenen Stadium ist es dem erfahrenen Tierarzt möglich, einen – sehr umstrittenen – Nervenschnitt vorzunehmen, bei dem zwei Nerven dicht über dem Huf durchtrennt werden. Diese Operation empfiehlt sich nur bei älteren Pferden.

Das Tier ist für einige Zeit schmerzfrei, jedoch ist die Ursache nicht behoben, sondern die Erkrankung schreitet fort.

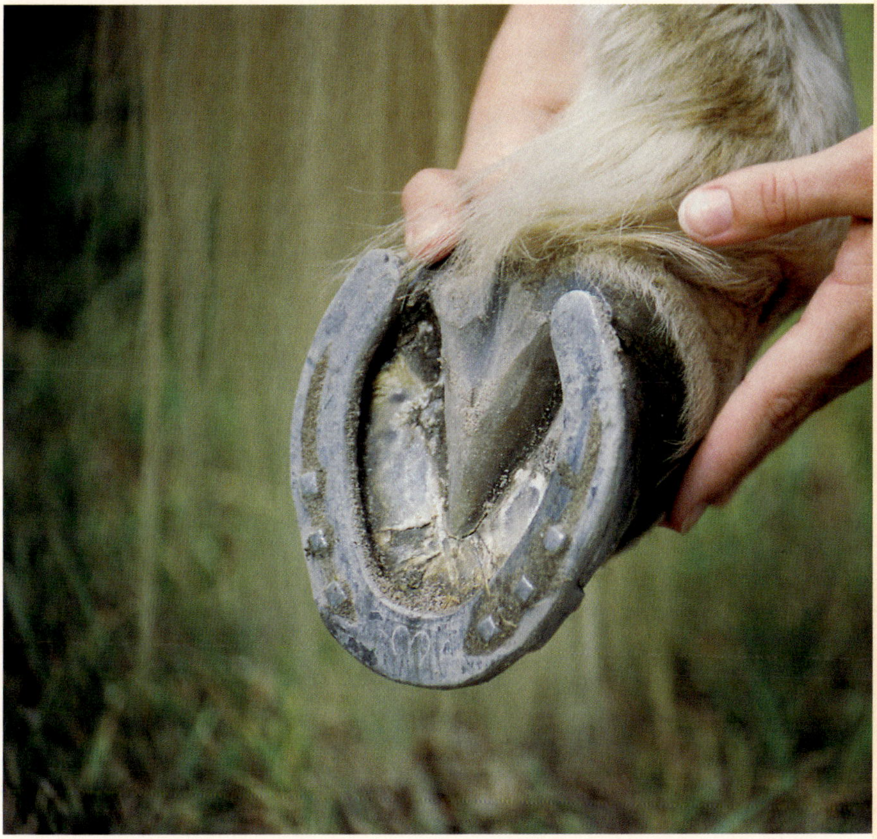

Der Huf: Unersetzbare Basis jedes Pferdelebens!

Der Huf

Sehr viele Pferde haben Probleme mit den Hufen. Die Gründe sind vielschichtig. Zum einen kann es falsche Haltung sein, zum anderen falsche Pflege, Belastung, Fütterung oder auch auch ein falscher Hufbeschlag.

Der Pferdehuf, ein äußerst empfindsames Gehwerkzeug aus Horn, Knorpel und Knochen, wird von Hunderten feiner Blut- und Nervenbahnen durchzogen. Das Pferd hängt praktisch im Huf durch die enge Verbindung zwischen Hufbein und Hornkapsel. Diese Verbindung wird von der Huflederhaut gebildet.

Fohlen werden mit einer weichen Schutzhaut um die Hufe geboren, damit sie die Fruchtblase nicht verletzen. Aber bald nach der Geburt fällt sie ab, und nur einige Minuten später steht das Fohlen auf den Beinen und könnte, wenn wild geboren, schon nach wenigen Stunden mit der Mutter fliehen. Beim Pferd fangen die Hufe bei jeder einzelnen Bewegung das gesamte Pferdegewicht von rund 400 bis 700 Kilogramm plus Reitergewicht ab. Man kann sich also gut vorstellen, wie wichtig das korrekte Abrollen des Hufes für den gesamten Sehnenapparat ist.

Spätestens alle fünf bis sieben Wochen müssen Pferde zum Hufschmied, auch wenn die Eisen noch fest sitzen.

Hufbeschlagsverordnung
Der Entwurf liegt vor und soll voraussichtlich im Herbst 2005 verabschiedet werden.
I. Abschnitt, § 1
Geltungsbereich und staatliche Anerkennung als Geprüfter Hufbeschlagschmied, als Hufbeschlagschule sowie als geprüfter Hufbeschlaglehrschmied
1) Diese Verordnung gilt für die Ausübung des Huf- und Klauenbeschlags. Hierunter fällt die Gesamtheit aller technischen Verrichtungen, die dem Schutz und der Gesunderhaltung des Hufes oder der Klaue und damit der Erhaltung der Leistungsfähigkeit des Bewegungsapparates sowie der Gesamtgesundheit des Tieres dienen.
2) Die selbständige Ausübung der Tätigkeiten des Huf- und Klauenbeschlags darf nur nach einer staatlichen Anerkennung als Geprüfter Hufbeschlagschmied/Geprüfte Hufbeschlagschmiedin erfolgen.
3) Als Geprüfter Hufbeschlagschmied darf nur anerkannt werden, wer nach der Teilnahme an einem Vorbereitungslehrgang an einer Hufbeschlagschule die Hufbeschlagprüfung bestanden hat.
Weiter heißt es in § 3 „Zulassung zur Prüfung“:
Zur Hufbeschlagprüfung ist zuzulassen, wer
1. über eine erfolgreich abgeschlossene Berufsausbildung oder eine vergleichbare Qualifikation verfügt,
2. den Besuch eines anerkannten Einführungslehrgangs vor Aufnahme einer praktischen Tätigkeit bei einem anerkannten Hufbeschlagschmied nachweist und
3. über einen Zeitraum von min. 2 Jahren bei einem anerkannten Hufbeschlagschmied, der nach der staatlichen Anerkennung als Hufbeschlagschmied seit min. 3 Jahren ein Hufbeschlagunternehmen betreibt, versicherungspflichtig hauptberuflich beschäftigt war, sich in diesem Zeitraum in den einschlägigen Tätigkeiten eines Hufschmieds eingearbeitet und diese unter Aufsicht ausgeübt hat.
4. den Besuch eines Vorbereitungslehrgangs an einer Hufbeschlagschule nachweist.
Die Zulassung ist zu versagen, wenn Tatsachen vorliegen, aus denen sich ergibt, dass der Antragsteller die für die Ausübung des Hufbeschlags erforderliche Zuverlässigkeit nicht besitzt, insbesondere, wenn er sich schwerer Verstöße gegen Vorschriften des Tierschutzes schuldig gemacht hat.

Das Horn ist in diesem Zeitraum ungefähr einen Zentimeter nachgewachsen; in etwa einem Jahr hat sich der gesamte Huf vom Horn her also einmal komplett erneuert. Das Horn muss nach spätestens sieben Wochen gekürzt, die abgelaufenen Eisen müssen erneuert werden. Hufbeschlag ist

Feinmechanik. Es kommt auf jeden Millimeter an. Wer einen guten Hufschmied erwischt hat, ist ein Glückspilz.

Viele Hufschmiede nehmen keine neuen Kunden mehr an, die Wartezeiten sind lang, sodass die Hufe nicht mehr, wie von Fachleuten empfohlen, alle fünf bis sieben Wochen bearbeitet werden, sondern in wesentlich größeren Abständen, was dann wiederum zu ausgebrochenen Tragerändern, Sehnenschäden und anderen Mängeln führen kann. Bei Schwierigkeiten an Hufen und Beinen sollten Sie sofort sowohl Ihren Tierarzt als auch Ihren kompetenten Hufschmied konsultieren.

Sie sollen nicht selber zur Tat schreiten, Sie sollten jedoch erkennen können, ob Ihr Hufschmied Ihr Pferd richtig behandelt, ob zu viel Horn weggeschnitten wurde, ob die Eisen zu eng oder zu kurz angelegt wurden, wie viele Nägel verwendet wurden. Darüber kann man sich ein Grundwissen aneignen und sich mit dem Schmied besprechen.

Wie sich der Huf entwickelt, wird schon im Fohlenalter bestimmt. Die ersten Lebensmonate entscheiden über das spätere Pferdeleben.

Natürlich gibt es Veranlagungen bei einigen Pferderassen und Typen, die erblich sind.

In den Reitsportgeschäften finden sich ganze Regale voll mit den unterschiedlichsten Produkten, die alle die positiven Auswirkungen auf den gesunden Pferdehuf loben. Lassen Sie sich nicht blenden. Maximal kann man das gesunde Wachstum am Kronrand beeinflussen.

Wenn die Haltung optimal ist, die Fütterung gut, das Pferd vernünftig gearbeitet wird und die Hufe regelmäßig von einem guten Schmied bearbeitet werden, haben Sie die besten Voraussetzungen für eine Gesunderhaltung des Hufes geschaffen.

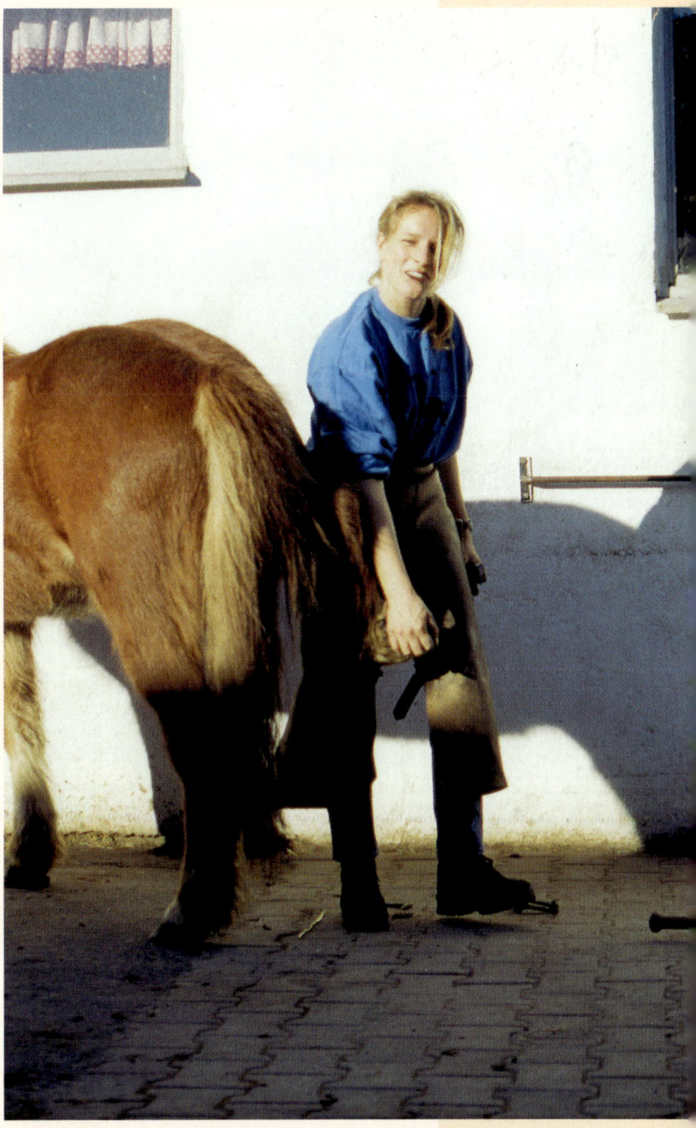

Glücklich, wer einen guten Hufschmied hat.

Holzteer sollte aus allen Regalen verschwinden. Holzteer wurde früher verwendet. Holzteer dichtet den Huf luftdicht ab und lässt ihn nicht atmen, die Bakterien können sich aber ungehindert vermehren.

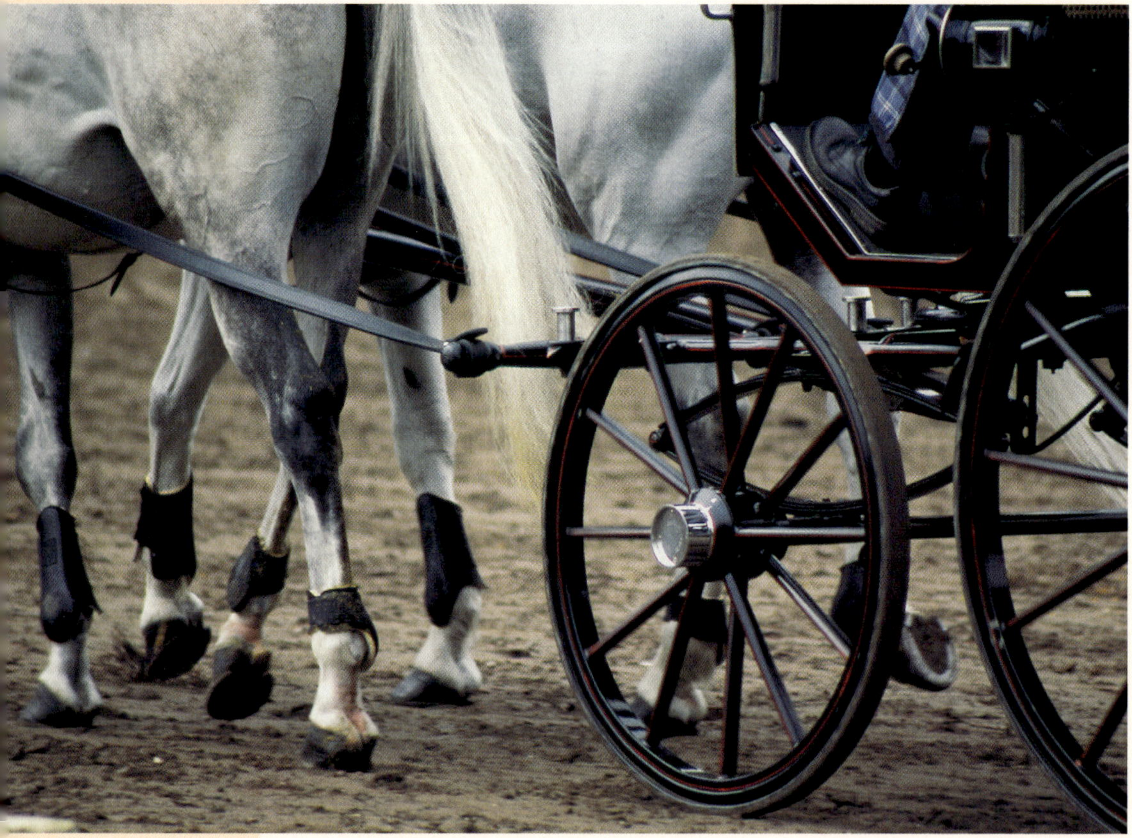

Liebhaben alleine genügt nicht: Die Vorbeugung von Lahmheiten gehört zu den Pflichten jedes Pferdebesitzers.

Der Hufmechanismus

Die Hornteile des Hufes werden vom Kronsaum aus ständig neu gebildet und nach unten geschoben.

Bei beanspruchten Hufen geschieht dieses Nachwachsen schneller und ist das Horn stabiler als bei wenig beanspruchten Hufen. Bei jedem Schritt verändert der Huf seine Form. Das bewirkt der Hufmechanismus.

Bei einem gut funktionierenden Hufmechanismus hat das Pferd einen elastischen Gang.

Je mehr sich ein unbeschlagenes Pferd auf unterschiedlichen Böden bewegt, umso mehr wird der Hufmechanismus und damit die Durchblutung und Ernährung der Huflederhaut angeregt. Das Horn wächst schneller und wird fester. Die Blutzirkulation wird gefördert, da die Hornkapsel wie eine Saug- und Druckpumpe auf das stark durchblutete Hufinnere einwirkt. Beim in der Box stehenden Pferd wird der Hufmechanismus also nicht trainiert. Der Huf des längere Zeit zwangsweise nicht bewegten Pferdes wächst daher mehr röhrenförmig vom Kronsaum in Richtung Tragrand; ein Zwanghuf kann entstehen.

Hufe pflegen – aber richtig!

Auch gute, trockene Einstreu oder falsche Nagelung können die Hufe stark austrocknen. Dadurch leidet der Hufmechanismus, und die Hufe wachsen in den Trachten enger nach. Im Huf findet eine Austrocknung statt. Feuchtigkeit muss jedoch eindringen können. Feuchtigkeit heißt allerdings nicht Urin aus ungepflegten Ställen, sondern Wasser.

Bei Stallpferden hilft nur das häufige Waschen (das allerdings auch nicht unumstritten ist), damit die nötige Feuchtigkeit in das Hufhorn gelangt. Die Hufsohle wird mit Wasser gereinigt, aber nicht gefettet. Gefettet werden kann der Kronrand und aus ästhetischen Gründen in Ausnahmefällen die Hufwand.

Beim Kronrand achtet man darauf, speziell bei der Verwendung von Lorbeeröl, nicht die Saumrandhaare zu fetten, da dort an der empfindlichen Stelle schon manchmal Hautreizungen auftreten können.

Die Hufkontrolle vor und nach der Arbeit gehört zum täglichen Ablauf im Umgang mit dem Pferd. Selbst wenn man einmal nicht die Zeit haben sollte, das Pferd zu putzen – das kann man am nächsten Tag nachholen –, die tägliche Hufkontrolle, Reinigung und eventuelle Behandlung muss immer sein.

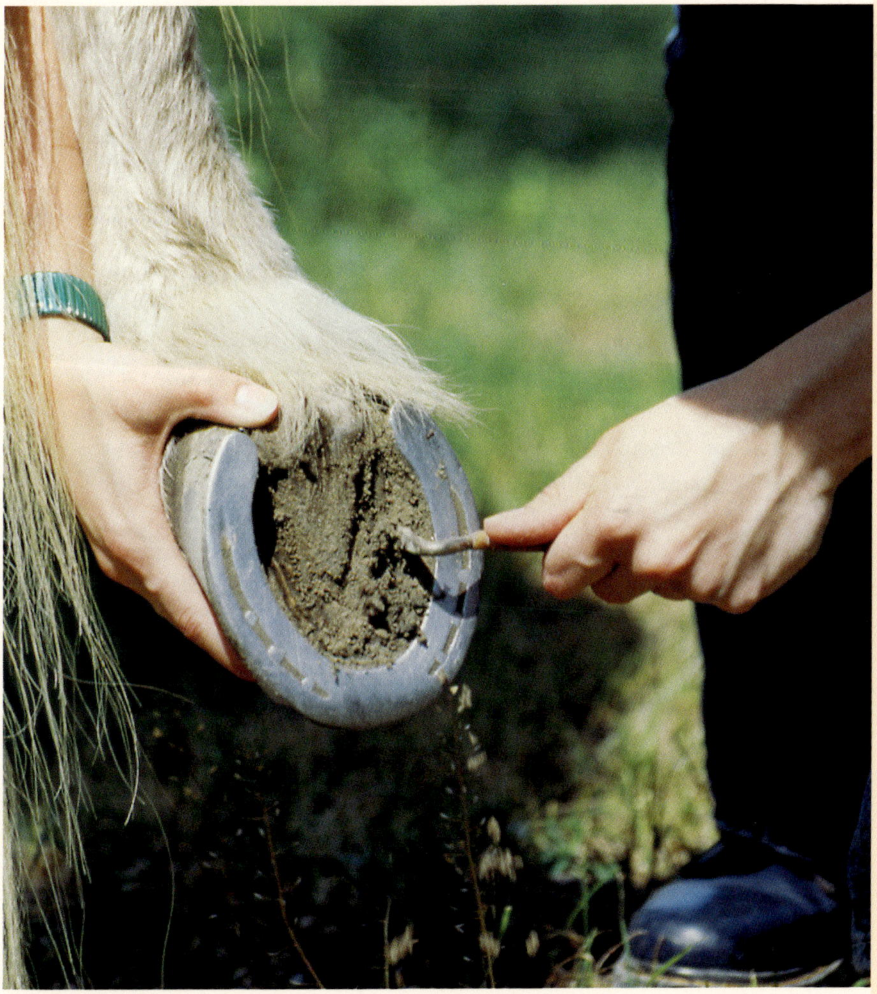

Die Kontrolle der Hufe gehört zu den täglichen Pflichten des Pferdehalters.

Hufe fetten: Kosmetik oder mehr?

Den gesunden Huf braucht man nicht zu fetten. Auf Turnieren oder Schauveranstaltungen fettet man die Hufe, um sie glänzend und besonders gepflegt erscheinen zu lassen. Umstritten ist die These, Hufe seien nur nach dem Anfeuchten mit Wasser einzufetten. In jedem Falle dichtet das Fett den Huf ab, der also nicht mehr atmen oder Umgebungsfeuchtigkeit aufnehmen kann. Man hält den Kronrand, weil von dort das Wachstum ausgeht, geschmeidig. Dazu nimmt man etwas Fett auf eine weiche Zahnbürste oder noch besser auf den Finger und massiert es in den Kronrand ein. Fest steht, dass bei Boxenpferden der normale Huf eher dazu neigt, hart zu werden. Einen harten Huf zu bearbeiten ist für den Schmied nicht einfach, da der Huf zum Splittern neigt.

Für das Waschen der Hufe gilt: Wenn überhaupt, dann bitte vorsichtig.

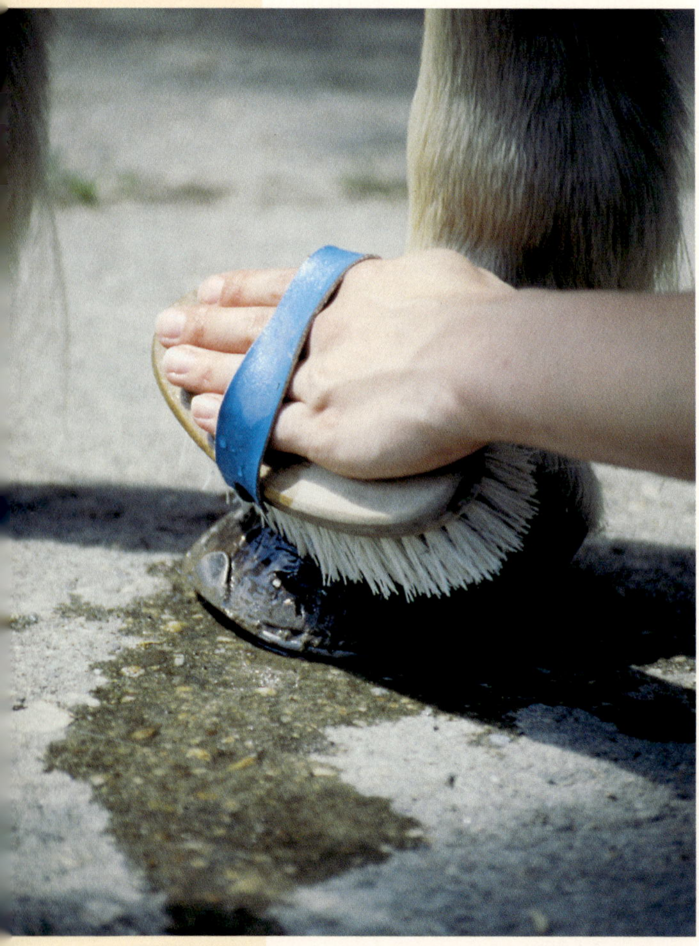

Kontrolle ja, Pflege lieber zu wenig als zu viel, sollte die Devise lauten. Da sieht man manchmal die Reiter mit Wasser, Seifenschaum und Bürste verbissen auf dem Huf herumschrubben, bis wirklich kein Sandkörnchen mehr zu sehen ist. Bei diesen Aktionen kann einem Angst und Bange werden. Verletzt man die Glasurschicht, mit der der Huf überzogen ist, oder die äußere Hornschicht, nimmt man dem Huf die natürliche Schutzschicht. Er wird rissig, brüchig und empfänglich für das Eindringen aller möglichen Fremdkörper. Verletzt man den Kronrand (vergleichbar mit unserem Nagelbett), ist das nicht nur schmerzhaft, sondern das Hornwachstum wird gestört. Es genügt also der nicht zu scharfe Wasserstrahl, um Erde und Schmutz abzuspülen. Will man ein übriges tun, nimmt man eine weiche Bürste (für den Kronrand einen Schwamm) und entfernt den möglichen Rest. Mit dem Wasserstrahl kann man von hinten auch unter die Hufe spritzen.

Neben dem Kronrand ist der Hufstrahl der anfälligste Teil des Hufes. Zur Reinigung der äußeren und inneren Strahlfurchen benutzt man den Hufkratzer und achtet sehr genau darauf, ob sich nicht auch nur das kleinste Steinchen in der Furche versteckt hat. Bei unbeschlagenen Pferden muss auch auf kleine Steinchen im Bereich der weißen Linie geachtet werden.

Bei der Hufreinigung erkennt man, ob der Strahl sauber, trocken und trotzdem elastisch ist oder ob sich Strahlfäule bildet. Dann steigt ein fauliger Geruch in die Nase und am Finger, mit dem man die Strahlfurche kontrolliert, haftet ein weißer Belag. Strahlfäule ist ein ernst zu nehmendes Problem und muss an der Ursache bekämpft werden, denn in der Strahlfurche haben sich Bakterien angesammelt, die irgendwoher gekommen sind. Das können sein: Eine nicht hygienische Boxenunterlage, ein mit Pferdekot zersetzter Hallenboden, ein nicht abgesammelter Paddock (Schlamm allein ist nicht bedenklich) oder sich anbahnende Erkrankungen. Bemerkt man an nur einem der Hufe eine Strahlfäule, bedeutet das meist Komplikationen an dem Bein, da das Pferd die Beine einseitig belastet. Die Ursache muss auf jeden Fall schnellstens erkannt und behoben werden.

Pferde, die zu Zwanghufen neigen, also in den Trachten besonders eng sind, oder solche, die einen Hohlhuf haben, sind eher prädestiniert für

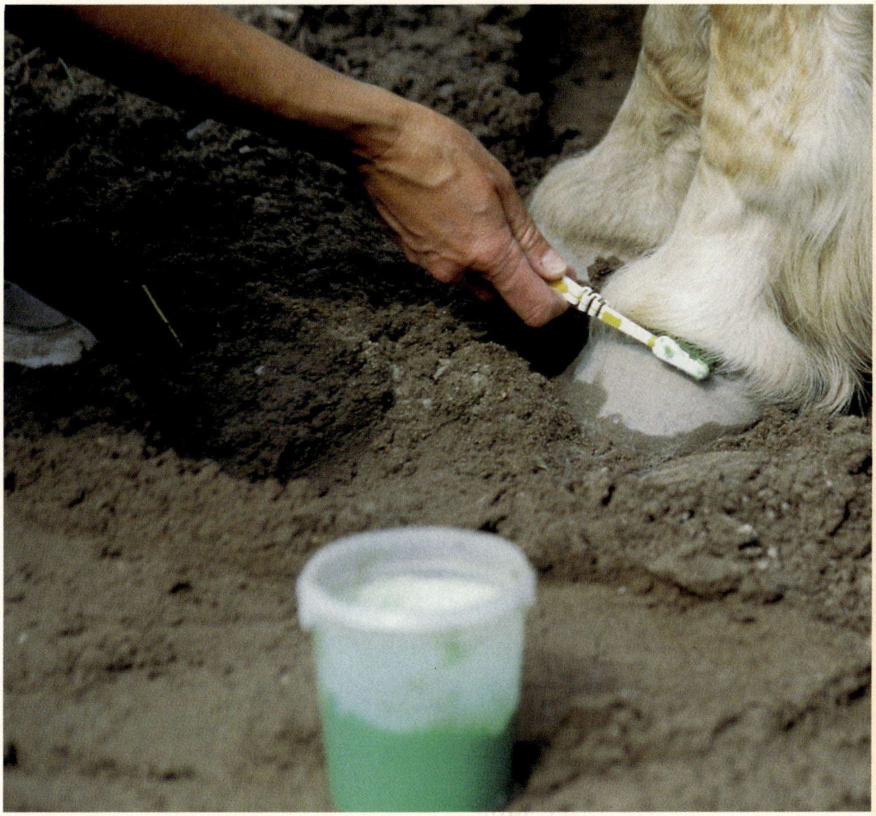

Der Kronrand, nicht der gesamte Huf, kann eingefettet und dadurch geschmeidig erhalten werden.

Strahlfäule als andere mit einem breiten Huf. Eine andere Ursache kann auch ein zu scharfer Hufkratzer sein, mit dem man die Strahlfurche verletzt und dadurch das Eindringen der Bakterien ermöglicht.

Bei einer Strahlfäule im Anfangsstadium kann man versuchen, mit einer zehnprozentigen Ätherjodoformlösung die Bakterien hinauszuschwemmen. Man kann eine neue Verschmutzung dadurch vermeiden, dass man einen Wattebausch mit dieser Ätherlösung tränkt und in die mittlere Strahlfurche hineinpresst. Erst wenn man sicher ist, dass die Bakterien vernichtet sind, der faulige Geruch verschwunden ist und auch kein weißer Belag mehr sichtbar wird, kann man mit antiseptischen Mitteln, im Handel oder beim Tierarzt erhältlich, nachbehandeln. Wenn die Bakterien jedoch schon zu tief eingedrungen sind und man nicht sicher ist, alle Stämme vernichtet zu haben, muss der Schmied oder Tierarzt den Huf an der entsprechenden Stelle aufschneiden, um ein Fortschreiten der Entzündung zu verhindern.

Auch eingetretene Steinchen, die die Hufsohle verletzen, können Bakterien eindringen lassen und Hufgeschwüre verursachen.

Besonders schwierig gestaltet sich die Kontrolle und Säuberung der Strahlfurche bei Pferden mit orthopädischem Beschlag, beispielsweise bei Rund- oder Stegeisen, die die Strahlfurche bedecken. Diese Eisen muss der Schmied so anlegen, dass zwischen Hufsohle und Steg noch Platz ist, damit man mit dem Hufkratzer darunterfahren kann. Bei dem geringsten Verdacht muss das Eisen heruntergenommen werden, um den Strahl zu kontrollieren.

Wann braucht ein Pferd einen Hufschutz?

Die meisten Pferdehalter und Bereiter sind heute der Meinung, dass ein Pferd im Sport, also eines, das an Turnieren teilnimmt, ohne Eisen keine gute Leistung erbringen kann. Das ist nicht richtig. Denken wir einmal zurück: Noch vor wenigen Jahren wurden Spring- und Dressurprüfungen mit Pferden ohne Eisen geritten. Die Hufe waren in gutem Zustand. Heute müssen leider die meisten Pferde Eisen oder einen alternativen Hufschutz haben. Eisen braucht ein Pferd, wenn die Hornqualität nicht stabil genug ist und sich das barfuß laufende Pferd die Füße zu kurz laufen würde. Dann würde es anfangen, klamm zu gehen. Weitere Gründe für einen Beschlag sind gewisse Erkrankungen oder Stellungsfehler.

Das normale Eisen, das immer seitlich einen Millimeter breiter sein muss als der Huf, ist lediglich ein Schutz für die Hornwand, die Trachten, für den Huf im Allgemeinen. Reitet man vorwiegend in der Halle, wird das Pferd nur auf weichem Boden gearbeitet oder beeinflusst man über die Haltung das Hufwachstum so, dass es den reiterlichen Ansprüchen genügt, können die meisten Pferde gut ohne Eisen laufen. Allerdings kann die Hufform eine Rolle spielen: Der Vorderhuf hat infolge seiner Auffangfunktion für die Last eine rundere Form als der Hinterhuf und etwas flachere Trachten. Ein gut gebauter Huf hat hartes Wandhorn und eine gewölbte Sohle. Fehlt die Wölbung, wie das bei flachen Hufen der Fall ist, sind Quetschungen der Sohle mit Steingallenbildung und Lahmheiten möglich. Bei

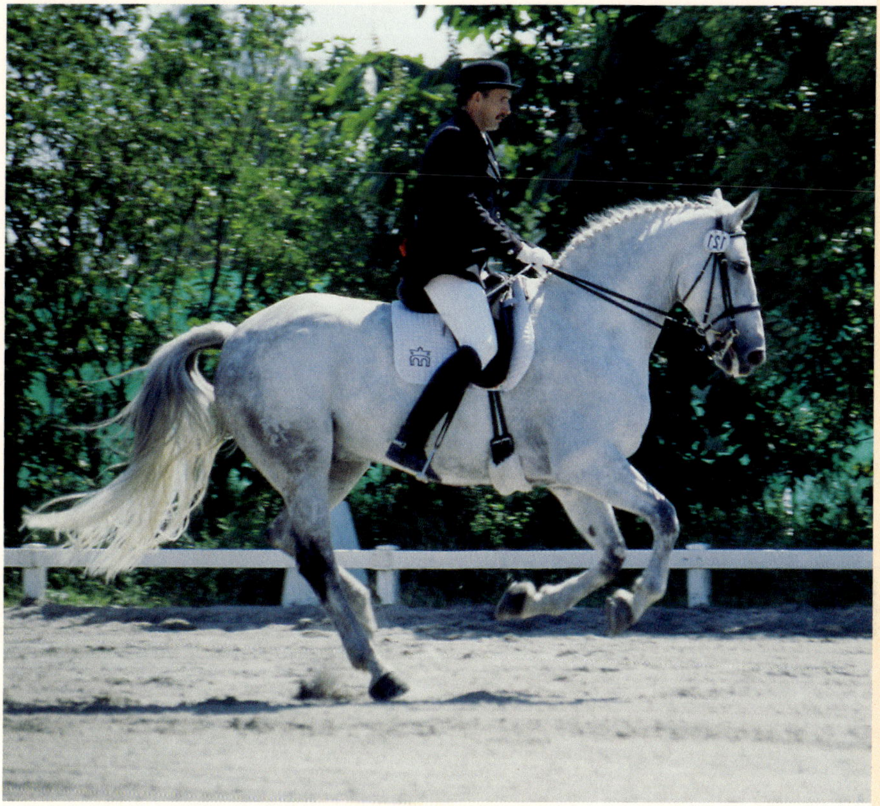

Früher war es durchaus üblich, dass Turnierpferde barfuß starteten.

einem flachen Huf hält das Eisen manchen Druck ab.

Und noch ein Hinweis: Viele denken nicht daran, wenn sie für einen Gelände- oder Wanderritt oder eine Geländeprüfung nennen, vorsichtshalber vom Schmied Eisen mit Löchern für eine Stollenbefestigung anlegen zu lassen. Schon manche Prüfung oder mancher Ritt ist durch dieses Vergessen buchstäblich ins Rutschen geraten. Jedoch sind diese Stollen unmittelbar nach der Prüfung oder dem Ritt wieder zu entfernen, da sich das Pferd daran verletzen könnte.

Obwohl es immer zu befürworten ist, dass ein Pferd barfuß geht, damit sich das Horn ganz natürlich regenerieren kann, gibt es ebenfalls gute Gründe zum Schutz des Horns. Grundvoraussetzung für einen Eisenbeschlag ist allerdings, dass das Pferd sich darauf wohlfühlt. Eisen sind heute nur eine, wenngleich noch immer die gängigste, Methode, Hufe zu schützen. Erhältlich sind auch Hufschuhe für den temporären Einsatz sowie Eisen aus Kunststoff zur festen Anbringung.

Korrektur von Stellungsfehlern

Stellungsfehler können durch jahrelangen falschen Beschlag entstehen oder angeboren sein. In letzterem Fall kann eine Korrektur nur in den ersten fünf bis sechs Lebensmonaten vorgenommen werden. Allerdings bedürfen alle diese Korrekturen im Fohlenalter der genauesten Kontrolle.

Der Bockhuf ist durch steile Trachten und Zehenwände sowie eine zu steile Stellung gekennzeichnet. Wenn keine erblichen Voraussetzungen dafür vorliegen, können trockene Weiden schon beim Saugfohlen durch das starke Abnutzen der Zehe zu frühzeitiger Bockhufbildung führen. Rechtzeitiges Kürzen der Trachten kann dem Übel vorbeugen, und leichte Halbmondeisen an der Zehe können deren übergroße Abnutzung verhindern.

Es ist ein großer Irrtum, es dem Fohlen so bequem wie möglich zu machen und es in einer Laufbox bis zum Hals in Stroh stehen zu lassen. Für eine normale Entwicklung braucht es viel Bewegung auf unterschiedlichen Böden. Alle Korrekturen sollten nur bei Fohlen bis zu einem halben Jahr vorgenommen werden, später nicht mehr.

Hat man ein erwachsenes Pferd mit einem Stellungsfehler, soll man es so laufen lassen. Es gibt Pferdebesitzer, die vom Schmied verlangen, dass er diesen Schönheitsfehler behebt. Ein verantwortungsbewusster Schmied lehnt diese „Schönheitsoperation" ab. Wenn ein Pferd seit Jahren „über den großen Onkel" läuft, sollte man es mit Rücksicht auf den gesamten Bewegungsapparat so laufen lassen. Man kann über das Eisen eine Menge bewirken und muss sich davor hüten, dem Pferd die Knochen zu verdrehen.

Als ungünstig für die Entwicklung des nötigen Schubs gilt bei der Hinterhand das zu weit nach hinten herausgestellte Hinterbein, bei dem die an den Sitzbeinhöckern angelegte Vertikale nicht den hinteren Rand der Ferse, sondern den vorderen Rand der Hinterröhre treffen würde.

Bei der normalen Stellung sollen die Hinterbeine genau in der vertikalen Ebene stehen. Der Schmied hat die Möglichkeit, das Eisen entsprechend zu schmieden, aber er sollte immer versuchen, es dem Pferd so bequem wie möglich zu machen.

Man kann, wie gesagt, nicht versuchen, die Stellung, die das Pferd sich über Jahre angeeignet hat, auf einen Schlag zu zu korrigieren. Dabei würde man mehr Schaden anrichten als Gutes tun.

Bei jüngeren Pferden lassen sich Fehlstellungen in kleinen Schritten noch maßvoll beeinflussen. So eine Korrektur peu à peu geht nur bis zum zehnten Lebensjahr eines Pferdes, später ist auch davon abzuraten.

Die Meinungen gehen hier weit auseinander, aber viele Erfahrungen haben gezeigt, dass Pferde, die älter sind als zehn Jahre, am längsten laufen, wenn man ihre Stellungseigenheiten berücksichtigt; Fehlstellungen findet man auch bei den ganz großen Sportpferden.

Heiß- und Kaltbeschlag

Die meisten Schmiede beschlagen heiß und argumentieren, wenn sie das heiße Eisen anpassen und es im heißen Zustand schmieden, es mit größerer Exaktheit zu formen sei. Wenn der Schmied auf dem kalten Eisen herumhämmert, kann es vorkommen, dass er Zacken, Dellen und Ecken hineinarbeitet, die dann später wieder weggeschliffen werden müssen.

Das Argument, dass durch das heiße Anpassen des Eisens die Hornstruktur zerstört wird, ist unerheblich, da es sich nur um den Teil der Breite des Eisens handelt, das Anpassen selber nur einen Augenblick lang dauern sollte und anschließend das Eisen, bevor es aufgeschlagen wird, im kalten Wasser gekühlt wird.

Durch das Anpassen des heißen Eisens werden Unebenheiten in der Hufsohle markant und können noch entfernt werden.

Wichtig: Das heiße Eisen darf nur kurz zur Markierung angehalten werden! Steht man allerdings beim Aufbrennen des Eisens in einer Rauchwolke, dann wurde zu lange und intensiv aufgebrannt, und der Huf kann geschädigt werden.

Aufschlagen des Eisens

Nicht zuletzt aufgrund der unzureichenden Ausbildung zum Hufschmied wird vielerorts zu viel Horn weggeschnitten, Eisen werden zu eng oder zu kurz angelegt, und es werden zu viele oder zu dicke Nägel verwendet.

Mehr als sechs Nägel sind Unfug! Man muss sich vorstellen, dass so ein Nagel sehr stark ist und – falsch eingeschlagen – die ganze Hornwand zerstören kann. Der Nagel muss in der weißen Linie eingeschlagen werden.

Wichtig ist, dass der Nagel in gesundem, festem Horn sitzt, daher die richtige notwendige Pflege, denn nur so hat er die Möglichkeit, dem Eisen Halt zu geben. Die Austrittsstelle des Hufnagels soll senkrecht über dem Nagelkopf liegen. Wird ein Nagel zu weit außen, also zu flach angesetzt, kann die Hornwand aufplatzen und das Eisen hat keinen Halt. Verliert einmal ein Pferd ein Eisen, kann ein Schmied durch Wechseln der Nagelstärke das Eisen in den gleichen Löchern wieder befestigen.

Auch einem guten Schmied kann es einmal passieren, dass er einen Nagelstich oder Nageldruck produziert; „vernageln“ nennt man das. Wenn ein Pferd beim Einschlagen des Nagels zuckt, hat die Nagelspitze die Huflederhaut berührt (Nagelstich). Der Schmied merkt das in der Regel an der Art und Weise, wie der Nagel eindringt und das Pferd reagiert. Der Nagel muss sofort wieder entfernt werden. Kommt es dennoch vor, dass der Schmied es nicht bemerkt, weil das Pferd schon zuvor nicht ruhig stand, und es entsteht ein Nageldruck oder Nagelbrennen, ist der Nagel zu dicht an der Huflederhaut angesetzt worden, sodass diese gedrückt wird. Daraufhin

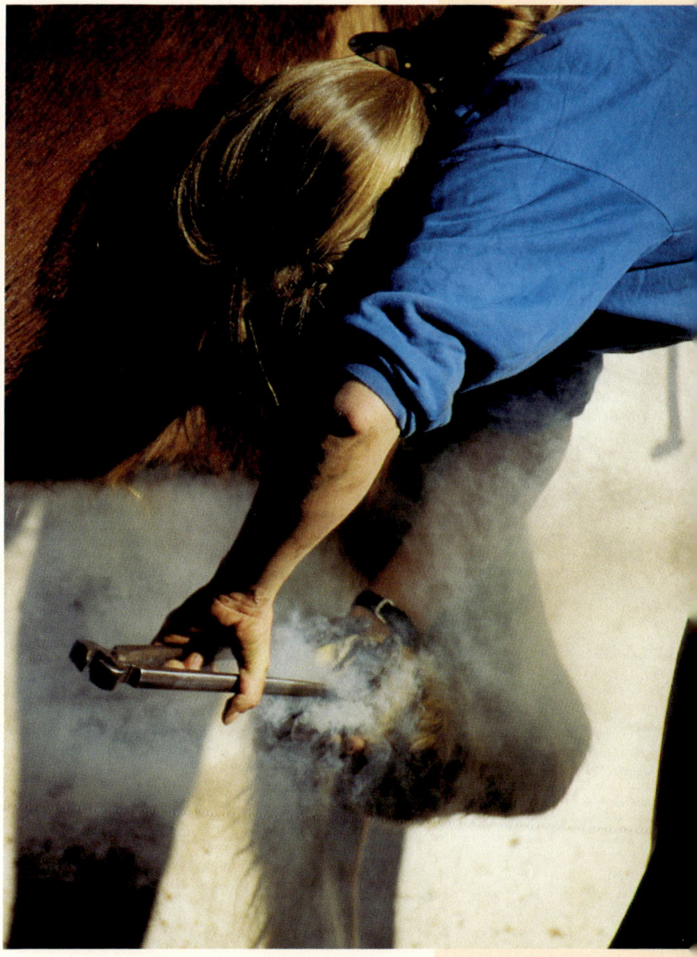

Beim korrekten Heißbeschlag wird das Eisen nur kurz aufgebrannt und vor dem Aufschlagen abgekühlt.

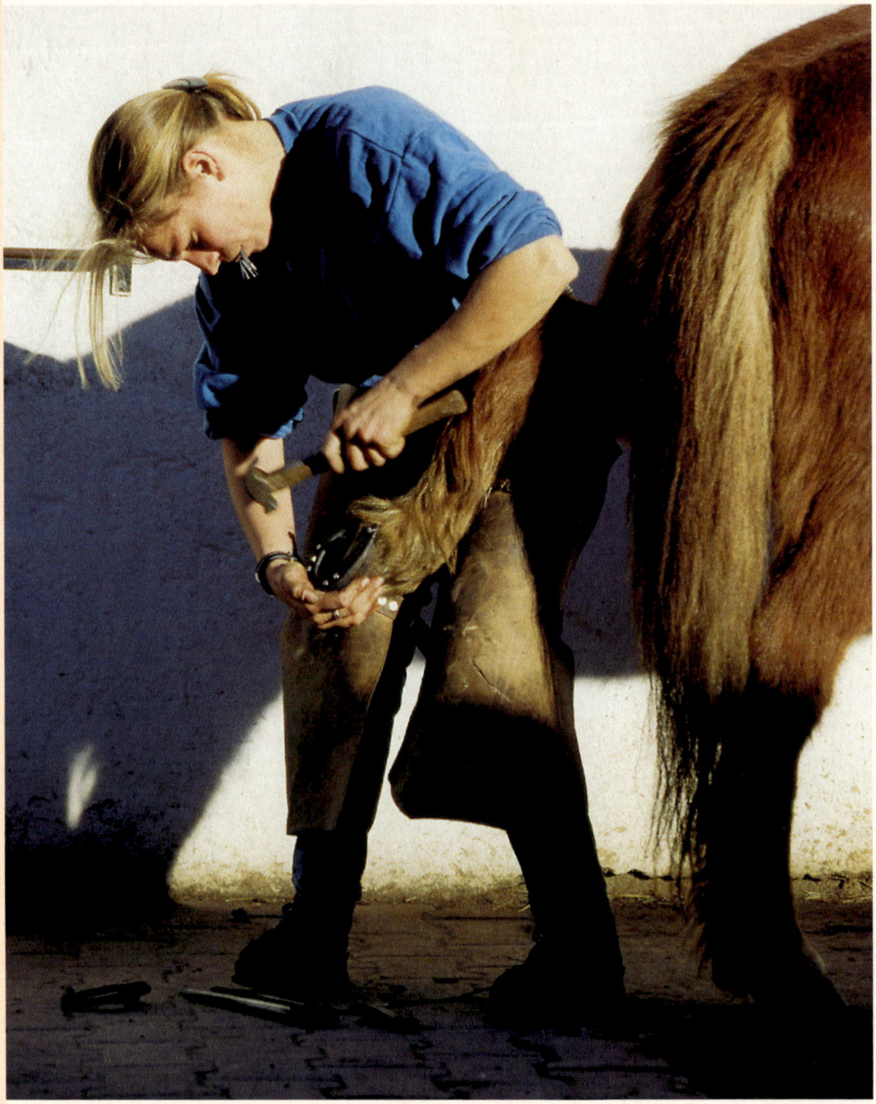

Die Hufnägel sitzen nur im vorderen Bereich des Eisens, die Schenkel bleiben frei.

setzt erst etwas später eine Lahmheit ein. Der Tierarzt kann im Zweifelsfall durch Abdrücken mit der Hufzange den verdächtigen Nagel erkennen und feststellen, ob ein Nageldruck entstanden ist, da das Pferd beim Abklopfen starke Schmerzen äußert.

Gesunde Pferde sollen nicht hinter der weitesten Stelle des Hufes genagelt werden. Der Hufmechanismus regelt die Bewegungsvorgänge im Hornschuh und sorgt für einen elastischen Gang. Der hintere Teil, hinter der breitesten Stelle, muss deshalb frei und beweglich bleiben. Das Eisen liegt hier nur an und wird durch die vorderen Nägel in seiner Form gehalten. Ganz wichtig sind das Umbeschlagen und die regelmäßige Hufkorrektur durch den Schmied alle fünf bis sieben Wochen.

Im Winter ohne Eisen?

Ob auf der Winterweide, auf dem Paddock, auf dem oft klumpenden, gefrierenden Hallenboden, der Winter bringt Probleme mit sich.

Wenn wir die Pferde also reiten wollen, sie zusätzlich einige Stunden täglich die gesunde, kalte Winterluft schnuppern sollen, die reiterliche Belastung oder Hornqualität ein Barfußlaufen aber nicht zulassen, gibt es nur eine Möglichkeit, nämlich Hufgrip einzulegen.

Hufgrip besteht aus Kautschuk, einem natürlichen Material, und bildet eine Art Wulst, die im inneren Bereich des Hufes, also von der Sohle her, über das Eisen geht und sich bewegt. Jetzt hat der klumpende Boden keine Chance mehr, sich im Eisen zu halten. Es handelt sich um höchstens zwei Beschlagsperioden, sodass die gelegentlich befürchtete eingeschränkte Bewegungsfreiheit des Hufmechanismus kurzzeitig eher in Kauf zu nehmen ist als eine Sehnenzerrung oder Schlimmeres.

Hufproblemen vorbeugen

Nicht die genetisch bedingten, jedoch viele andere Hufprobleme können durch ordnungsgemäße Pflege und geeigneten Hufschutz, durch richtige Fütterung und vernünftiges Training verhindert werden. Oftmals sind die Beschlagsperioden zu lang, was nicht immer die Schuld des Halters sein muss. Wie wir eingangs zu diesem Punkt lesen konnten, sind gute Hufschmiede Mangelware und hoffnungslos überbucht. Da kommt es schon vor, dass der Schmied versucht, mehrere Pferde aus den gleichen Stall auf einen Termin zu buchen. Diese Terminierung muss der Schmied langsam in zwei bis drei Beschlagsperioden planen, um alle zufriedenzustellen. Sicher, es gibt Zeiten, im Winter zum Beispiel, da wächst der Huf langsamer, es gibt aber auch Pferde, die sind ganzjährig schon alle viereinhalb Wochen fällig.

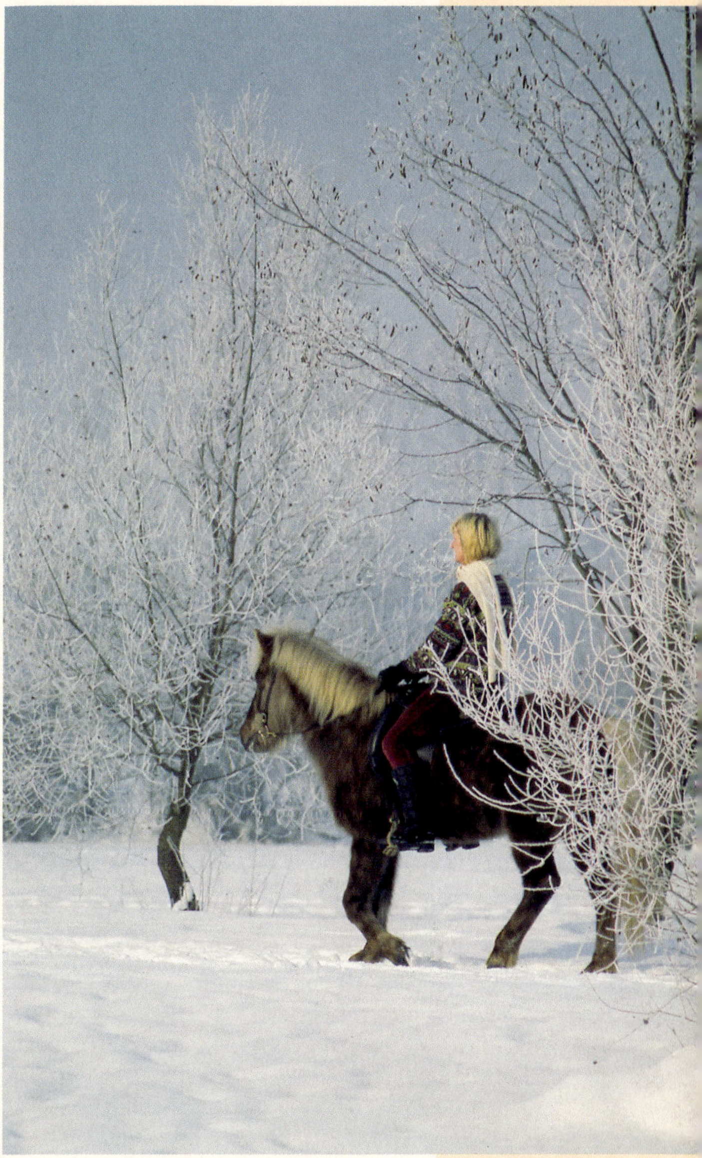

Mit Hufgrip können Pferd und Reiter den Schneeritt unbeschwert genießen.

Hufprellungen und Quetschungen der Sohle entstehen vielfach durch das Reiten auf steinigem Untergrund. Steingallen mit Lahmheiten entstehen nicht nur durch eine Überbeanspruchung auf hartem Boden, sondern können auch eine Folge von anatomisch ungünstiger Hufform und Hufstellung sein. Hierbei ist der Hufmechanismus stark gestört. Der Huf weitet sich nicht bei jedem Schritt in seinem hinteren Bereich. Die Folge ist, dass der Stoß bei jedem Schritt auf das Innere des Hufes weitergeleitet wird. Hier ist vielleicht ein orthopädischer Beschlag mit Hufpolstern angezeigt.

Die gefürchtete Hufrehe ist in den meisten Fällen ein Zeichen für eine falsche, zu kohlehydrat- und eiweißreiche Fütterung bei fehlender Rohfaser. Hufrehe ist äußerst schmerzhaft, oft nicht heilbar, und betroffene Pferde müssen zeitlebens mit entsprechender Sorgfalt gehalten und gefüttert werden.

Zwanghufe entstehen oftmals durch eine aufgrund von Verletzungen (Lahmheiten) erzwungene Boxenruhe. Der Hufmechanismus wird nicht mehr angeregt, der Huf wächst rohrförmig zusammen. Bei guter Hufkorrektur und entprechender Haltung mit viel Bewegung auch auf harten Böden kann der Huf eventuell wieder seine normale Form erlangen.

Infolge der Gebrauchsweise der Vorderhufe sind diese leichteren Schädigungen ausgesetzt als die Hinterhufe. Langwierige Beeinträchtigungen, wie beispielsweise das Gegeneinanderschlagen der Hufe und Kronrandverletzungen, können Hornspalten entstehen lassen, vor allem dann, wenn sie an der inneren Trachtenwand auftreten und bis auf die Huflederhaut durchgehen.

Nicht nur der Hufschmied, sondern auch die artgerechte Haltung, Fütterung und Belastung des Pferdes erhalten den Huf gesund.

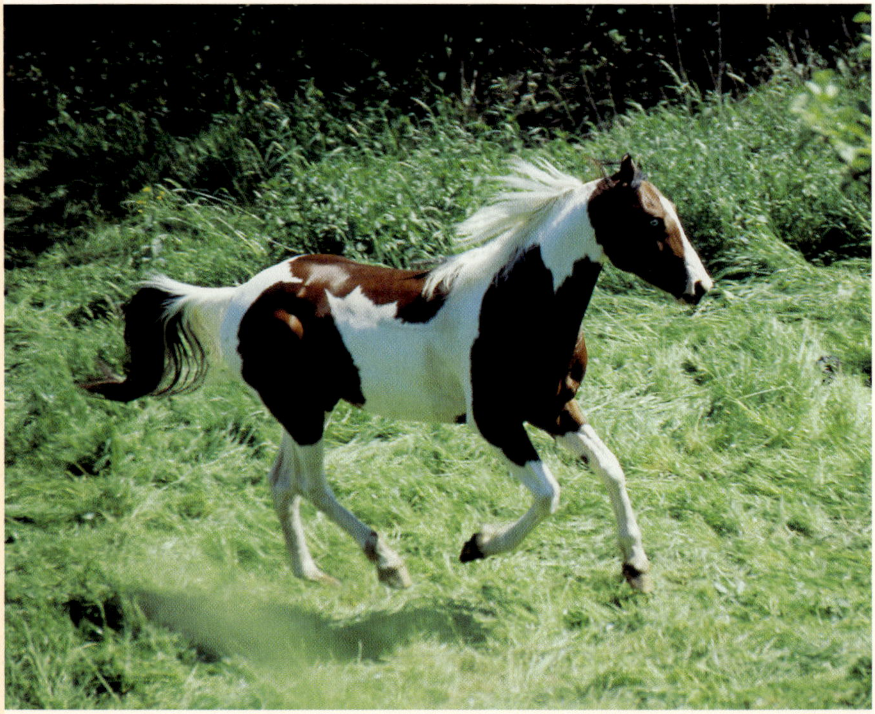

> Der Huf ist das Krankenblatt des Pferdes, aus dem sich vieles ablesen lässt über Haltung, Fütterung, Pflege, überstandene Stresssituationen und Trainingsart.
>
> Daher ist es immer empfehlenswert, bei jedem Schmiedbesuch dabei zu sein und sich mit ihm über etwaige Veränderungen zu besprechen. Grundsätzlich verlangen die Pferdehufe eine genaue Beobachtung seitens des Halters und gegebenenfalls sofortiges Handeln.

Dabei ist zu bedenken, dass die Trachtenwände im Gegensatz zur Zehenwand in den inneren Hufmechanismus einbezogen sind, der beim Fußen zu einer ständigen Dehnung der Trachtenwände gerade an der Innenseite führt. Das Eindringen von Schmutz kann zu Entzündungen und Lahmheiten führen. Auch durch ungleichmäßige Belastung der Hufe unter einem Beschlag können Hornspalten entstehen.

Das *Saumband* soll normalerweise eine gerade Linie bilden, aber an der Stelle, an der das Pferd eine Hornspalte hat, verläuft das Saumband bis nach oben. So etwas muss der Schmied erkennen und versuchen es auszugleichen.

Man unterscheidet zwei Arten von Hornspalten: die Tragrandspalte, die von unten nach oben verläuft und im Allgemeinen harmlos ist, und die Kronrandspalte, die von oben nach unten verläuft und je nach Tiefe ernst zu beurteilen ist und die nicht unbehandelt bleiben sollte. In diesem Fall sind Tierarzt und Hufschmied gleichzeitig zu konsultieren. Mit verschiedenen Spezialmaterialien kann man diese Spalten und Risse reparieren, und wenn Pflege und Haltung dementsprechend ausgerichtet werden, kann das Pferd (je nach Material sofort oder nach einigen Wochen) wieder belastet werden.

Zu beobachten sind ferner die häufig vorkommenden *Hufringe*. Verlaufen diese um den ganzen Huf herum parallel, handelt es sich um Wachstumsringe, die auch durch Futterwechsel ausgelöst werden können und bei Weidepferden besonders häufig in Erscheinung treten. Sie sind weitgehend ohne Belang. Divergieren derartige Ringe aber nach hinten, dann sind sie als Auswirkungen einer überstandenen Hufrehe oder chronischer Strahlfäule anzusehen.

Bei der *Hufsohle* ist vor allem auf eine gute Entwicklung des Hornstrahles zu achten, da dieser beim Fußen den Boden berühren soll, damit so die Hufmechanik gefördert wird. Das tote Horn der Hufsohle darf nicht ausgeschnitten werden, da dieses tote Horn einen Schutz gegen Stöße bietet.

Ist die *Sohlenlederhaut* gequetscht, ist das zumeist ein Zeichen – vorausgesetzt, es ist kein Verschulden durch unvernünftiges Reiten in unwegsamem Gelände vorangegangen –, dass der Tragrand zu sehr gekürzt wurde und das Pferd nicht mehr auf dem Tragrand, sondern auf der Sohle läuft. Jetzt drückt sowohl bei einem barfuß laufenden Pferd als auch bei einem mit Eisen jeder kleinste Kieselstein, und das Pferd hat Schmerzen, geht also klamm. Zu reparieren ist dieser Schmiedfehler nur über einen Hufschutz, soll das

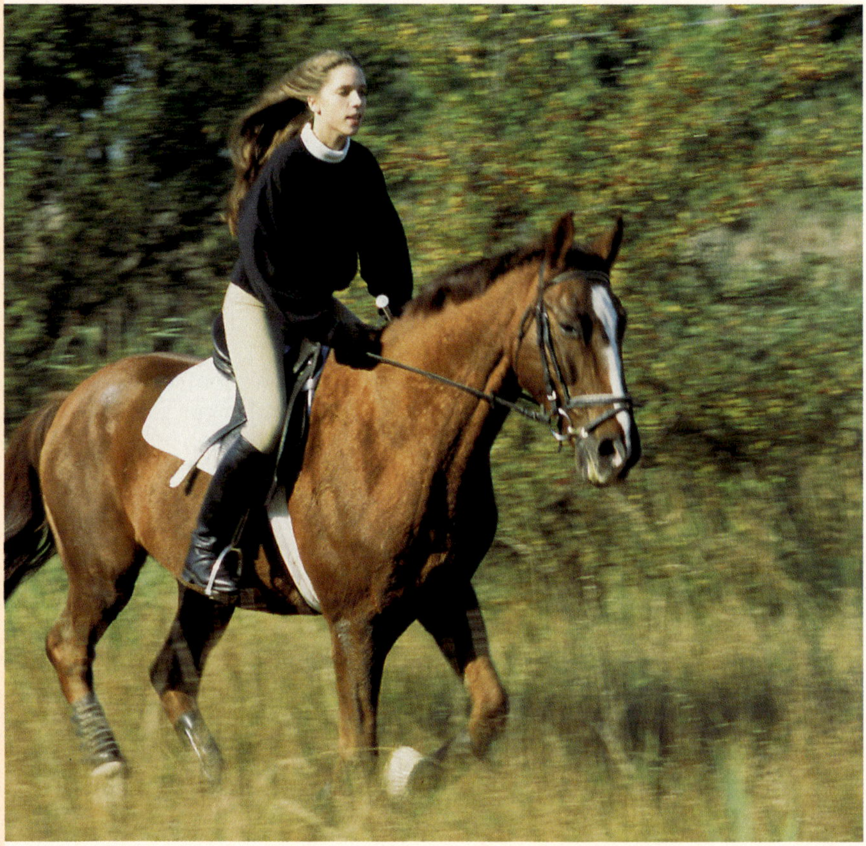

Im Gelände beugt die Wahl von geeignetem Geläuf Quetschungen der Huflederhaut vor.

Pferd geritten werden. Grundsätzlich wird der Schmied versuchen, jedes Pferd so zu beschlagen, dass es auf dem Tragrand läuft, um die Sohle zu entlasten.

Über einen speziellen Beschlag kann man auch eine *Hufrollenentzündung* „auf dem Stand der Dinge“ halten. Es kommt auf die Umstände der Erkrankung an.

Die Strahlfäule als Haltungs- und Pflegeproblem wurde bereits erwähnt. Strahlfäule schmückt keinen Pferdehalter und -freund, wo auch immer das Verschulden liegt. Strahlfäule muss nicht sein, und wenn es an der Boxenhaltung liegt, ist diese neu zu überdenken.

Bei all diesen Unregelmäßigkeiten, ganz besonders bei der Hornspalte, der Hufrollenerkrankung oder der Hufrehe, ist unverzüglich der Tierarzt zu konsultieren, der nach entsprechender oder bei gleichzeitiger Behandlung den Schmied seines Vertrauens hinzuziehen wird.

Der orthopädische Beschlag

Ein orthopädischer Beschlag ist nur dann zu befürworten, wenn ein Pferd Lahmheiten aufweist und wenn der Tierarzt der Meinung ist, dass über den Beschlag eine Besserung erzielt werden kann. Ist ein Pferd gesund und man nagelt Rundeisen oder erhöhte Schenkel unter, kann man leicht Schaden anrichten. Hohlschenkeleisen, die man früher vielfach verwendete, sind heute als unsinnig erkannt, sofern man nicht nur auf hartem Boden reitet; denn sie drücken sich in den Sand ein und bringen unnötige Gewichte an die Füße.

Manchmal benötigen Pferde vorübergehend Spezialeisen, beispielsweise bei einem zu kurierenden Sehnenschaden, um das Überdehnen der Sehnen zu vermeiden. Sobald der Schaden behoben ist, werden wieder normale Eisen benutzt, die man allerdings an den Schenkeln etwas nach innen formen kann, um eine mehr oder weniger tragende Funktion zu bewirken. Der Effekt ist riesig und das Eisengewicht normal. Oder man nagelt zwischen Eisen und Huf eine Platte und unterfüllt diese mit Silikon, das wie ein Puffer wirkt, Stöße mindert und zudem den Hufmechanismus und damit die Blutzirkulation anregt.

Wichtig ist es, vor jedem orthopädischen Beschlag Röntgenbilder anzufertigen, mit denen sich nicht nur der Tierarzt, sondern auch der Schmied auseinandersetzen muss. Ein Rehe- oder Hufrollenpferd ohne Überprüfung der Röntgenbilder nur aufgrund von Aussagen oder Vermutungen zu beschlagen ist verantwortungslos, weil so keine korrekte Arbeit möglich ist.

Orthopädische Beschläge sind immer nur, mit wenigen Ausnahmen, vorübergehende Maßnahmen und nur unter Berücksichtigung der tierärztlichen Röntgenaufnahmen vorzunehmen. Es gibt Huferkrankungen oder Gelenkprobleme,

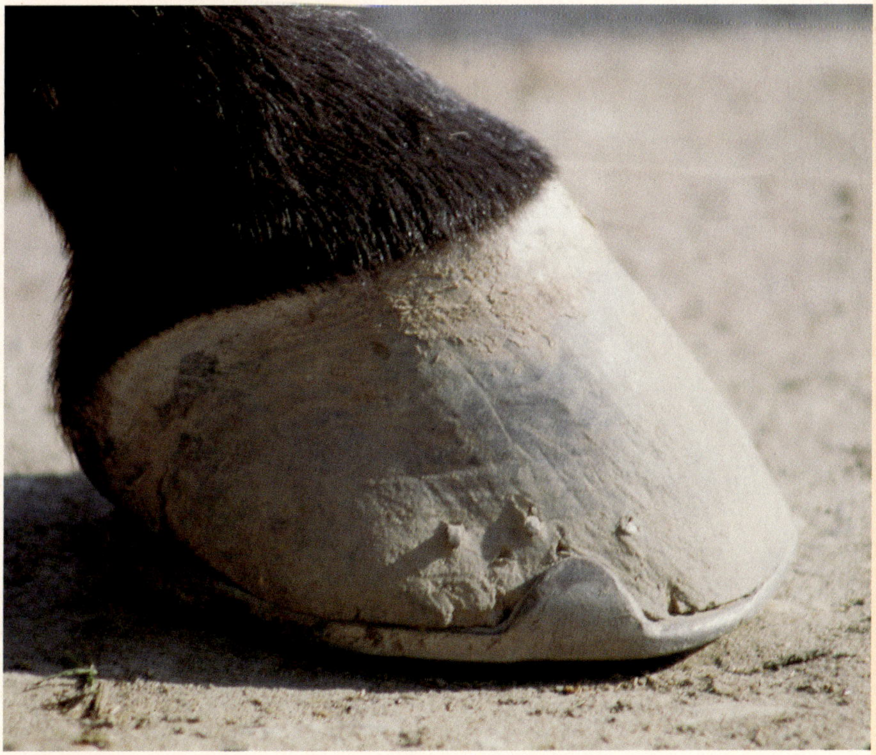

So mancher vermeintlich orthopädische Beschlag schadet mehr als er nutzt.

bei denen der Schmied auf dem Röntgenbild unkorrekte Stellungen und Gelenkspalten erkennen kann, und mit dem Wissen um diese Feinheiten ist es ihm möglich, viel zur Heilung beizutragen.

Die meisten Veränderungen, auch Hufgeschwüre, treten speziell im Frühjahr und Herbst auf, nämlich dann, wenn alle Kraft des Körpers für den Fellwechsel benötigt wird. Dann mehren sich die Hufgeschwüre, verursacht durch eingetretene kleine Steinchen oder Prellungen an irgendwelchen Gegenständen.

Hufe selbst bearbeiten?

Man mag sich angesichts der Schmiedkosten fragen, ob es nicht überlegenswert wäre, selbst einen Schmiedekurs zu belegen und anschließend die Hufe selber zu bearbeiten. Aber das heißt sparen am falschen Ende! Wenn Tierarzt und Schmied aufgrund unsachgemäß bearbeiteter Hufe helfen müssen, wird es wesentlich teurer als der Schmiedbesuch.

Das heißt natürlich nicht, dass man nicht selber einmal die Raspel ansetzt, jedoch sollte man sich vom Schmied die Art und Weise der Handhabung genau erklären lassen. Wenn das Pferd beispielsweise während eines Ausrittes oder auf der Weide ein kleines Stück Horn hochgebogen hat, das Eisen aber ansonsten noch fest sitzt, kann man natürlich ein Messer nehmen, das Stück abschneiden und kurz mit der Raspel die Stelle glätten. Hüten Sie sich aber davor, den Heimwerker zu spielen und so lange zu raspeln, dass später kein Eisen mehr hält. Korrekturen an den Tragwänden sollte man grundsätzlich dem Schmied überlassen.

Im Zweifelsfalle sollte man auch wegen einer vermeintlichen Lappalie den Schmied anrufen und nicht versuchen, ausgebrochene Hufwände oder hervorstehende Nägel selber zu reparieren. Hemmungen wegen des engen Terminkalenders Ihres Schmiedes sind fehl am Platz. Ein Schmied hat einen Kundenstamm und möchte seine Kunden zufriedenstellen. Das nennt man, wie in anderen Berufen auch, Service, Service auch am Pferd. Der Schmied kommt auch gern, um solche Kleinigkeiten zu beheben, bevor ernsthafte Probleme entstehen, sieht er doch bei der Gelegenheit, ob eventuell irgendwelche Veränderungen an den Füßen vor sich gehen, auf die er sich beim nächsten Termin einstellen kann. Daran erkennt man, ob der Schmied Verantwortung und Fürsorge für seinen vierbeinigen Kunden hat.

Inzwischen hat die Industrie Kunststoff-Hufeisen auf den Markt gebracht, die man aufnagelt wie ein Eisen oder einfach nur unterklebt. Natürlich müssen die Hufe wie üblich in regelmäßigen Abständen von fünf bis sieben Wochen gekürzt und korrigiert werden, wenn man Plastik-Hufschuhe oder Kunststoff-Hufeisen benutzt. Ein Laie kann auch beim Aufkleben viel Schaden verursachen! Sowohl Klebstoff als auch Plastikmasse müssen die Hufbewegungen mitmachen. Am Hufmechanismus unbeteiligt sind lediglich die Zehe und der vordere Teil des Tragrandes. Manche Plastik- oder Kunststoff-Hufeisen neigen dazu, durch die Saugkraft feuchten Bodens abgezogen zu werden. Die mangelnde Gleitfähigkeit auf Asphalt ist ein gelegentlich umstrittener Punkt. Beim Auffußen wird der Huf ähnlich wie beim unbe-

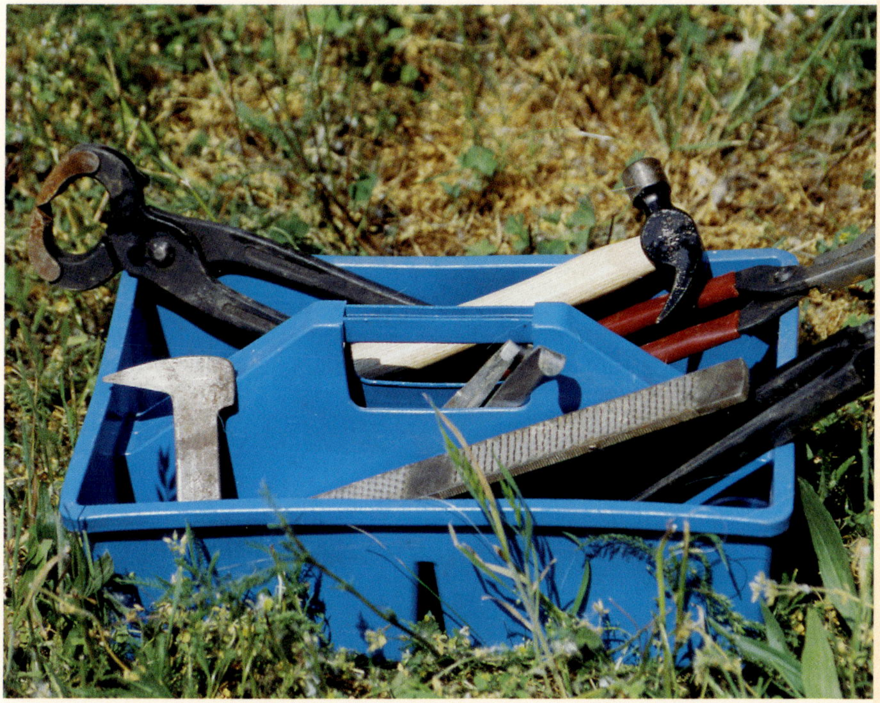

Zwar darf man notfalls auch selbst zur Raspel greifen, der Hufbeschlag aber ist Sache des Fachmannes.

schlagenen Laufen sofort gestoppt und rutscht nicht wie beim Eisenbeschlag noch einige Zentimeter weiter. Die Stoßdämpferfunktion, die das Weitergleiten beim Eisen erfüllt, ist beim elastischeren Kunststoff nicht nötig.

Wenn Sie wirklich interessiert sind, die Hufe Ihres Pferdes selbst zu bearbeiten, wenden Sie sich vorher an eine Lehrschmiede in Ihrem Gebiet, um sich die nötigen praktischen Kenntnisse anzueignen.

Der Hufschmied

Der Pferdebestand ist steigend, die heutige Ausbildung zum Hufschmied nicht befriedigend. Wenige Schmiede haben den ehemals sehr hohen Ausbildungsstand noch, doch häufig sind sie schon älter und stehen kurz vor dem Ruhestand. Es ist angeraten, sich bei anderen Pferdebesitzern oder beim Tierarzt zu erkundigen. Dabei bekommt man oft die Antwort „Der Schmied X nimmt keine neuen Kunden mehr an". Ihr Tierarzt kann am besten eine Empfehlung aussprechen, da er Ihr Pferd kennt und auch weiß, mit welchem Hufschmied er im Krankheitsfalle gut zusammenarbeiten würde.

Die Preise sind von Schmied zu Schmied unterschiedlich. Gibt es einen, der vielleicht im Stall bereits mehrere Pferde behandelt, kann er günstiger arbeiten als einer, den Sie von weither anfordern und der allein Ihres Pferdes wegen kommt. Wofür soll man sich entscheiden? Leider bleibt das Risiko einer Fehlentscheidung bei Ihnen hängen. Haben Sie ein Problempferd, das vielleicht wegen einer überstandenen Sehnenscheidenentzündung vorübergehend einen orthopädischen Beschlag braucht, dann sollten Sie sich

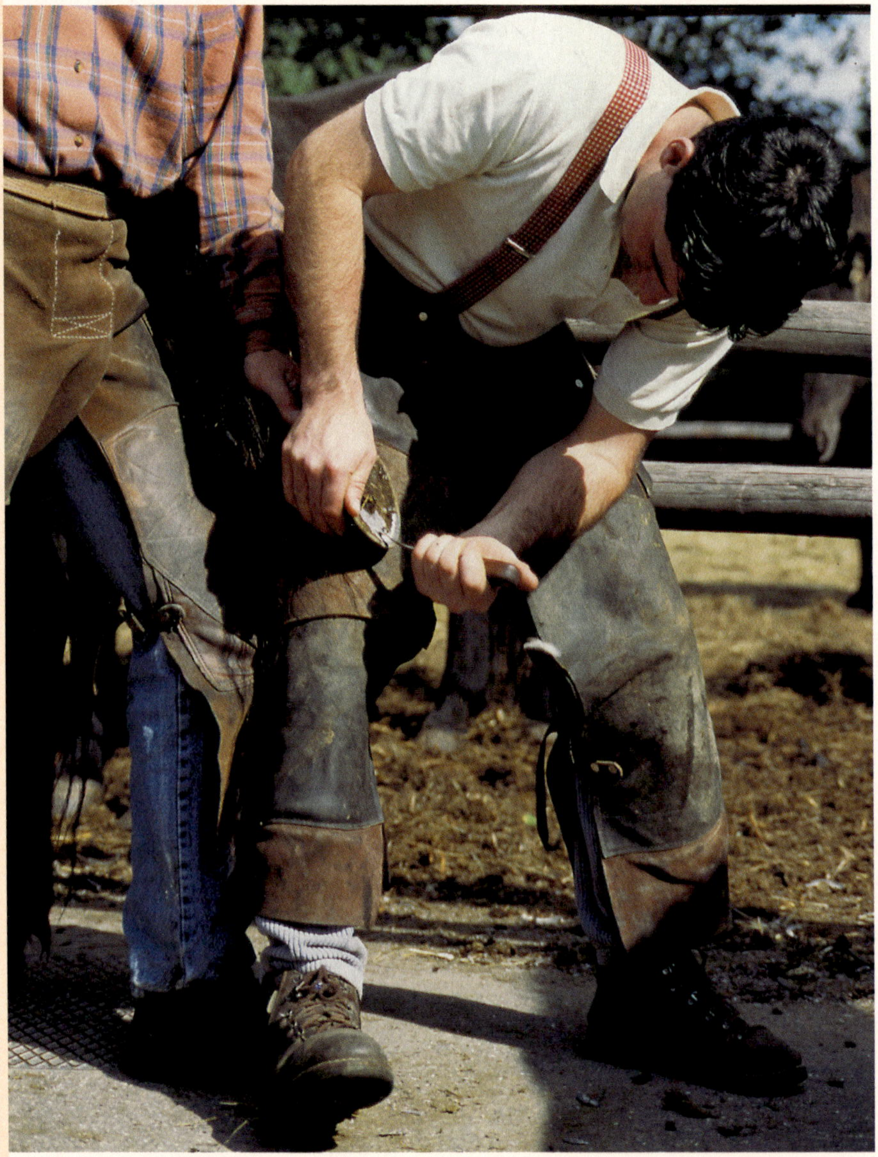

Immer mehr Pferde, immer weniger umfassend ausgebildete Hufschmiede: Fast kann man von einem Beschlagsnotstand sprechen.

für einen Schmied entscheiden, der dafür bekannt ist, auch Problempferde richtig zu behandeln. Sprechen Sie hierüber mit Ihrem Tierarzt. Haben Sie ein auf den Füßen kerngesundes Pferd, können Sie sich in die Reihe Ihrer Stallkollegen einreihen und sich bei dem Schmied, der in Ihrem Stall tätig ist und mit dem Ihre Reitkollegen zufrieden sind, anmelden. Eines gilt für alle Schmiede und das kann auch für Sie die Richtschnur sein: Ein Pferd, das lahmfrei zum Schmied kommt, muss auch lahmfrei vom Schmied gehen. Außerdem sollte er im Umgang mit Pferden feinfühlig und ein guter Handwerker sein und sich in der Statik der Pferdebeine auskennen. Argumente

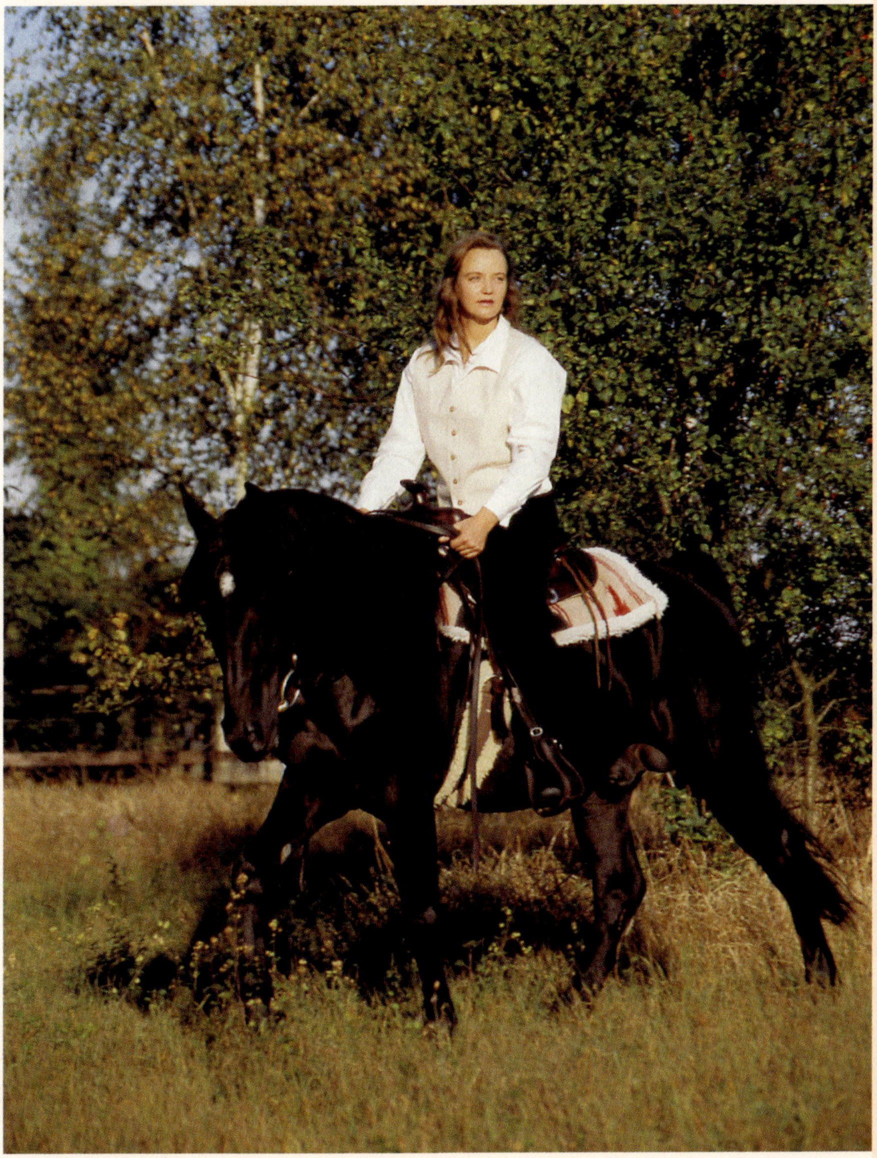

Einen guten Hufschmied erkennt man auch daran, dass das frisch beschlagene Pferd sofort einsatzbereit ist.

wie „Nach jedem neuen Beschlag kann das Pferd anfangs fühlig gehen" oder „Nach neuen Eisen soll das Pferd für zwei bis drei Tage nicht auf die Weide und Ausritte auf weichem, eventuell matschigem Boden sollen für die gleiche Zeit unterbleiben", sollten Sie nicht gelten lassen. Ein Schmied, der während einer Vielseitigkeitsmeisterschaft ein Pferd neu beschlagen muss, muss das Pferd so behandeln, dass es sofort wieder starten kann, ohne fühlig zu gehen oder das Eisen in der nächsten Pfütze wieder zu verlieren. Ein Pferd, das anfangs nach einem neuen Beschlag der gewohnten Art fühlig geht, darf es nicht geben. Da hat möglicherweise der Schmied einen Fehler gemacht und die Hufe zu kurz ausgeschnitten. Jetzt muss er auch zu seinem Fehler stehen und mit Hilfsmitteln dem Pferd zur Lahmfreiheit verhelfen, nicht argumentieren: „Das legt sich in ein paar Tagen."

Pferde leiden stumm: Sie bellen oder jaulen nicht wie ein Hund. Das Protestieren müssen Sie als verantwortungsbewusster Pferdefreund übernehmen. Ausritte oder Weidegang mit neuen Eisen zu unterbinden ist Unfug. Auch dann, wenn ein Pferd mit normaler Hornqualität ein neues Eisen gleich wieder verliert, sollte der Schmied es wieder anbringen.

Wenn Ihnen Ihr Tierarzt für Ihr Problempferd einen Schmied empfiehlt, der Erfahrungen mit solchen Pferden hat, dann hat er auch eine Qualifikation als orthopädischer Schmied. Bei Fußproblemen kommt es meist auf eine millimetergenaue Stellung an. Sie sollten also vor dem ersten Beschlag sehr genau verifizieren, welcher Schmied für Ihren vierbeinigen Freund wohl der richtige ist, denn es ist nie gut, den Schmied häufig zu wechseln. Ihr Schmied muss Ihr Pferd kennen lernen und das Pferd den Schmied. Sie sollten Ihren Schmied über die möglichen Eigenheiten Ihres Pferdes unterrichten, ebenso über eventuelle Rücken- oder Hüftprobleme, Probleme in der Schulter oder im Sprunggelenk, die Ihr Pferd sensibel sein lassen. Dann kann sich der Schmied darauf einstellen, dass er das Bein nicht so hoch hebt wie es für ihn bequem wäre, oder dass er das Bein zwischenzeitlich einmal entlasten muss. Sie wollen schließlich, dass ein guter Schmied auch wiederkommt, und Ihr Pferd soll zu ihm Vertrauen fassen. Schmied und Tierarzt sind lebenswichtig für Ihr Pferd.

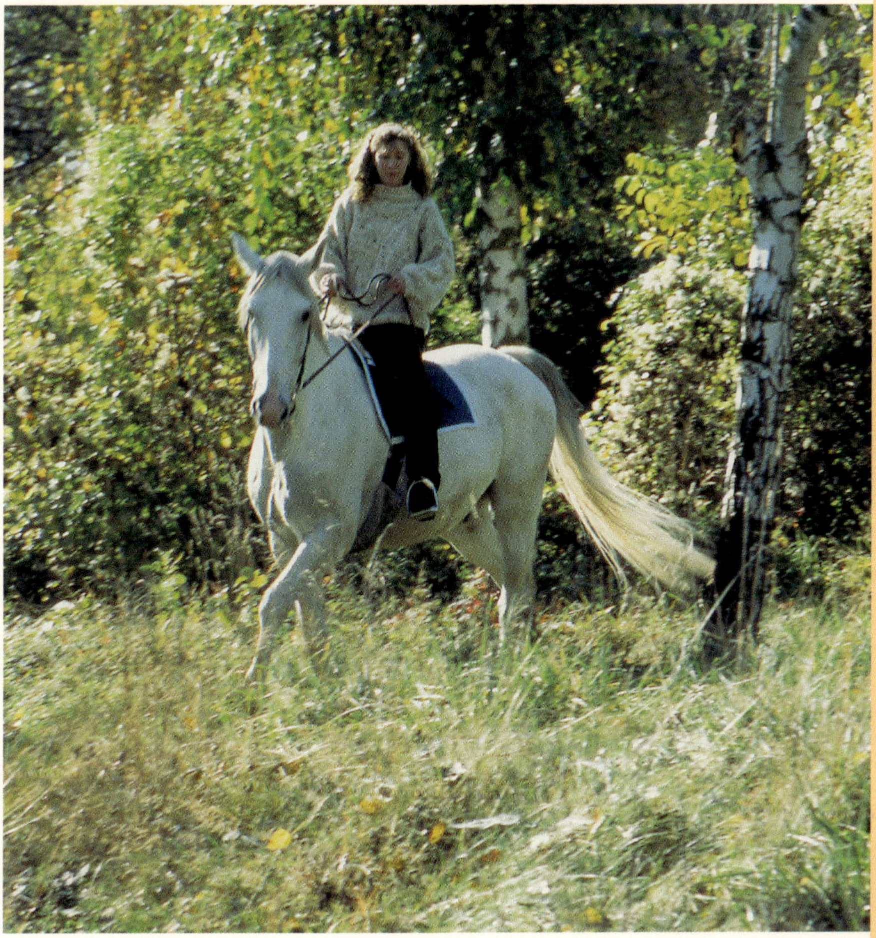

Die Trainingsbedingungen üben einen entscheidenden Einfluss auf die langfristige Gesunderhaltung unserer Pferde aus.

Pferdegerechtes Training

Ein Pferd kann durchaus 30 bis 35 Jahre alt werden. Wichtig für ein so langes, gesundes Pferdeleben sind, abgesehen vom Umfeld, von genetisch bedingten Abbauerscheinungen des Bindegewebes und einer nutzungsangepassten, möglichst artgerechten Haltung, vernünftige, durchdachte Trainingsbedingungen.

Trainingsüberwachung und -kontrolle und medizinische Beratung beim Training fangen erst an, im deutschen Reitsport Fuß zu fassen. Der Reitsport ist bei uns vielerorts leider noch stark beeinflusst vom traditionellen Denken militärischen Ursprungs, nämlich Ausbildung mittels entsprechender Härte und allen möglichen Unterordnungsmethoden.

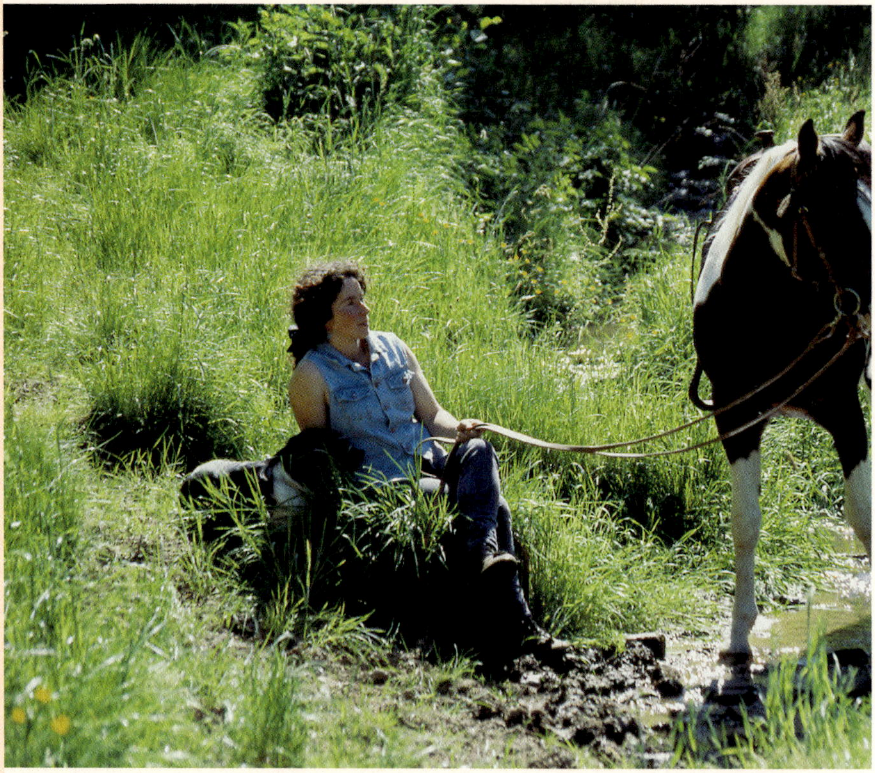

In der Natur können Reiter und Pferd auch einmal die Seele baumeln lassen.

Bei der Suche nach dem richtigen Reitstall sollten Sie darauf achten, dort auch einen sensiblen Trainer oder Ausbilder zu finden, der bereits erkannt hat, dass man unter Berücksichtigung neuer Erkenntnisse aus Sportmedizin und Psychologie das Pferd besser ausbilden und trainieren kann.

Pferderassen für jeden Einsatzzweck wurden vom Menschen durch züchterische Auslese geformt. Ein Pferd ist das Produkt seiner Abstammung und seines Blutes ebenso wie des Bodens und des Klimas, in dem es aufwächst. Hätte das Pferd nicht ein so ausgeprägtes Anschlussbedürfnis und die Fähigkeit, sich in einer Rangordnung einzufügen, wäre es als Haustier weit weniger erfolgreich gewesen. In seiner Kontaktfreudigkeit akzeptiert das Pferd nach einiger Zeit des Misstrauens unsere Gesellschaft und kann allmählich eine tiefe Zuneigung zu einzelnen Menschen entwickeln. Es betrachtet uns als andersartige Herdengenossen. Dank unserer geistigen Überlegenheit vermögen wir die Rolle des ranghöchsten Herdengenossen zu spielen, obwohl wir dem Pferd, selbst dem kleinsten Pony, physisch weit unterlegen sind.

Nur wer mit dem Wesen des Pferdes vertraut ist, kann wirklich mit ihm umgehen, es auf sanfte, aber konsequente Art leiten, ohne es zum abgestumpften, durch Prügel oder andere Zwangsmaßnahmen gebrochenen Sklaven zu machen. Ein Pferd ordnet sich in der Herde Ranghöheren unter. Dieses Verhalten nutzt der Mensch für seine Zwecke. Jedoch trifft die Aussage „Bevor du seinen Respekt erlangst, musst du sein Herz gewinnen“ auf jedes Pferd zu. Das macht auch den eigentlichen Erfolg im Reitsport aus. Man muss schon eine Beziehung zu dem Sportpartner Pferd herstellen, kurz: Pferd und Reiter müssen sich mögen.

Das Putzen, Berühren, Massieren, Sprechen, Streicheln, jede Art von Zuwendung schafft eine Vertrauensbasis. Das sieht man zunehmend auch bei den ganz großen Berufsreitern. Es nützt nämlich die beste Kontrollmaßnahme nichts, wenn der Reiter sein Pferd nicht genügend kennt und nicht sensibel auf sein Pferd reagiert. Ein sensibler Reiter oder Pferdehalter registriert auch die geringste Kleinigkeit bei seinem Pferd. Er kennt die Befindlichkeiten und die Nichtbefindlichkeiten durch tägliche, intensive Beobachtung.

Einer der häufigsten Fehler beim Training liegt in der Unregelmäßigkeit. Das Bewegungsbedürfnis des Pferdes sollte täglich und abwechslungsreich befriedigt werden: einmal eine Dressurstunde, einmal ein zweistündiger Schrittausritt, der Lungen, Sehnen sowie Bänder stärkt und zudem entspannend auf Reiter und Pferd wirkt. Man kann in der Natur so herrlich die Seele baumeln lassen! Dann wiederum ist ein flotter Galopp oder sind Sprünge über kleine Hindernisse wünschenswert. Das Bewegungsbedürfnis des Pferdes muss täglich, bei jedem Wetter, befriedigt werden und nicht nur an Sonn- und Feiertagen mit der Entschuldigung „Er war ja auf der Weide“. Weidegang allein genügt nicht! Jedoch weisen artgerecht in Offenställen gehaltene Pferde durchweg eine bessere Grundkondition auf als Boxenpferde.

Gerade junge, heranwachsende Pferde sollen vielseitig trainiert werden: In der Wachstumsphase müssen gerade Skelett- und Muskelsystem provoziert werden. Das Pferd sollte in angemessenem Alter mit einem durchdachten, angepassten Training beginnen, damit Sehnen, Bänder und Gelenke auch im Alter belastungsfähig bleiben. Natürlich nimmt die Leistungsfähigkeit im Alter ab, genauso wie beim Menschen, jedoch kann man ein Pferd durchaus zehn Jahre lang voll belasten – vorausgesetzt, es hat ein jahrelanges Provokationstraining des Gliedmaßensystems erfahren.

Jedes Training beginnt mit der Grundausbildung; zuerst werden Sehnen und Muskeln gestärkt und wird eine Grundkondition aufgebaut, dann folgt die Gymnastizierung, wobei die Dressurausbildung die Basis für viele Pferdesportarten ist.

Die Aufwärm- oder Entspannungsphase

Sie haben irgendwann einmal, vielleicht auf Schul- oder Lehrpferden oder über Freunde, das Reiten und Ihre Liebe zu den edlen Tieren entdeckt. Sie haben gelernt, das Schulpferd aus der Box zu holen und zu Beginn des Unterrichts zehn bis 15 Minuten im Schritt zu reiten. Bei Schulpferden ist die Einlaufphase nicht so relevant, da sie im Schnitt bis zu vier Stunden am Tag mit mehr oder weniger langen Pausen von unterschiedlichen Schülern geritten werden. Sie sind mehr in Bewegung und nicht so verkrampft vom Stehen wie das Privatpferd, das tagsüber in der Box auf Sie wartet.

Beim privaten Boxenpferd passiert es besonders leicht, dass das Pferd zu schnell von der Ruhephase in die Leistungsphase gebracht wird. Wenn Ihr Pferd noch zu den Vierbeinern gehört, die – weil Sie noch nicht die passende Alternative gefunden haben – 23 oder auch nur 21 Stunden im Stall in einer Einzelbox stehen müssen, sollten Sie hier schnellstens eine bessere Lösung finden. Steht ein Pferd fast den ganzen Tag lang ohne nennenswerte Bewegungsmöglichkeit und -anreize in seiner Box und wird dann durch ein Reitergewicht belastet, ohne dass es die Möglichkeit hatte, den Rücken zu entkrampfen, sind die Folgen langfristig vorprogrammiert, nämlich Lahmheiten in den Gliedmaßen und Schmerzen im Rücken.

Stellen Sie sich vor, der Wecker klingelt am Morgen. Dann springen Sie auch nicht sofort aus dem Bett und beginnen einen Marathonlauf, sondern recken und strecken sich zunächst. So geht es Ihrem Pferd. Es kommt aus seinem Boxenbett und will den Rücken strecken. Das geht nicht im Schritt und nicht unter dem Reitergewicht. Das geht nur im Galopp, im freien Galopp, möglichst ohne Reitergewicht oder notfalls mit dem Reiter im leichten Sitz.

Pferde brauchen diese freie Bewegung, um auch einmal mit ein paar Bocksprüngen die Rückenmuskulatur zu lockern und den Verdauungsapparat zu entspannen. Nutzen Sie deshalb so oft wie möglich die Gelegenheit, Ihr Pferd vor dem Reiten frei laufen zu lassen, wenn es nicht tagsüber auf der Weide stehen kann. Auch im Winter, wenn die Pferde sich auf Paddocks nicht viel bewegen, ist der freie Auslauf zum Beispiel in einer Longierhalle wertvoll, damit sich Ihr Pferd ohne

Vor dem Reiten fördert das Longieren die Entspannung und die Rückentätigkeit.

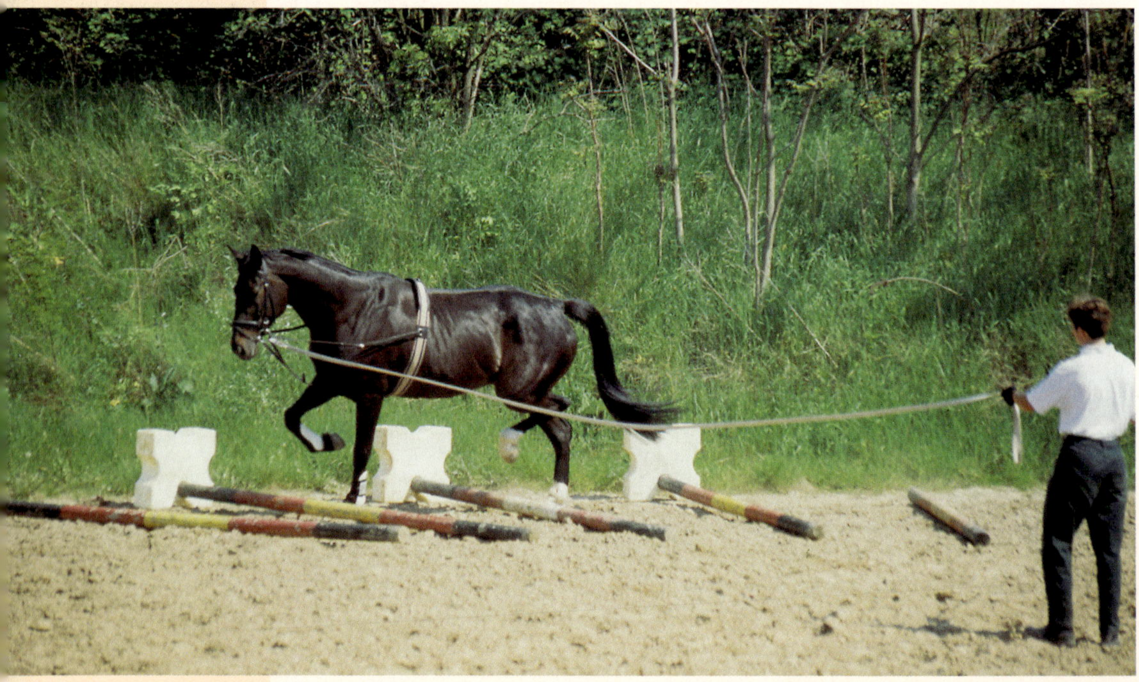

Gewicht von Sattel und Reiter lösen kann, bevor Sie mit der Arbeit beginnen. Wenn sich absolut keine Möglichkeit zum freien Laufen ergibt, nehmen Sie Ihr Pferd unausgebunden an die Longe, lassen Sie es ein paar Runden buckeln und freuen Sie sich mit Ihrem Pferd.

Nun wird aber immer wieder gelehrt, die Schrittphase sei für das „Schmieren" der Gelenke notwendig. Das ist mit Blick auf Stallpferde richtig. Ein Pferd kann sich in einer großen Box zwar genügend bewegen, doch stehen einzeln gehaltene Pferde in Boxen und auch Paddockboxen viel herum, weil Bewegungsanreize durch Herdenmitglieder und Wege zu Futter und Wasser fehlen.

Bei einem Pferd, das sich mit anderen auf der Weide oder im Paddock bewegt hat, ist die Aufwärmphase dagegen relativ unbedeutend, da es während des Tages genügend Basisbewegung hatte.

Die Gestaltung der Einlauf- oder Entspannungsphase ist nicht nur abhängig vom Haltungssystem, sondern auch von den örtlichen Möglichkeiten, also davon, ob ein Longierzirkel zur Verfügung steht, eine separate Halle, ein Paddock, wo das Pferd entweder vor der Arbeit frei laufen kann oder longiert wird.

Die so genannten Untugenden

Steigen, Kopfschlagen, Pullen, Durchgehen – an all diesen Problemen ist allein der Mensch schuld. Durch falsche Haltung und unsensible Behandlung werden Pferde psychisch krank. Das kann nicht oft genug gesagt werden.

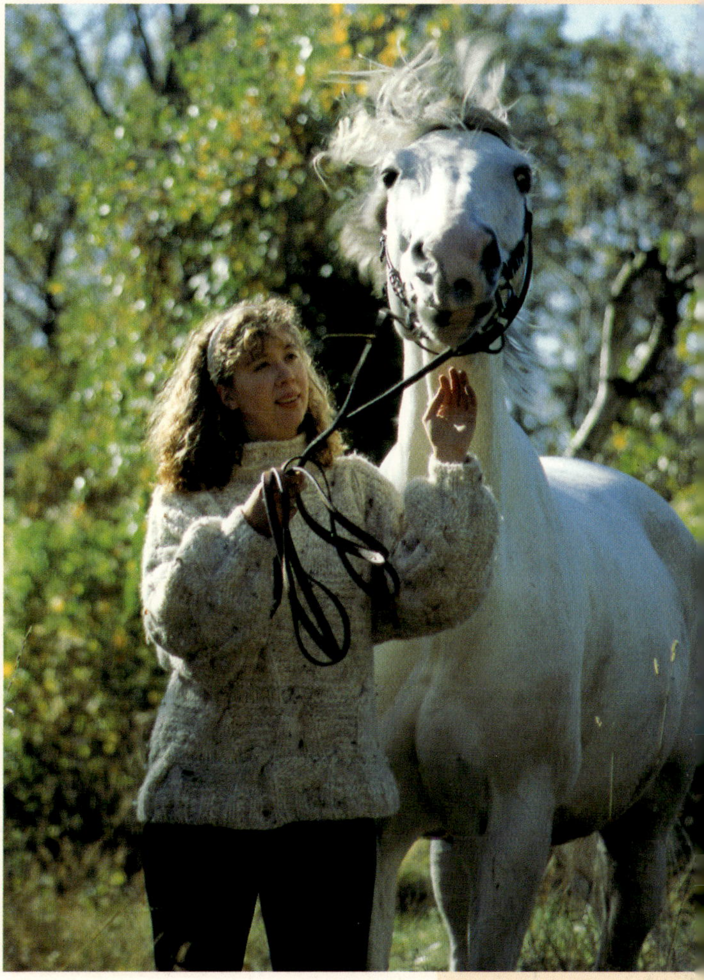

Kopfscheue Pferde sind meist in der Vergangenheit grob behandelt worden.

Wird das Zaumzeug immer wieder gewaltsam über die empfindlichen Ohren gezerrt oder wird der Sattel mit Schwung auf den sensiblen Rücken geworfen, behält das Pferd diese Behandlung auch für später als schmerzhaft in Erinnerung. Um die Schmerzen zu vermeiden, wehrt es sich lieber im Voraus. Um ihm aber solche Furchtreaktionen wieder abzugewöhnen, bedarf es eines sehr großen Einfühlungsvermögens.

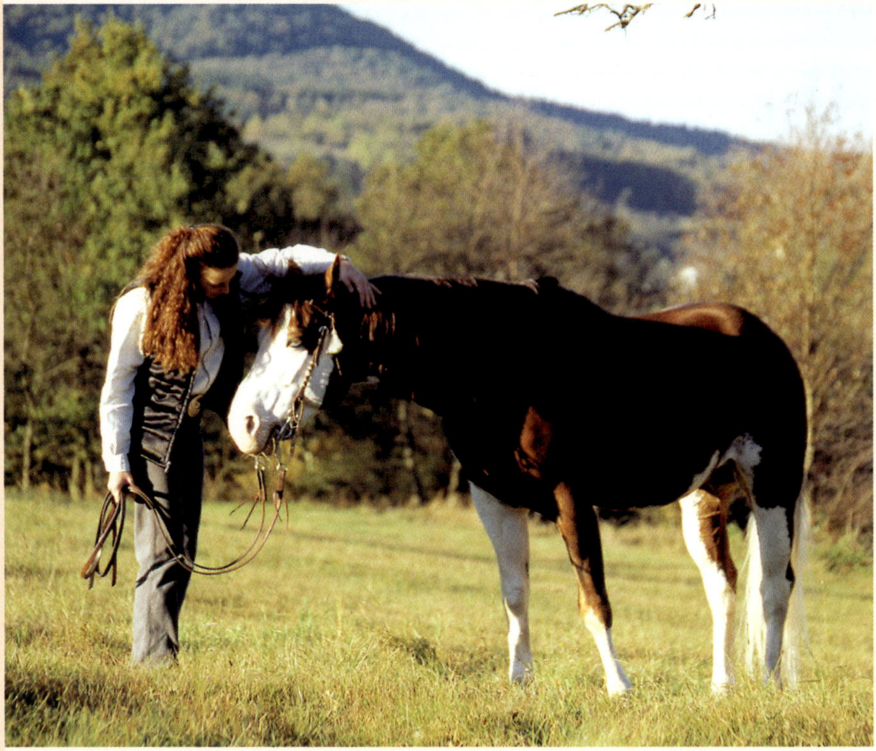

Der echte Pferdefreund legt großen Wert auf ein Vertrauensverhältnis zu seinem Pferd.

Das Pferd hat Sattelzwang: Schon wenn es den Reiter mit dem Sattel kommen sieht, schnappt es nach ihm. Ein anderes legt schon die Ohren an, wenn es die Trense sieht. Die Sünden der Vergangenheit liegen in beiden Fällen ganz offen auf der Hand.

Bei dem Pferd mit dem Rückenproblem legt man den Sattel ganz vorsichtig auf und schiebt ihn behutsam mit dem Haarstrich in die richtige Lage. Dann führt man das Pferd einige Schritte mit hängendem Sattelgurt die Stallgasse entlang und versucht erst dann, behutsam in das letzte Loch zu gurten. Zum Aufsteigen benutzt man den Bock und bitte zusätzlich jemanden gegenzuhalten, da der Sattel nur locker aufliegt. Natürlich benutzt man für den empfindlichen Rücken ein Gelkissen und lässt den Sattel regelmäßig auf seinen Zustand und gute Passform von einem Sattler überprüfen. Nur ganz langsam in mehreren Etappen kann man nachgurten, bis der Sattel die genügende Festigkeit hat. Will man zusätzlich etwas tun, kann man nach dem Reiten und nachdem man den Sattel abgenommen hat, ein paar Lockerungsübungen mit dem Pferd machen wie Schweifkreisen und -ziehen oder Fingermassagen entlang der Wirbelsäule, damit das Pferd entspannt in die Box geht. Günstig für solche rückenempfindlichen Pferde wirken sich auch reitfreie Tage, an denen nur ohne Sattel longiert wird, aus. Wichtig: Eine gründliche tierärztliche Untersuchung muss sicherstellen, dass der Sattelzwang nicht durch Rückenschmerzen verursacht wird!

„C'est le cœur, que fait le cheval", kurz, das Herz oder die Beherztheit stehen im Vordergrund der psychischen Eigenschaften sowie Mut, Arbeitsfreude und Eifer. Es wurden ganze Abhandlungen darüber verfasst, was dem Naturell des Pferdes angeblich entspricht und was nicht, ob ein Pferd gern springt oder ob es erst vom Menschen dazu gezwungen wird.

Man hat angeblich selbst Kaltblüter dabei beobachtet, wie sie freiwillig über Hindernisse gesprungen sind, wenn sie sich selbst überlassen waren, oder Dressurpferde, die eine Passage oder eine Kapriole auf der Weide vollführten. Untersuchungen haben ergeben, dass bei wildlebenden Pferden besonders diese Lektionen zum natürlichen Verhalten gehören.

Es ist stets darauf zu achten, junge Pferde langsam und verständnisvoll in die ihrer Veranlagung entsprechende Leistungskapazität hineinwachsen zu lassen. Folglich bedarf es auch beim Menschen eines großen Einfühlungsvermögens, das nur durch den ständigen Umgang mit seinem Pferd zu erreichen ist. Hier sind alle Pferde gemeint, die jungen, in der Ausbildung befindlichen, und die älteren mit ihren teilweise schlechten Erfahrungen. Es muss dem Pferdefreund in seiner Freizeit ein Bedürfnis sein, sich mit seinem Kameraden über das Reiten hinaus eingehend zu beschäftigen. Nur so lässt sich ein Vertrauensverhältnis zu seinem Pferd aufbauen.

Zu den neueren Verhaltensauffälligkeiten beim Pferd gehört das Kopfschütteln oder „Headshaking". Früher empfahl man dagegen das Martingal oder andere Ausbindehilfsmittel. Heute vermutet man, dass das plötzliche, reflexartige Auf- und Abschlagen des Pferdekopfes, sofern Ohrmilben, Pilzinfektionen des Luftsackes, Mittelohrentzündungen, Gefäßstörungen in den Nasengängen, Gebissfehler, fehlerhaftes Zaumzeug oder Fehler der Reiterhand ausscheiden, durch eine Fehlempfindung des Trigeminus-Nerves entsteht. Dieser Nerv versorgt unter anderem die Nüstern und den Nasengang mit sensiblen Fasern. Eine Zunahme der Durchblutung der Nasengänge, wie etwa nach vermehrter Arbeit, scheint die Fehlempfindung zu verstärken.

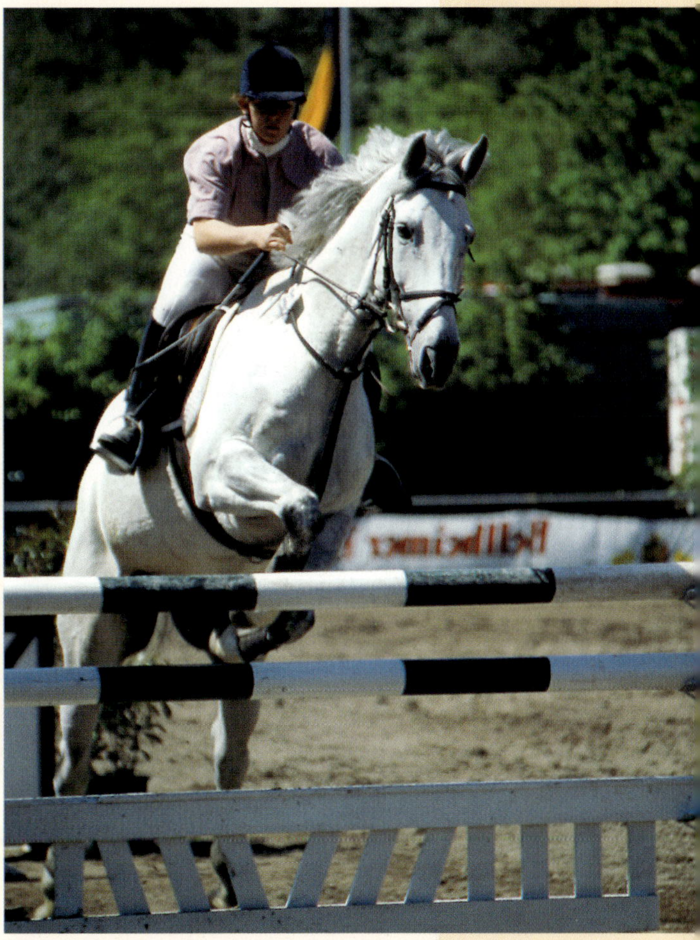

Sportpferde müssen durch ein möglichst vielseitiges Training an ihre Aufgaben herangeführt werden.

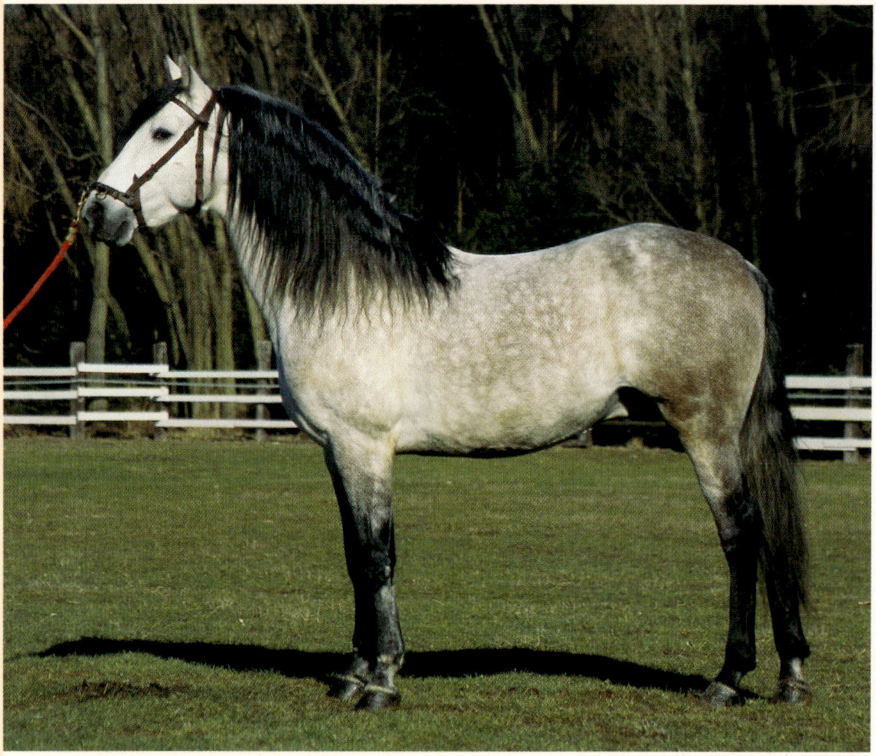

Eine kurze, feste Lendenwirbelsäule entwickelt eine stabile Tragkraft.

Rückenprobleme

Gerade die Rückenmuskulatur ist sehr sensibel und schwierig trainierbar. Oft wird darüber diskutiert, wann man ein Pferd anreiten sollte, um in jedem Fall eine Überforderung des Bewegungsapparates, speziell des Rumpfes und Rückens, zu vermeiden. Es ist auf keinen Fall richtig, ein Pferd lange zu schonen, um später ein gesundes und leistungsbereites Tier zu haben. Wichtig sind vielmehr für das Training, die Ausbildung sowie den Lebensablauf des Pferdes ein vorsichtiges Gewöhnen an die Belastung.

Nach den bisherigen Erkenntnissen sind die Wachstumszonen des Gliedmaßenbereiches beim Warmblutpferd mit etwa zwei Jahren so weit abgeschlossen, dass diese mit etwa zweieinhalb Jahren belastet werden können; allerdings gibt es erhebliche Rasseunterschiede! Das junge Pferd sollte vielseitig trainiert und provoziert werden, damit Skelett- und Muskelsystem belastbar werden für ein langes, gesundes Pferdeleben.

Ein Muskel im Gliedmaßenbereich braucht nur relativ kurze Zeit, um stabil belastbar zu sein, während ein Rückenmuskel mindestens zwei bis drei Jahre oder länger benötigt. Das Rückenband, das sich vom Kopfansatz bis zur Kruppe erstreckt, ist sozusagen die Hauptstütze, die Haupthalterung des gesamten Skelettsystems, und bedarf einer ständigen Provokation. Doch so einfach, wie es sich anhört, ist es nicht, weil alle Muskeln zusammenspielen und sich gegenseitig beeinflussen, sowohl die langen, spindelartigen, die vom Widerrist bis zur Kruppe reichen, als auch die kürzeren Muskeln, die mithelfen, die Bewegungen zu koordinieren.

Man rechnet für die Grundausbildung etwa ein Jahr. Zur Basisarbeit gehört die allmähliche Gewöhnung, Gymnastizierung und Kräftigung der Rückenmuskulatur. Herz und Lunge sind relativ schnell trainiert. Das beim Warmblut rund drei Kilogramm schwere Herz schlägt 36 Mal pro Minute. Mit dem Muskeltraining sollte mit zweieinhalb bis drei Jahren begonnen werden, und zwar mit Köpfchen. Die Vielzahl der verschiedenen Muskeln erfordert differenzierte, fein aufeinander abgestimmte Trainingsarten. Genauso falsch wie die frühzeitige Überforderung junger Pferde ist die übermäßige Schonung. Ein guter Ausbilder mit dem richtigen Feeling trainiert sein Pferd vorwärts-abwärts, ohne Zwang in voller Harmonie. Betrachtet man die verhältnismäßig kurzen Muskelstränge des Rückens und dessen äußerst sensible Haut, kann man sich vorstellen, wie schnell Verkrampfungen entstehen.

Die Wirbelsäule hat eine zentrale Funktion bei allen Bewegungsabläufen im Pferdekörper. Man kann sie sich als eine knöcherne Körperachse vorstellen, deren Einzelglieder, die Wirbel, durch Zwischenwirbelgelenke und elastische Bänder miteinander verbunden sind, wodurch eine gewisse Beweglichkeit gegeben ist. Für die von den Extremitäten, vor allem der Hinterhand, auf den Gesamtkörper übertragene Leistung bildet die Wirbelsäule die stabile Grundlage. An ihrem vorderen Ende trägt sie den Schädel mittels eines über die Halswirbelsäule zu den Dornfortsätzen des Widerristes verlaufenden elastischen Nackenbandes, das ohne Aufwand von Muskelkräften, die bald nachlassen würden, die Beweglichkeit und Dehnbarkeit gewährleistet. Insgesamt teilt man die Wirbelsäule in fünf Abschnitte ein, und zwar in sieben Hals-, 18 Rücken-, sechs Lendenwirbel (bei Arabern sollen auch nur fünf Wirbel vorkommen) sowie das Kreuzbein und die Schweifwirbelsäule (18 Wirbel).

Verweilen wir noch einen Augenblick bei der Struktur der Wirbelsäule und ihren Funktionen. Da ist zunächst die Halswirbelsäule, bestehend, wie bei fast allen Säugetieren, aus sieben Wirbeln, von denen der erste, der Atlas, die Nickbewegungen und der zweite, genannt Axis, mittels eines Zahnfortsatzes die Drehbewegungen des Kopfes ermöglicht. Unterschiede in der Halslänge werden durch die verschiedenen Längen der Halswirbel bedingt.

Die anschließende Rückenwirbelsäule besteht aus 18 Wirbeln, die nach unten mit Rippen verbunden sind und nach oben als wichtige Muskelansatzpunkte Dornfortsätze verschiedener Länge aufweisen. Von den Rippen sind acht am unteren Ende unmittelbar mit dem Brustbein vereint (diese nennt man die „Echten Rippen"), während die zehn „Falschen Rippen" unten durch lange Knorpel miteinander verbunden sind und nach hinten kürzer werden. Der auf diese Weise oben von der Wirbelsäule, unten vom Brustbein und seitlich beiderseits von den Rippen umgrenzte Brustkorb ist in seiner Breiten- und

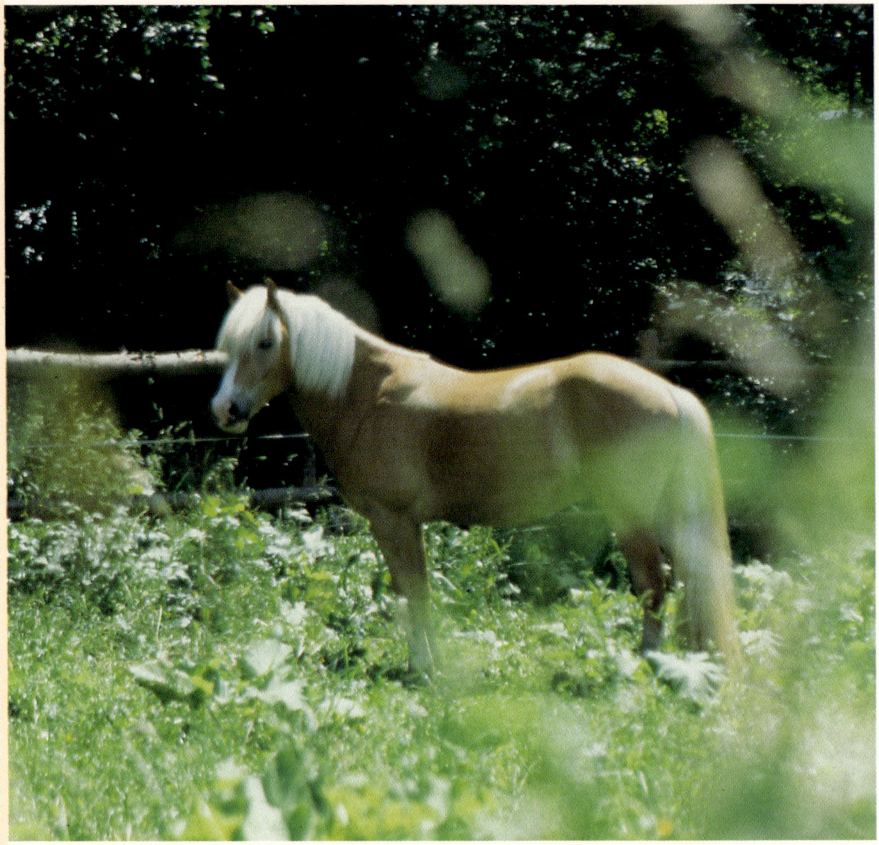

Robust gehaltene Pferde neigen weitaus weniger zu Rückenverspannungen als Boxenpferde.

Längenausdehnung sehr bedeutungsvoll für die Entfaltungsmöglichkeiten der inneren Organe.

Die Rückenwirbelsäule geht über in die Lendenwirbelsäule, die beim Pferd und Maultier aus sechs, beim Esel und Maulesel aus fünf Wirbeln besteht. Anstelle der Rippen tragen diese Wirbel frei in den Raum ragende Querfortsätze oder verkümmerte Rippenreste, in welche die Rückenmuskeln und von unten her die Lendenmuskeln greifen. Da die Lendenwirbelsäule als eine frei tragende Brücke zwischen der durch Rippen abgestützten Rückenwirbelsäule und dem im Hüftgelenk fest verankerten Kreuzbein angesehen werden kann, wird sie ihren Anteil am Tragen der Belastung dann am besten erfüllen können, wenn sie möglichst kurz und, von der Seite gesehen, fest erscheint. Das trifft vor allem dann zu, wenn die Wirbelsäule hier nicht genau horizontal verläuft, sondern gemeinsam mit dem hinteren Teil der Rückenwirbelsäule einen leicht aufwärts gerichteten Bogen bildet, ohne allerdings nach oben aufgekrümmt zu erscheinen.

Anlagebedingte ungünstige Rückenformen bedeuten eine mehr oder weniger starke Beeinträchtigung der Rückenelastizität. Zu kurze Querfortsätze lassen in Verbindung mit einer langen Lendenwirbelsäule und zu steil stehenden Hinterrippen eine „offene“ Lende entstehen.

Eine besondere Bedeutung für die Leistung des Pferdes hat das nach hinten anschließende Kreuzbein, das aus fünf fest miteinander verwachsenen Wirbeln besteht, die somit keine gelenkige Verbindung untereinander aufweisen. Das Gelenk zwischen Kreuzbein und Hüfte bekommt dadurch ungeheure Bedeutung, da hier die in der Hinterhand erzeugten gewaltigen Schubkräfte auf den übrigen Organismus, über die Wirbelsäule, übertragen werden. Ein hoch liegender Schweifansatz ist meist ein Zeichen für eine waagerechte Lage des Kreuzbeines. Ein kurzes oder tief liegendes Kreuzbein hingegen kann den Eindruck eines eingesteckten Schweifes entstehen lassen.

Die Schweifwirbelsäule ist für die Leistung des Pferdes von untergeordneten Bedeutung. Sie dient allerdings mit zur Steuerung.

Die Wölbung der Rückenwirbelsäule wird dann am günstigsten bewertet, wenn sie etwa bis zum sechzehnten Rückenwirbel ansteigt und von da ab nach hinten bis zum Schweifansatz wieder leicht abfällt. Die dadurch gut abgesicherte Tragfähigkeit der Wirbelsäule wird gleichzeitig noch unterstützt durch die unterschiedliche Schräglage der Dornfortsätze. Eine gute Tragfähigkeit, die lange nicht bei jedem Pferd gegeben ist, ist die Grundlage jeder reiterlichen Leistungsverwendung. Die Rückenmuskulatur ist sensibel und schwer trainierbar. Das Rückenband ist sozusagen die Hauptstütze des Skelettsystems und bedarf einer ständigen Provokation. Ein Pferd, das den ganzen Tag über in der Box steht, ist im Rücken verkrampft und muss ihn lösen können, bevor es die Reiterlast auf seinem Rücken (er-)trägt. Ein Weidepferd oder ein Pferd aus der Auslaufhaltung hatte während des Tages genügend Basisbewegung, ist lockerer und kann quasi sofort gearbeitet werden.

Besonders berücksichtigt werden müssen bei der Basisarbeit, beim Training und beim Leistungseinsatz die genetisch bedingten Fehlentwicklungen eines Pferderückens, denn es kann durchaus sein, dass ein Pferd in der Dressur versagt, sogar mehr oder weniger lahm geht, weil es einen für das Tragen von Lasten ungeeigneten Rücken hat, vor der Kutsche aber hervorragende Leistungen zeigt. Wenn man also an seinem Sportkameraden hängt, ihn aber nicht mehr wie gewünscht reiten kann, wäre unter Umständen ein Umdenken in eine andere, durchaus interessante Disziplin möglich. Hierzu sollten vorher der Tierarzt und ein Fahrausbilder befragt werden!

Der Widerrist als Dreh- und Angelpunkt

Rückenerkrankungen bei Pferden treten in den seltensten Fällen plötzlich auf, sondern bahnen sich langsam und schleichend an, meistens verursacht durch Trainings- und Haltungsfehler. Die Rückenmuskulatur ist langsam zu trainieren, wobei jede Art von Verkrampfung zu vermeiden ist, will man nicht Rückenerkrankungen fördern.

Für Reitpferde gehört die gute Sattellage zu den wichtigen Merkmalen. Diese ist in der Regel dann gegeben, wenn der Widerrist weit in den Rü-

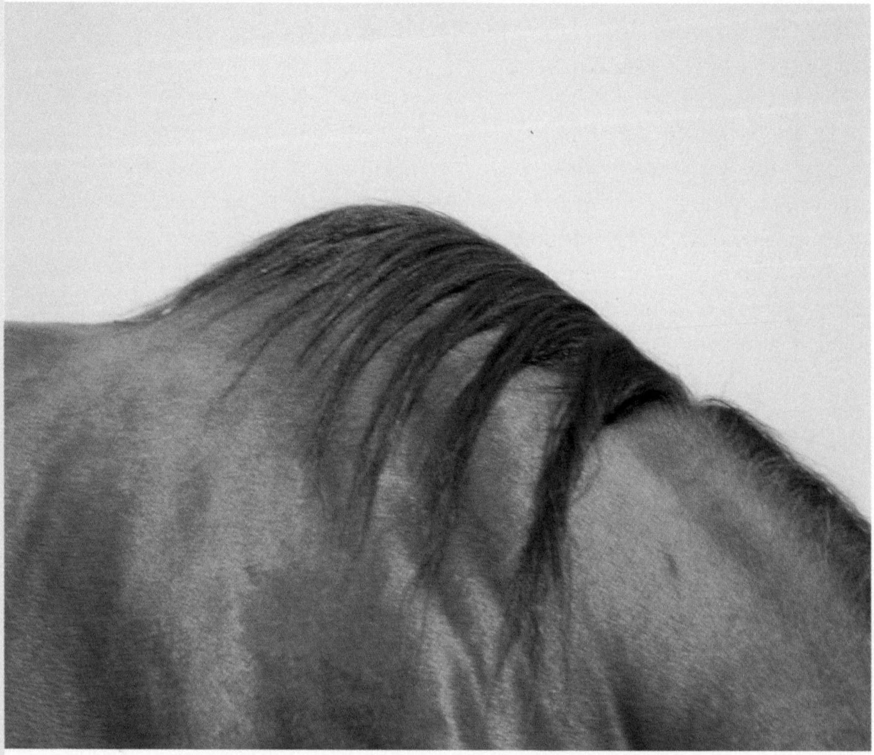

Der Widerrist wird zu Recht als der Dreh- und Angelpunkt des Skelettsystems bezeichnet.

cken reicht und der Rücken dahinter selbst eine leichte Vertiefung aufweist. Bei gleichzeitig schräg liegender Schulter und langer Halsung hat der Reiter auch „viel Pferd vor sich".

Der Widerrist des Pferdes ist von fundamentaler Bedeutung, da er zur Steuerung, zur Belastung und zur Entlastung des Skelettsystems die Bewegung des Halses und des Kopfes mit benutzt. Nimmt das Pferd den Kopf in die Tiefe, also über den Drehpunkt Widerrist, geht der konkav gebaute Rücken in die Höhe. Der Rücken ist nun im Bereich der Sitzeinwirkung des Reiters nach oben gewölbt. Es findet folglich eine Belastung der Zwischenwirbelscheiben, Gelenke und Bänder und vor allem des elastischen Rückenbandes statt.

Die Folge falschen Trainings und falscher Haltung sind mangelhafte Muskelleistung und Rückenverspannungen. Die Haltevorrichtung Muskulatur ist in ihrer eigentlichen Funktion gestört. Es kommt zu Berührungen der Dornfortsätze und zu Schädigungen der Zwischenwirbelgelenke, dem so genannten „Kissing Spines Syndrom". Die Ursache ist zunächst in falschem Training und falscher Belastung zu suchen. Es gibt kaum wirkungsvolle, dauerhafte medizinische Behandlungen gegen dieses Syndrom. Alle Medikamente dienen im Grunde genommen nur der Linderung von Symptomen, indem sie den Schmerz ausschalten, und verschleiern die Krankheit und ihre Ursachen. Erforderlich ist eine intensive veterinär- und sportmedizinische Beratung. Eine

Operation ist möglich, bestehende Veränderungen sind jedoch fast nie rückgängig zu machen.

Schmerz im Rückenbereich wird häufig vom Reiter falsch interpretiert als Widerspenstigkeit, Unwilligkeit oder gar Bösartigkeit. Gerade das Steigen des Pferdes, aber auch Sattelzwang, Hinwerfen oder fehlender Vorwärtsdrang kann ein deutlicher Hinweis dafür sein, dass der Reiter sensibler reagieren muss. Entweder steigt das Pferd aus Angst vor einem plötzlich auftauchenden, unbekannten Hindernis oder aus Angst vor Schmerzen. Das kann allein der Reiter analysieren. Auch ein Pferd, das beim Reiten ohne Fliegenbelästigung ständig mit dem Schweif kreist oder schlägt, will dem Reiter etwas mitteilen. In jedem dieser Fälle ist das Pferd einer genauen, frühzeitigen Untersuchung zu unterziehen, um das Training zu verändern und eine Behandlung einzuleiten. Da der Befund von Pferd zu Pferd unterschiedlich ist, abhängig vom Temperament, bei Stuten von der Rosse, und anderen Faktoren, ist eine individuelle Beratung und Untersuchung erforderlich.

Ein für die Dressur bestimmtes Pferd braucht eine gewisse Widerstandsfähigkeit, denn Dressur ist Schwerstarbeit. Der sensible Reiter vermeidet, dass sich sein Partner Pferd verbraucht.

Machen Sie es wie die meisten Vielseitigkeitsreiter: Führen Sie Tagebuch über das Training und über die Befindlichkeiten Ihres Sportkameraden. So können Sie Unregelmäßigkeiten am besten zurückverfolgen und notfalls von Ihrem Tierarzt die nötige medizinische Beratung einholen.

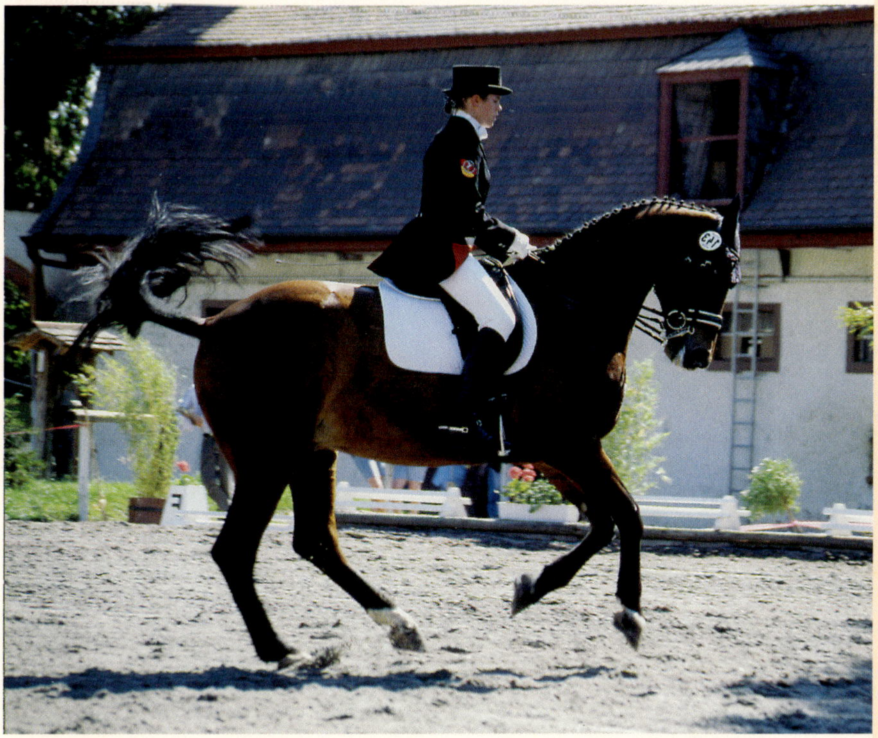

Mangelhaft gelöste Pferde fallen oft durch dauerndes Schweifschlagen auf.

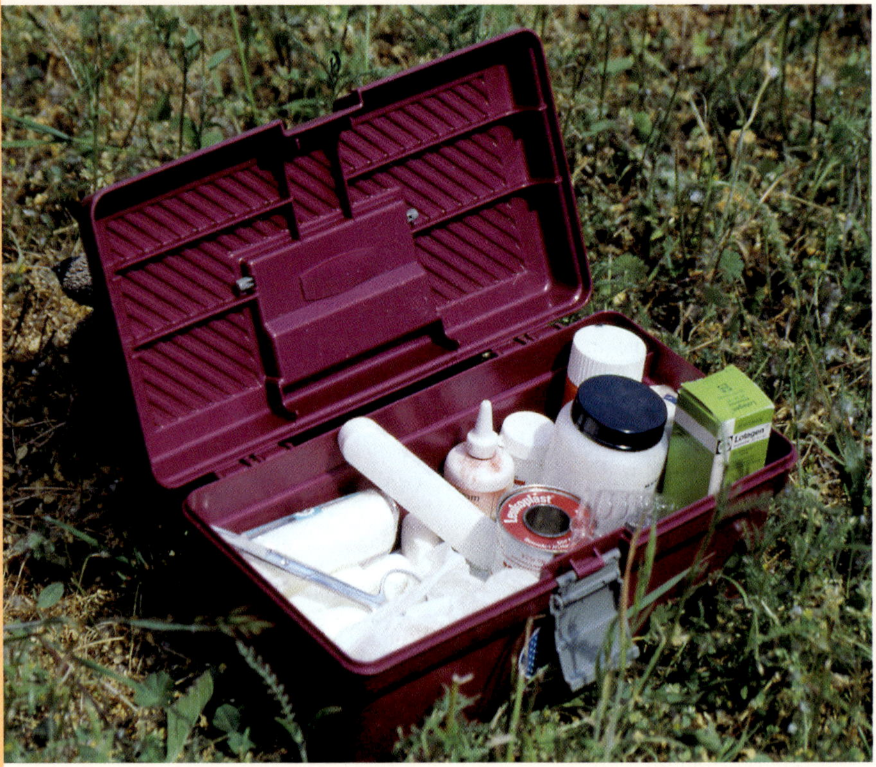

Zur Ausrüstung des Pferdehalters gehört auch ein gut ausgerüsteter Erste-Hilfe-Kasten sein Tier.

Gesundheit

Erste Hilfe bei kleinen Verletzungen

So wie jeder Reiter, der ins Gelände geht, hoffentlich einen Erste-Hilfe-Kursus für Menschen absolviert hat (beim Berittführerlehrgang und anderen Ausbildungseinheiten ist dieser Teil schon Voraussetzung), sollte auch jeder Reiter und Pferdehalter in der Lage sein, erste Hilfe an seinem Pferd zu leisten und kleinere Verletzungen selbst zu behandeln.

Das Pferd muss gegen *Wundstarrkrampf* geimpft werden, damit es gegen den Tetanusbazillus immun ist.

Kleinere *Schürfstellen*, Wunden oder Risse kann man einfach selber desinfizieren mittels Jod oder einem vom Tierarzt erhältlichen Desinfektionsspray. Größere Wunden sollte man nicht desinfizieren, da sonst der zu rufende Tierarzt diese später nicht mehr nähen kann. Stark blutende Wunden sind mittels eines Druckverbandes bis zur tierärztlichen Behandlung zu versorgen. Der Druckverband wird herzwärts angelegt (ähnlich der Versorgung beim Menschen).

Fremdkörper im Huf können gefährlich sein. Lahmt Ihr Pferd beim Ritt plötzlich aufgrund eines eingetretenen Steines im Huf, untersuchen Sie zunächst den Huf und sehen nach, wo der Stein sitzt. Wenn kein Hufkratzer zur Hand ist, kann man es mit der Gürtel-, der Sattelgurtschnalle oder der Kante des Steigbügels versuchen. Auf alle Fälle muss der Gegenstand entfernt und die Stelle für die Nachversorgung zu Hause markiert werden.

Bei einem Nageltritt ist der Nagel oder andere Gegenstand in Richtung des Eindringens herauszuziehen (es kann allerdings auch angeraten sein, ihn bis zum Eintreffen des Tierarztes sitzen zu lassen) und die Stelle genau zu markieren, damit sie später schnellstmöglich desinfiziert werden kann. Tiefere Wunden müssen vom Tierarzt ausgeschnitten und behandelt werden.

Als *Vernagelung* bezeichnet man die Verletzung der Huflederhaut beim Hufbeschlag. Schon bald nach der Verletzung stellt sich hochgradige Lahmheit ein, die auf die Gefährlichkeit der Erkrankung hinweist. Hier sei noch einmal ausdrücklich auf die Notwendigkeit einer aktiven Immunisierung gegen Wundstarrkrampf hingewiesen.

Puls fühlen

Am unteren Rand des Unterkiefers an der Einbuchtung zur Ganasche können Sie den Pulsschlag des Pferdes fühlen. Legen Sie dort zwei Finger an und zählen Sie 30 Sekunden. Das verdoppelte Ergebnis ergibt den Pulswert (28 bis 40 Schläge pro Minute sind normal).

Ist ein *Fremdkörper* im Auge, wird das Auge vorsichtig mit einem sauberen, fusselfreien Tuch und viel Wasser ausgewaschen und der Tierarzt verständigt. Auf keinen Fall das Auge reiben, da sonst Verletzungsgefahr der Hornhaut oder des Augeninneren besteht.

Satteldruck ist vermeidbar und ein beschämendes Zeichen für den Reiter. Der Sattel muss dem Pferd in erster Linie passen, das heißt, die Kammer muss den Widerrist frei lassen, die Wirbelsäule muss frei bleiben, der Sattel muss gut aufliegen, und natürlich muss man bei der Sattelung darauf achten, dass die Satteldecke oder Schabracke keine Falten wirft und sauber ist. Wenn es nun aber passiert ist, kann Kühlung mit Wasser oder einer Essigwasserlösung helfen. Auf den Sattel ist bis zur vollständigen Ausheilung zu verzichten, das Pferd kann entweder longiert oder ohne Sattel spazierengeritten werden. Wenn man den Sattel zu früh wieder auflegt, reißt die Wunde wieder auf. Verheilte Druckstellen erkennt man an dem oder den weißen Fellflecken meist in Widerristhöhe.

Bei einer *Kolik* ist sofort die Futteraufnahme zu verhindern. Da es verschiedene Koliken gibt, muss sofort der Tierarzt verständigt werden; das Pferd kann am Strick bis zum Eintreffen des Tierarztes geführt werden.

Lahmheiten gehören ebenfalls immer in die Hand eines Tierarztes.

Ein *festliegendes* Pferd braucht Hilfe! Meist passiert dieses Missgeschick, weil die Box dem Pferd zu klein ist und es sich nicht bequem hinlegen kann. Prellungen, Hautabschürfungen und sogar Kreislaufzusammenbrüche oder Panik

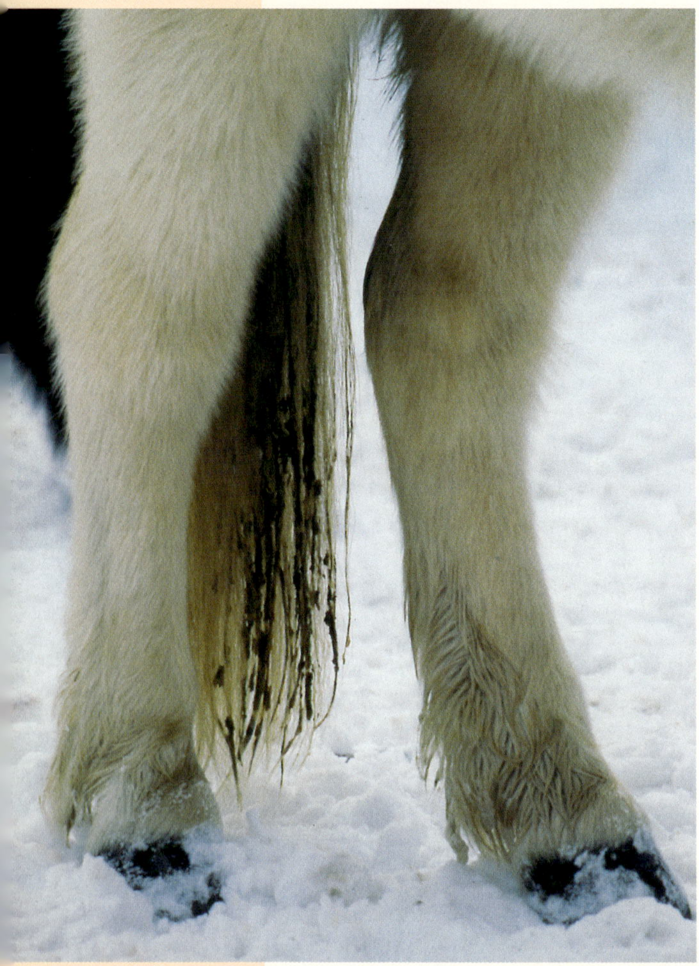

Durchfallerkrankungen sind oft die Folge unsachgemäßer Fütterung.

sind die Folgen. Den besten Halt beim Aufstehen findet das Pferd in einer tief eingestreuten Strohbox. Auch ein Sauberkeitsfanatiker sollte dem Pferd eine mindestens zehn Zentimeter hohe Matratze lassen.

Ein festliegendes Pferd kann man in der Box entweder über den Rücken wälzen, sodass es mehr Platz zum Aufstehen hat, oder man verlagert die Einstreu so, dass es beim Aufstehen nicht einen Hügel hinauf muss. Das Pferd macht beim Aufstehen einen Schritt vorwärts, braucht also vor sich Platz.

Will man ihm beim Aufstehen helfen, sollte man mit zwei Stricken das Halfter seitlich halten lassen und die Vordergliedmaßen vor das Pferd ziehen. Vorher ist das Pferd durch Unterstützung am Widerrist aufzurichten. Wenn es immer noch nicht auf die Beine kommt, ist anzunehmen, dass es krank ist oder geschwächt, und man sollte einen Tierarzt rufen. Auf das arme Pferd mit einer Gerte einzuschlagen, ist falsch und zeugt nicht von Tierliebe und Mitgefühl.

Durchfall entsteht, wenn bei einer Erkrankung der Verdauungsorgane die Futterstoffe wesentlich schneller als üblich den Darm passieren. Ursache können im Futter vorhandene, stark reizende Verbindungen sein, beispielsweise Schimmel. Es entsteht ein erheblicher Verlust an Nahrung und Wasser. Man sollte also nicht länger als zwei, maximal drei Tage warten bis zur Konsultierung eines Tierarztes.

Jeder Kothaufen eines gesunden Pferdes besteht aus einzelnen, festen Pferdeäpfeln. Sind die Äpfel ungeformt und weich, ist mit einer Abnormität im Darmtrakt zu rechnen. Futterwechsel oder unverträgliche Bestandteile können die Ursache sein, in seltenen Fällen auch Nervosität oder zu viel junges Grünfutter, Klee, Äpfel und auch Brot. Auch Wurmbefall ist eine häufige Ursache für Durchfall. Oft kommt eine vermehrte Darmgasbildung mit unangenehmem Geruch hinzu. Es besteht Kolikgefahr.

Das *Haarkleid* ist, wie das Haar beim Menschen, ein Spiegel der Gesundheit. Ein gesundes Pferd präsentiert sich mit einem dichten, in der Sonne glänzenden Haarkleid. Ein chronisch erkranktes Pferd ist an seinem matten und stumpfen Fell erkennbar. Beim Menschen kann eine Haaranalyse tatsächlich Aufschluss darüber geben, ob die betreffende Person während der Monate, in denen die untersuchten Haare gebildet wurden, beispielsweise ständig kleine Mengen Gift aufgenommen hat. Beim Pferd ist dagegen die Haaranalyse noch nicht ausgiebig genug erforscht. Zweckmäßig und sicherer ist, vom Tierarzt ein Blutbild machen zu lassen. Natürlich müssen Laboruntersuchungen immer nur als Kettenglied innerhalb der Gesamtuntersuchung des Pferdes angesehen werden. Daher sollte jeder Laboruntersuchung die klinische Untersuchung des Pferdes im Stall vorausgehen.

Fieber messen

Natürlich haben Sie in Ihrem Schrank oder Putzkasten Ihr eigenes Fieberthermometer, das Sie auch nach jedem Gebrauch reinigen. Die Rektaltemperatur beträgt im Normalwert:
bis zum 5. Lebensjahr:
37,5 bis 38,4 Grad,
später:
37,5 bis 38,0 Grad.
Natürlich gelten diese Werte für den Ruhezustand und sind nicht nach der Arbeit zu messen.

Schlundverstopfungen kommen ebenfalls vor: Trockenes Brot, Rübenschnitzel, Kraftfutter oder Leckerbissen können in der Speiseröhre kleben bleiben und zu quellen beginnen. Kann das Pferd sie nicht herunterschlucken, beginnt es zu würgen und zu husten. Dabei kann Speichel in die Luftröhre fließen und sogar eine Lungenentzündung auslösen. Entfernen Sie sofort alle Futterreste und beginnen Sie mit der Hand eine leichte Halsmassage in Richtung Maul. Eine Schlundverstopfung ist lebensbedrohlich – sofort den Tierarzt rufen!

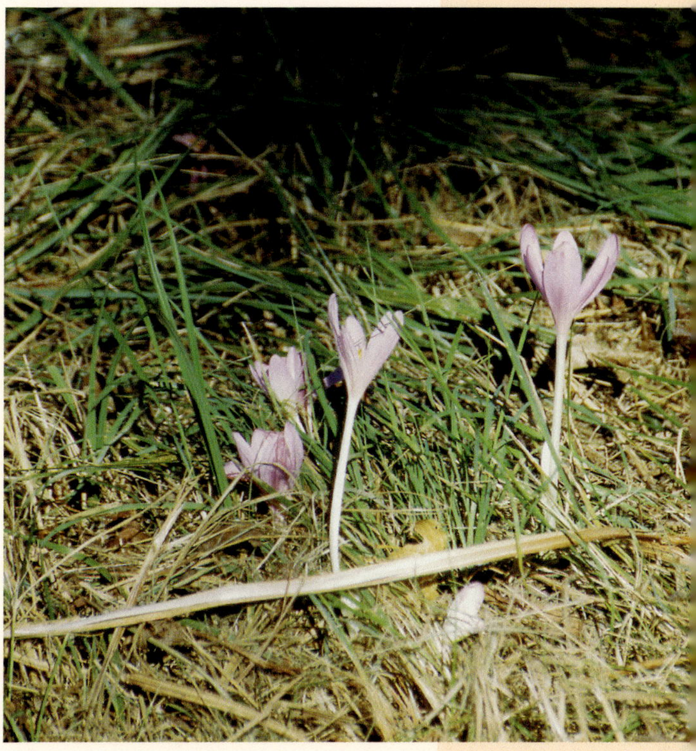

Giftpflanzen wie die Herbstzeitlose werden meist, aber eben nicht immer gemieden.

Giftpflanzen werden von Pferden im Allgemeinen gemieden. Sollten Sie doch einmal einen Verdacht haben, nehmen Sie eine solche verdächtige Pflanze mit und zeigen Sie diese dem Tierarzt, damit er nach Möglichkeit ein Gegenmittel verabreichen kann.

Scheidenentzündungen bei Stuten kommen häufig ohne erkennbare Ursache vor. Stuten mit hämolytischen Streptokokken müssen behandelt werden, wenn sie zur Zucht eingesetzt werden sollen.

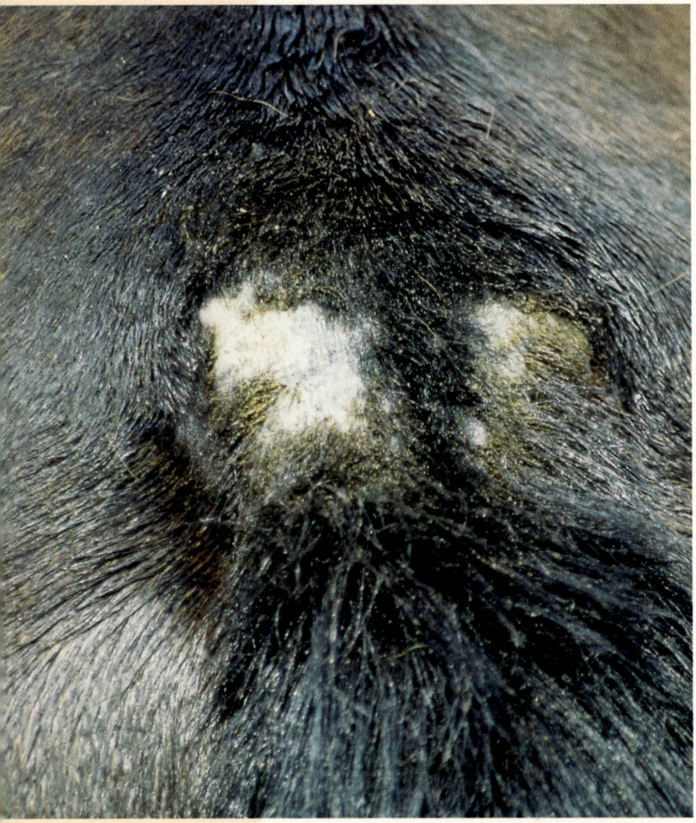

Schweifscheuern kann durch Wurmbefall ausgelöst werden.

Die *Beschälseuche* bei Hengsten und Stuten ist eine übertragbare Infektionskrankheit, die in Deutschland nicht vorkommt.

Hautpilzerkrankungen gehören zu den am häufigsten vorkommenden Hauterkrankungen. Die Übertragung erfolgt häufig durch das Putzzeug und auf der Weide. Daher: jedem Pferd sein eigenes Putzzeug, und das bitte sauber halten. Der Pilz wächst an den Haaren entlang in die Tiefe und dabei bilden sich Pusteln und Krusten. Man kann die Haare herausziehen. Die Ausbreitung wird durch Schmutz- und Schweißbildung begünstigt. Die Zeit des Haarwechsels, also Herbst, ist oftmals der Beginn der Erkrankung. In extremen Fällen setzen sich an den erkrankten Stellen zusätzlich Eitererreger ab, die zu Hauteiterungen führen. Die Behandlung ist nicht leicht und die Ansteckungsgefahr sehr groß, wobei inzwischen auch eine Imfpung auf dem Markt ist. Bei ausgebrochenem Hautpilz sind pilzabtötende Mittel erforderlich, die allerdings nicht selten zu allergischen Reaktionen führen können. Ratsam ist es, sofort den Tierarzt zu konsultieren.

Grundsätzlich gilt, dass bei allen undefinierbaren Erkrankungen und Lahmheitserscheinungen, die länger als einen Tag andauern, der Tierarzt zu konsultieren ist, um bleibende Schäden zu vermeiden und entstehende Erkrankungen sofort zu behandeln.

Vorbeugen ist besser als heilen

Wurmkuren

Wurmkuren sind erforderlich, um den Befall mit diesen Parasiten beim Pferd in Grenzen zu halten.

Gegen unterschiedliche Parasiten helfen teils unterschiedliche Medikamente, die Ihnen Ihr Tierarzt zum passenden Zeitpunkt aushändigen wird.

Magendasseln gelangen in das Pferd, weil die Dasselfliegen (Flugzeit, Juli bis September) ihre Eier am Pferd ablegen, besonders bei Weidepferden, und zwar in Regionen, die das Pferd ablecken kann. Die aus den Eiern schlüpfenden Larven dringen durch die Mundschleimhaut in das Pferd und gelangen schließlich in den Darm, wo sie heranwachsen und zu Verdauungsbeschwerden führen können.

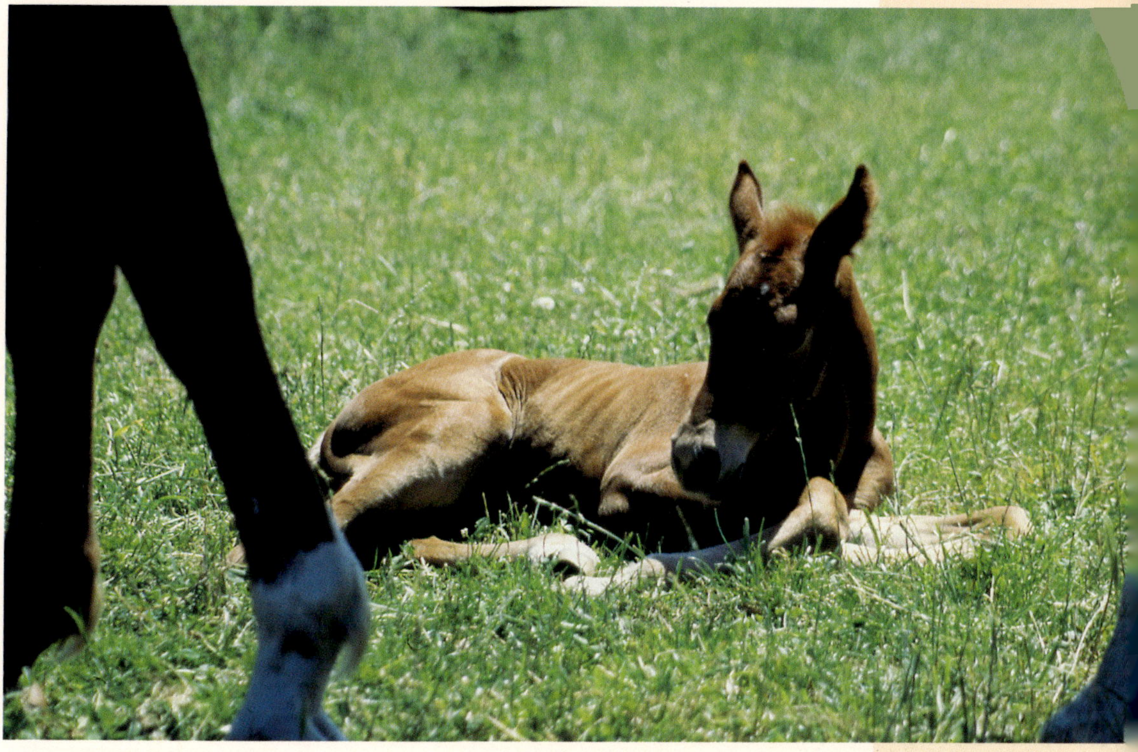

Zwergfadenwürmer treten nur im Fohlenalter auf.

Durchfall, Abmagerung und ernsthafte Erkrankungen, die bis zum Tode führen können, sind die Folgen.

Vorbeugend kann man die Eiablagestellen am Haarkleid mindestens dreimal wöchentlich mit einem feuchtwarmen Lappen (35 bis 38 Grad Celsius) abreiben. Abgetötet werden die Larven durch bestimmte Wurmkuren; Ihr Tierarzt kann Ihnen einen entsprechenden Entwurmungsplan erstellen.

Spulwürmer kommen hauptsächlich bei jungen Pferden in der Stallhaltung vor. Ältere Pferde haben bereits eine gewisse Resistenz entwickelt.

Diese Würmer leben im Dünndarm und werden rund 35 Zentimeter lang. Die Eier werden mit dem Kot ausgeschieden, und die infektionsfähige Larve gelangt ein bis zwei Wochen später mit der Futteraufnahme wieder in den Dünndarm des Pferdes, wird über das Lymph- und Blutgefäßsystem in die Lunge geschwemmt und über die Luftröhre und den Schlund nach vier bis sechs Wochen wieder in den Dünndarm. Bei starkem Befall können Husten, Durchfälle und Wurmkoliken sowie Lungenentzündungen auftreten. Spulwurmerkrankungen sind eine ausgesprochene Stallseuche.

Neben der entsprechenden Entwurmung ist eine Desinfektion der Box erforderlich. Hierbei ist darauf hinzuweisen, dass gerade diese Würmer gegen Desinfektionsmittel sehr resistent sind, allerdings nicht gegen hohe Temperaturen.

Blutwürmer besiedeln den Blind- oder den Grimmdarm, gelangen mit dem Kot in die Außenwelt und werden bei Weidepferden oral wieder aufgenommen. Diese Würmer können durch die Dickdarmwand in das Blutgefäßsystem gelangen.

Die Schädigungen sind so erheblich, dass nur eine regelmäßige Entwurmung vor dem Weideauftrieb und Kotentfernung von der Weide die massenhaft mit dem Kot abgesetzten Wurmeier weitestgehend beseitigen können.

Das Zerstreuen der Kothaufen auf der Weide begünstigt die Neuaufnahme der Würmer, da jetzt eine weite Verstreuung, die durch den Nachttau begünstigt wird, gegeben ist.

Will man die Kothaufen nicht einsammeln, helfen nur häufiger Weidewechsel, Weidehaltung mit Rindern oder Abheuen, da mit dem Heu eine große Menge der Larven entfernt wird. Das Heu darf allerdings nicht sofort verfüttert werden. Häufiges Schweifscheuern ist immer verdächtig!

Wurmbehandlung

Fohlen werden mit zehn Tagen gegen Zwergfadenwürmer erstmals und dann im Turnus von weiteren zehn Tagen vier Wochen lang wiederholend entwurmt; dies ist jedoch im Einzelfall vom verwendeten Präparat und der Stallumgebung abhängig!

Jährlinge und erwachsene Pferde werden mindestens viermal jährlich mit wechselndem Breitbandanthelmintikum gegen die verschiedenen Parasitenarten behandelt.

Impfungen

Welche und ob überhaupt Impfungen über Tollwut und Tetanus hinaus in Ihrem speziellen Fall nötig sind, darüber kann Sie Ihr Tierarzt mit Blick auf die Stallsituation und die Nutzung des Pferdes beraten.

Wundstarrkrampf (Tetanus) wird durch das Gift des Tetanusbazillus hervorgerufen, der überall im Erdboden, Staub, modrigen Holz, Heu und Kot vorkommt.

Gerade kleinste Wunden am Huf (beispielsweise Vernageln durch den Schmied) oder an den Beinen können den Einstieg des Bazillus ermöglichen. Nach der Grundimmunisierung erfolgt die Auffrischung alle zwei Jahre. Die Tetanusimpfung ist unabdingbar!

Influenza erfordert nach der Grundimmunisierung eine Auffrischung alle zwölf Monate.

Herpes muss nach einer Grundimmunisierung alle sechs Monate aufgefrischt werden, mit dem Lebendimpfstoff alle neun Monate beziehungsweise zweimal während der Trächtigkeit.

Tollwut bedroht Weidepferde in tollwutgefährdeten Gebieten Deutschlands. Die Impfung, soweit regional erforderlich, ist vor den Weideaustrieb zu legen und jährlich aufzufrischen.

Zahnkontrolle

Bereits während des Zweiten Weltkrieges machte sich Prof. Dr. Erwin Becker um die Pferdezahnheilkunde verdient. Er erkannte, dass bei regelmäßiger Gebisspflege pro Pferd und Tag etwa ein Kilogramm Getreide und Heu eingespart werden kann.

Viele wissen sofort, dass ihr Pferd Zahnprobleme hat, wenn es so genannte Heuwickel oder Kraftfutterpartikel ausspuckt. Es gibt aber noch eine Vielzahl von weiteren Symptomen, die im Zusammenhang mit Erkrankungen der Zähne und der Maulhöhle auftreten können: Kopfschlagen während des Fressens oder Reitens, unerklärliche Leistungsverluste, auffällig viele Futterpartikel im Mist, Maulbluten, unangenehmer Geruch aus Nasenlöchern oder Maul, minimale Kaubewegungen, schlechtes Annehmen des Gebisses beim Reiten und Fahren („Mauligkeit"), Veränderungen der Trink- und Fressgewohnheiten, aufgeblähter Bauch bei deutlich sichtbaren Rippen, stumpfes Fell, starkes Speicheln, ungewöhnliche Kopf-, Zungen- und Unterkieferhaltungen.

Alle Schneide- und Backenzähne schieben sich bis zum Alter von ca. 15 Jahren aus ihren Zahnfächern heraus. Erfolgt keine gleichmäßige Abnutzung durch ungenügendes Raufutter oder Fehlstellungen, bleiben Zahnhaken stehen, die die Mundschleimhaut verletzen und Schmerzen verursachen.

Bei einem normalen Gebiss sollte einmal im Jahr eine Zahnkontrolle durch einen spezialisierten Tierarzt durchgeführt werden. Bei Fehlstellungen des Gebisses ist eine halbjährliche Kontrolle und gegebenenfalls Korrektur erforderlich.

Hufschmied

Mit dem Hufschmied stimmen Sie den Intervallrhythmus ab. Eventuell variieren die Zeiten je nach Jahreszeit.

Ein guter Hufschmied notiert sich selber den nächsten Besuchstermin bei Ihrem Pferd. Alle fünf bis sieben Wochen ist auch Ihr Pferd fällig, ganz gleich, ob es beschlagen ist oder nicht.

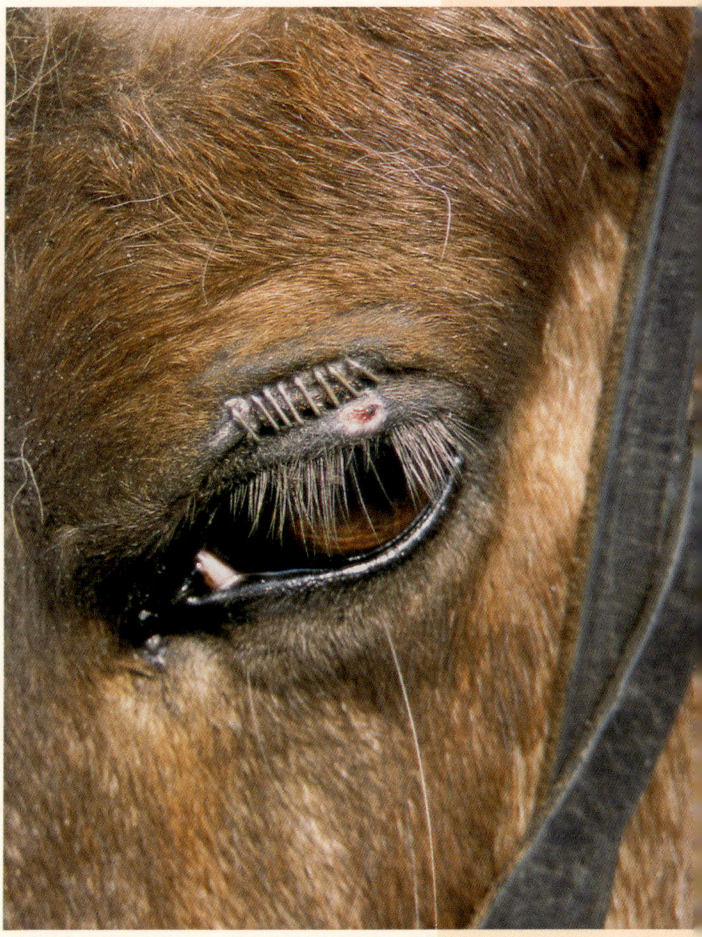

Auch kleine und kleinste Wunden können mit dem Tetanuserreger infiziert sein.

Im allerschlimmsten Fall

Der wohl schrecklichste Moment für jeden Tierfreund und Pferdehalter ist der, wenn der Tierarzt erklärt, es sei nichts mehr zu machen.

Jetzt ist Ihre Entscheidung gefordert, vor der jeder, der an seinem Pferd hängt, Angst hat. Doch Sie müssen diese Entscheidung treffen, um Ihrem Pferd ein längeres Leiden zu ersparen.

Bitten Sie Ihren Tierarzt, der Ihr Pferd in den langen Jahren kennen ge-

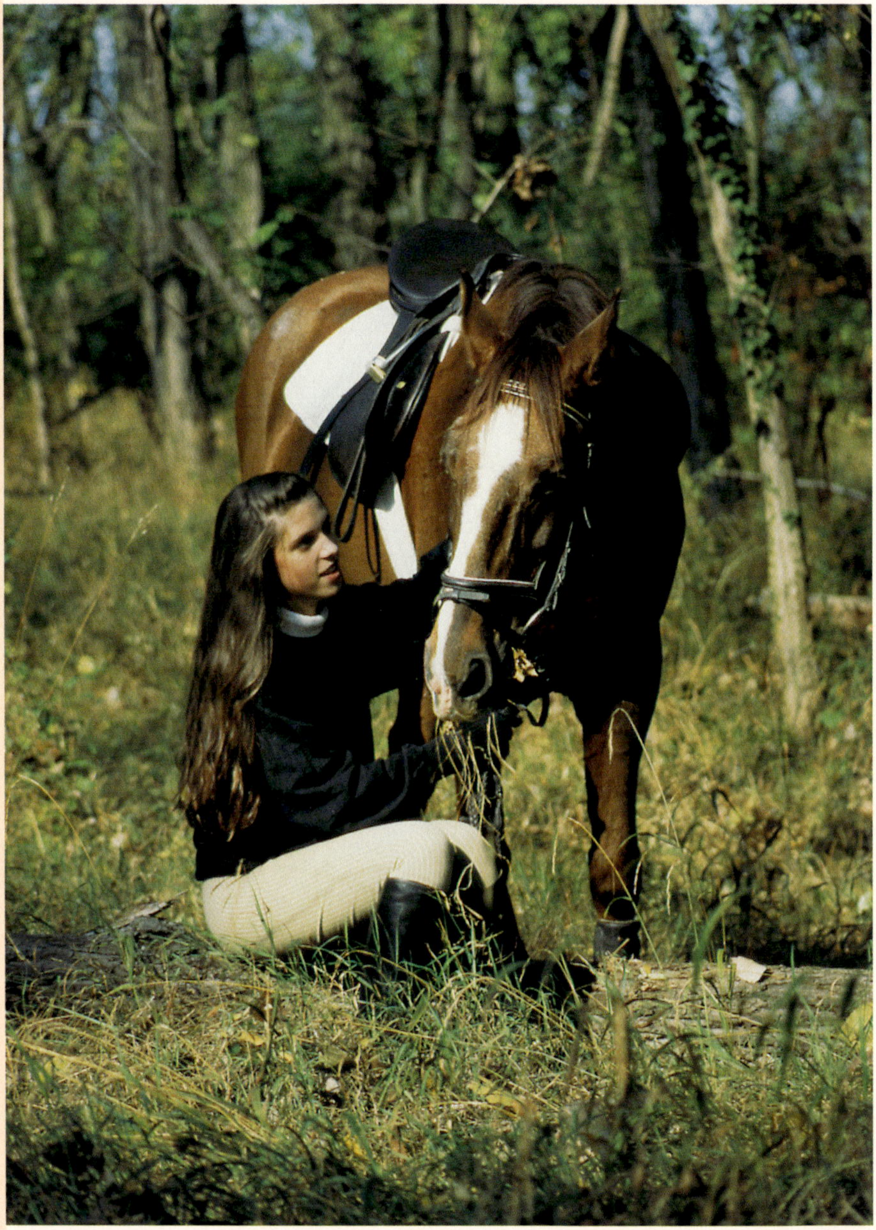

Ihr Pferd hat Ihnen viele schöne Stunden geschenkt, lassen Sie es am Ende nicht allein.

lernt hat und zu dem Ihr Pferd Vertrauen hat, es einzuschläfern. Bleiben Sie wenigstens so lange bei ihm, bis es narkotisiert ist.

Denken Sie daran, vorher den Abtransport zu organisieren. Bedenken Sie – und das sei Ihnen ein Trost: Da Sie sich mit der Psyche und den Bedürfnissen Ihres Pferdes beschäftigt haben, hat Ihr Pferd ein schönes Pferdeleben mit Ihnen verbracht.

Es hat Ihnen viele schöne Stunden geschenkt und dafür sollten Sie dankbar sein.

Kleines Kranheits-ABC

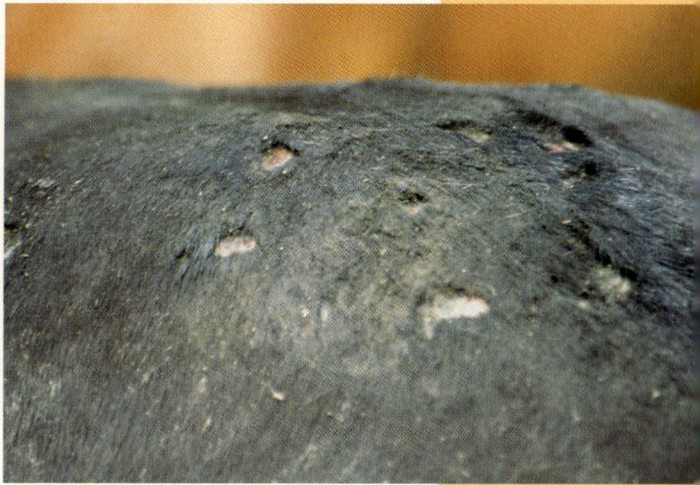

Allergien wie dieses Sommerekzem können durch Insektenstiche ausgelöst werden.

A

Abszess
Eiteransammlung, entstanden aus Gewebe, das durch Entzündung zerstört wurde und von einer Bindegewebskapsel umgeben ist.

Allergie
Es sind vier verschiedene Typen bekannt vom anaphylaktischen Schock bis zur Nesselsucht.
Ursache: Medikamente, Insektenstiche, hautreizende Stoffe, Futter, Umwelteinflüsse oder chemische Substanzen.
Therapie: Ursache erforschen und wenn möglich abstellen, vom Tierarzt Gegenmittel verabreichen lassen (wenn vorhanden), eventuell Desensibilisierung, Kortisonbehandlung oder Verabreichung von Antihistaminika hilfreich. Von Teirheilpraktikern angewandte Heilmethoden sind oft sehr erfolgreich.

Angussverbände
Feuchte, Wärme oder Kälte erzeugende Verbände mit zusätzlich desinfizierender, adstringierender, schmerzstillender, abschwellender und entzündungshemmender Wirkung.

Ankaufsuntersuchung
Genereller Gesundheitscheck des Pferdes durch den Tierarzt.

Anschoppungskolik
Kolik meistens im Dickdarmbereich.

Arthritis
Akute Gelenksentzündung.

Arthrose
Chronische Gelenksentzündung.

Ataxie
Bewegungsstörungen, bedingt durch Rückenmarkserkrankungen, Erkrankungen des Kleinhirns, Herpes, Schlagverletzungen, Stürze oder andere Ursachen.

Atemstörung
Vorübergehende oder dauerhafte Behinderung der Atmungsorgane.

Augenentzündung
Durch Verletzung, Infektion, äußere Einwirkungen oder durch Erkrankungen des inneren Auges entstandene Entzündung.

Ausfluss
Vermehrte Sekretabsonderung aus natürlichen Öffnungen des Körpers.

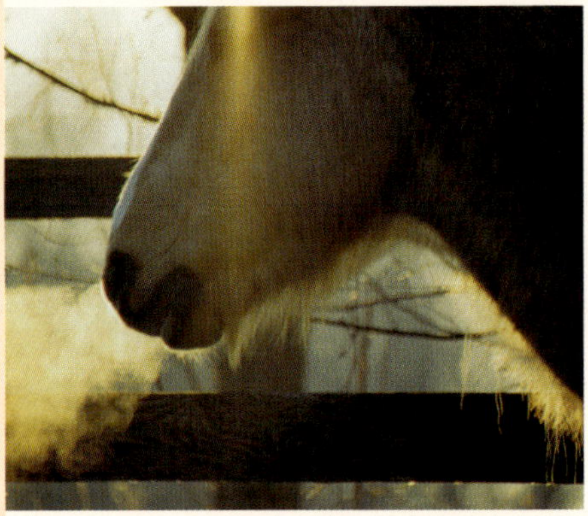

Der dauernde Aufenthalt an der frischen Luft ist die beste Vorbeugung vor Atemwegsproblemen.

B

Bakterien
Mikroorganismen. Viele Bakterien sind physiologisch, sie gehören zur normalen Besiedelung; im Überschuss, in falscher Zusammensetzung oder an falscher Stelle erzeugen sie Krankheiten, zum Beispiel die zur Drüse führenden Streptokokken. Auf der Haut sind viele ungefährlich, aber beispielsweise in einer offenen Wunde verursachen sie Krankheiten.

Bänderzerrung
Übermäßige Dehnung von Bändern zum Beispiel durch Überanstrengung oder Sturz.

Ballentritt
Verletzungen des Ballens oder Kronrandes durch äußere Ursachen oder Greifen mit dem Hinterfuß.

Beugesehnen
Man unterscheidet am Pferdebein drei Arten von Beugesehnen: die oberflächliche und die tiefe Beugesehne und den Fesselträger. Sie können sich entzünden und Sehnenfaserrisse bekommen durch Verletzungen, ebenso wie durch Trainingsfehler, schlechte Bodenbeschaffenheit oder falschen Beschlag.

Birkauge
Ungewöhnliche Augenfärbung beim Pferd; das Auge ist genetisch bedingt nur teilweise pigmentiert und reagiert häufig empfindlich.

Blähungen
Blähungen können zur Kolik führen. Ursache kann gärendes Futter sein; Fütterungsfehler können übermäßige Gasbildung im Darm verursachen. Diese Kolikanfälle können hochgradig sein. Therapie: Eilig Tierarzt rufen und bis zur Ankunft des Arztes Pferd warm halten, bewegen und Bauchmassage durchführen.

Bläschenausschlag
Entzündungen verschiedener Schleimhäute, meistens bedingt durch Viren oder Allergien.

Blistern
Blasen bildende Hautentzündung durch hautschädigende Einreibungen.

Blutbild
Laborkontrolle über die roten Blutkörperchen, Hämatokrit, Hämoglobin (Blutfarbstoff) und die verschiedenen Formen der weißen Blutkörperchen (Gesundheitspolizei des Körpers). Veränderungen des Blutbildes sind bei allen Krankheiten möglich.

Bluterguss
Blutungen in das Gewebe durch Zerreißung mehr oder weniger großer Gefäße, Muskeln, Sehnen, Bindegewebe.

Bogen
Entzündung der oberflächlichen Beugesehne, von außen durch einen Bogen sichtbar, beim Abfühlen schmerzhaft.

Botulismus
Infektion durch Leichengifte, vorwiegend durch Silage aus nicht einwandfreier Gewinnung und Konservierung, in der der sporenbildende Erreger Chlostridium botulinus unter Luftausschluss vorkommt.

Bronchitis
Entzündung der Bronchien. Ursache: Haltungsfehler, Infektionskrankheiten, Allergien.

C

Chips
Freie Körper im Gelenk; können Lahmheiten und Gelenksentzündungen hervorrufen. Chips sind durch radiologische Untersuchung feststellbar.

D

Dämpfigkeit
Früher ein Hauptmangel; bezeichnete bis 2003 rechtlich jede Art von chronischer Erkrankung des Kreislaufs oder Atmungsapparates. Medizinisch häufig gebrauchter Ausdruck für ein fortgeschrittenes Lungenemphysem, oft Lungenfeldvergrößerung.

Dampfrinne
Eine erkennbare Dampfrinne tritt auf bei chronischer Erkrankung der Bronchien oder der Lunge. Sie entsteht durch eine verstärkte Ausatmungsphase. Das Pferd benutzt in vermehrter Form die Bauchpresse, um die verbrauchte Atemluft nach außen zu befördern. Die Dampfrinne liegt zwischen Rippenbogen und Bauch.

Darmstich
Eine Punktion des Darms von außen bei einer Gasansammlung zum Beispiel im Blinddarm.

Dickdarmanschoppung
Verstopfung des Dickdarmes durch Futtermassen.

Darmverschlingung
Verdrehung oder Verlagerung von Darmteilen, Verlauf dramatisch und hochgradig schmerzhaft. Eine Heilung ist ohne Operation in der Regel nicht möglich.

Druse
Bakterielle Erkrankung (Streptokokken), vorwiegend Infektion der Atemwege, kann aber auch Schädigungen aller anderen Organe, einschließlich Gehirn und Rückenmark, hervorrufen. Dabei bilden sich häufig Abszesse in den geschädigten Organen oder dazugehörenden Lymphdrüsen. In der Regel eine ansteckende Erkrankung junger Pferde. Tierarzt muss konsultiert werden!

Dünndarmanschoppung
Ursache meist Verlagerung oder Darmabknickungen.

Dummkoller
Galt früher als Hauptmangel; allergische Erkrankung des Gehirns, meistens verbunden mit Gehirnwassersucht. Kommt nicht mehr vor.

E

Eckstreben
Teilbereiche im hinteren Hufabschnitt, dienen der Festigung des Hufs.

Ekzem
Hautentzündung, hervorgerufen durch Viren, Bakterien, Pilze, Allergien oder Parasiten.

Einschuss
Entzündung des lockeren Bindegewebes der Unterhaut (Phlegmone), vor allem an den Beinen nach Verletzungen.

Equidenpass
Seit 1. Juli 2000 schreibt eine EU-Entscheidung den Equidenpass für alle Einhufer vor. Hintergrund ist, dass Equiden und damit auch Pferde grundsätzlich auch als Lebensmittel dienen können und sichergestellt sein muss, dass das so gewonnene Fleisch frei von Rückständen bestimmter Arzneimittel ist. Bei einem zur Schlachtung bestimmten Pferd werden deshalb sämtliche verabreichte Arzneimittel im Equidenpass eingetragen.

Der Besitzer kann sich aber auch entscheiden, dass das Tier niemals zur Schlachtung kommen soll und hat damit ein größeres Spektrum an zulässigen Arzneimitteln zur Verfügung. Diese Entscheidung muss im Equidenpass vermerkt werden und gilt lebenslang, auch nach Besitzerwechsel.

Der Equidenpass ist quasi der „Personalausweis" eines Pferdes und bei jedem Transport (Turnier, Tierklinik, Urlaub etc.) mitzuführen. Auch Impfungen werden im Equidenpass eingetragen, die früher üblichen Impfpässe gibt es nicht mehr.

F

Fundament
Gliedmaßen des Pferdes.

G

Gallen
Auftreibungen durch vermehrte Füllung von Gelenken, Sehnenscheiden oder Schleimbeuteln, verursacht auch durch Fütterungsfehler oder Verletzungen.

Gaskolik
Ansammlung von Gasen in den verschiedenen Darmbereichen.

Gebissfehler
Häufig genetisch bedingt, im Schneidezahnbereich können sie zu Fressproblemen führen, im Backenzahnbereich auch zu Verletzungen der Maulschleimhaut, zu Koliken und Rittigkeitsproblemen.

Gleichbein
Sesambeine bilden die Begrenzung des hinteren Teiles der Fesselgelenke, dienen der Elastizität und als Stoßdämpfer. An jedem Bein befinden sich im hinteren Teil des Fesselgelenkes zwei dieser dreikantigen Knochen.

Griffelbein
Ein zurückgebildeter Zehenknochen des Pferdes (an jedem Bein zwei) unterhalb des Sprunggelenks oder des Vorderfußwurzelgelenks.
Griffelbeine können leicht brechen, und zwar durch äußere Einflüsse oder durch Ermüdung des Gewebes bei Trainingsfehlern.

Grützbeutel
Haareinlagerungen oder Talgdrüsenvergrößerungen mit Haareinlagerungen in der Haut.

H

Hauptmängel
Nach der Kaiserlichen Verordnung von 1899 handelte es sich dabei um die folgenden sechs Erkrankungen: Rotz, periodische Augenentzündung, Koppen, Kehlkopfpfeifen, Dummkoller und Dämpfigkeit. Die Hauptmängel waren innerhalb einer Frist von 14 Tagen dem Verkäufer schriftlich anzuzeigen. Sie gelten heute nicht mehr.

Hengstzahn
Zwischen Schneidezähnen und Backenzähnen gelegener Zahn bei Hengsten und Wallachen, tritt beim Vier- bis Sechsjährigen hervor.

Herpes
Virusart, kann unter anderem Virusabort, Nervenlähmungen oder Atemwegserkrankungen verursachen. Gegen Herpes kann geimpft werden.

Hornspalt
Riss in der Hornkapsel, verursacht durch statische Fehler (Beschlag/Hufform), durch Verletzungen oder durch Entzündungen des Saumbands.

Hufbeinerkrankungen
Starke Stoßeinwirkungen können bis hin zur Fraktur des Hufbeins führen.

Hufgeschwür
Umgangssprachlich für infizierte oder stark geprellte Huflederhaut, meistens im Trachtenbereich.

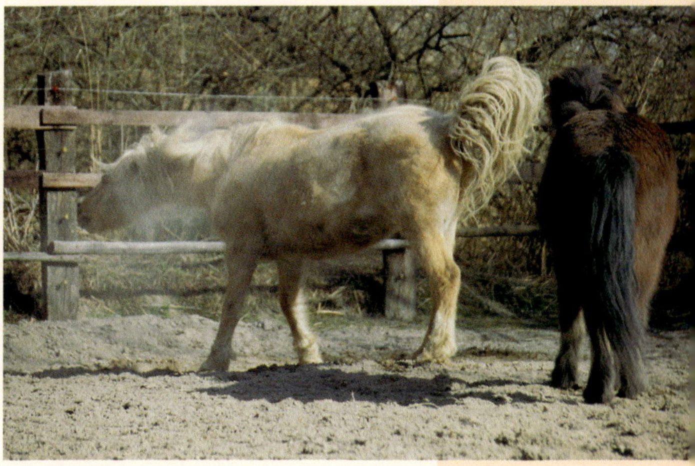

Pferde haben ganz eigene, kaum nachvollziehbare Vorstellungen von Körperpflege.

Huflederhautentzündung
Durch äußere Einwirkung, Stoß, Prellung, Infektion oder durch innere Erkrankungen (Organschäden) oder Blutgefäßschäden (Hufrehe) hervorgerufene schmerzhafte Erkrankung.

Husten
Erkrankung der Atemwege. Husten auf keinen Fall unterdrücken oder unterbinden! Mögliche Auslöser: Staub, Bakterien, Umwelteinflüsse oder Viren.

I

Immunisierung
Stärkung des Abwehrsystems des Körpers.

Impfungen
Vorbeugende Verabreichung von verschiedenen Stoffen, die die Abwehrbereitschaft gegen bestimmte Krankheiten erhöhen.

Influenza
Durch verschiedene Influenzaviren hervorgerufene Pferdegrippe; Nasenausfluss, hochgradig fiebrig, schmerzhaft.

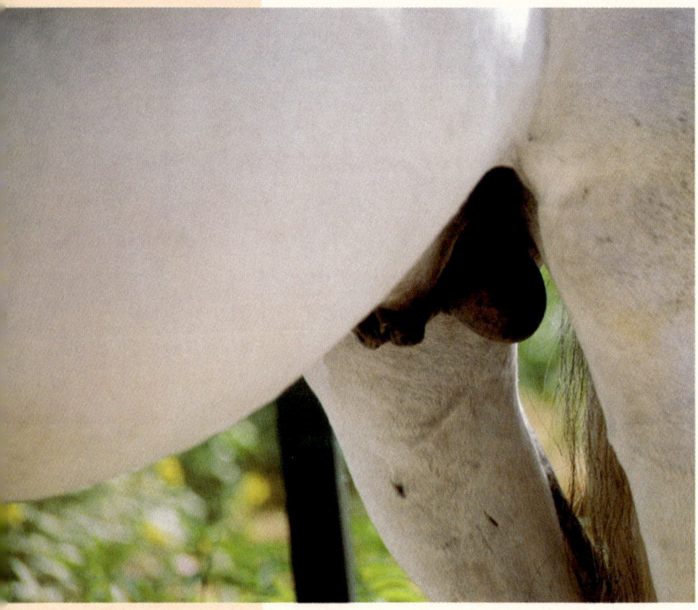

Beim Klopphengst ist nur ein Hoden sichtbar, der andere sitzt noch in der Bauchhöhle oder im Leistenring.

Injektionen
Verabreichung von Stoffen durch die äußere Haut mit Hilfe von Kanülen.

Insekten
In verschiedenen Klimazonen können unterschiedliche Insekten diverse Krankheiten übertragen.

E

Karpfenrücken
Rücken zwischen Widerrist und Kruppe nach oben gewölbt.

Kehlkopferkrankungen
Meistens hervorgerufen durch Infektionen oder Tumore. Sie gehen mit einer Atemstörung einher.

Kehlkopfpfeifen
Lähmung der linken Kehlkopfhälfte, bedingt durch einen Schaden des Nervs, der den linken Kehlkopfteil innerviert.

Kissing Spines
Berührung von Dornfortsätzen der Wirbelsäule vorwiegend im Brust- oder Lendenwirbelsäulenbereich des Pferdes.

Klopphengst
Hengst, bei dem nur ein Hoden sichtbar ist und der andere in der Bauchhöhle oder im Leistenring sitzt. Eine Operation zur Beseitigung dieses meist ererbten Mangels ist oftmals notwendig.

Knochenhautreizung
Entzündung der Knochenhaut, meist durch äußere Einwirkung, Störungen in den Wachstumszonen oder Überlastungen des noch nicht ausgereiften Knochensystems.

Kolik
Schmerzhafte Zustände im Bauchbereich, meistens hervorgerufen im Magen-Darm-Trakt.

Kolitis X
Oft tödliche endende Darmentzündung, deren Ursachen noch nicht erforscht werden konnten.

Kopfschlagen (Headshaking)
Schütteln des Kopfes während des Reitens, in schlimmen Fällen auch ständig; kann viele schwer zu ermittelnde Ursachen haben wie Zahnfehlstellungen, Ohrmilben, falsches Zaumzeug, Rückenerkrankungen, Allergien, Trainingsfehler.

Kronrandspalt
Verletzung des Kronrandes durch äußere Einwirkungen.

Kunde (Zahnkunde)
Natürlich angelegter Hohlraum im Zahn, rund sechs Millimeter tief in der unteren Zahnreihe, zwölf Millimeter in der oberen Schneidezahnreihe. Da der Zahn sich jährlich zwei Millimeter abnutzt, verschwinden die Kunden in den Zähnen zu unterschiedlichen Zeiten. Mit ihrer Hilfe lässt sich deshalb das Alter eines Pferdes schätzen.

L

Lahmheit
Durch Schmerzen oder mechanische Behinderung hervorgerufene Bewegungsstörung eines oder mehrerer Beine.

Lederhautquetschung
Durch Stoß, Nagel oder Eisen hervorgerufene örtliche Huflederhautentzündung.

Linsentrübung
Genetisch bedingter Star

Luftsäcke
Ausstülpung des Atmungsapparates vom Kehlkopf links und rechts hinter den Ganaschen. Die Bedeutung ist unklar. Die ihnen anliegenden Lymphknoten entzünden sich häufig bei Infektionen und vereitern.

Lungenentzündung
Meistens eine Fohlenkrankheit, selten beim erwachsenen Pferd.

Lymphknotenentzündung
Schmerzhafte Entzündung, immer verursacht durch Infektionen.

M

Maden
Entwicklungsform verschiedener Insektenarten.

Magen-Darm-Erkrankungen
In den meisten Fällen verursacht durch schwere Haltungsfehler, mangelhafte Futterqualität, falsche Zusammensetzung der Ration, Zahnerkrankungen, ungeeignete Arzneimittel, Parasiten, Bakterien, Viren.

Magenriss
Durch Magenüberladung entstandene Zerreißung, bedingt durch Gärungen und bei Koliken durch Rückfluss vom Dünndarm in den Magen.

Mauke
Hautentzündung in der Fesselbeuge, hervorgerufen durch Pilze, Viren, Bakterien, Milben, falsche oder ungenügende Pflege, häufig von einem Bein auf andere übertragbar, beispielsweise durch Bandagen, stark gefährdet sind weiße Fesseln und Pferde mit starkem Beinbehang (Kaltblut, Friesen).

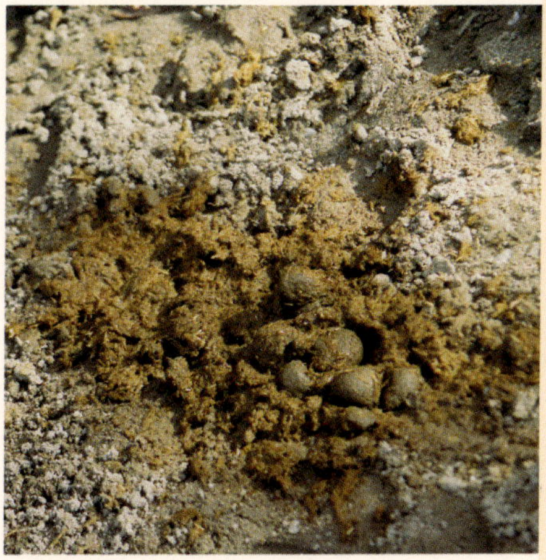

Magen-Darmerkrankungen wie etwa akuter Durchfall können durch Fehler in der Fütterung ausgelöst werden.

Milbenbefall
Es gibt bei Pferden verschiedene Milbenarten (Spinnentiere) mit deren Lieblingsplätzen am Kopf und an den Beinen – häufig der Beginn vieler Hauterkrankungen.

Milzriss
Entsteht durch Unfälle wie Stürze oder Tumore (Leukämie). Die Pferde verbluten dabei in die Bauchhöhle.

Muskelatrophie
Zurückbildung von Muskeln durch langes Stehen, schlechte Durchblutung oder Nervenlähmung.

Muskelriss
Die Zerreißung von Muskelfasern oder -bündeln, immer verbunden mit Schwellung durch auslaufendes Blut, schmerzhaft (Kühlung mittels Wasser und Eis).

Muskelzerrung
Überdehnung von Muskelfasern oder -bündeln, sehr schmerzhaft, aber relativ schnell heilbar.

Nasenbluten tritt bei Rennpferden recht häufig, bei Warmblütern eher selten auf.

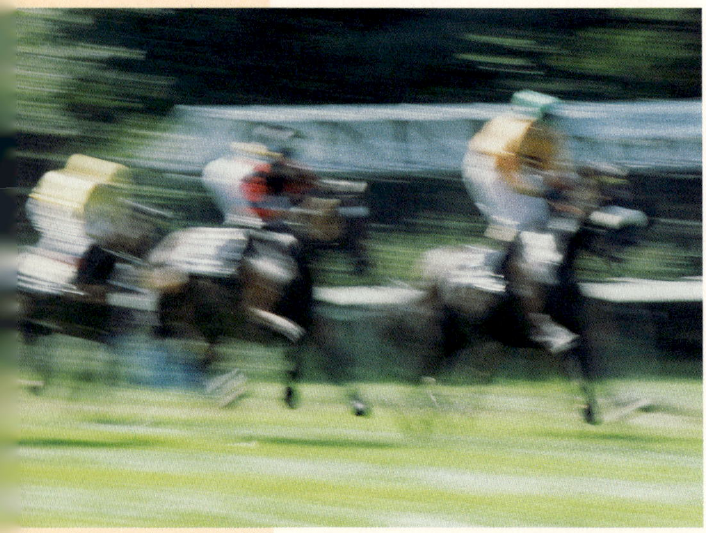

N

Nageltritt
Hochgradig schmerzhaft; ein unglücklich liegender Nagel, den sich das Pferd in den Huf eintritt, kann lebensgefährlich sein!

Nasenausfluss
Deutlicher Hinweis auf eine Infektion durch Viren (zum Beispiel Influenza, Herpes) oder Bakterien (zum Beispiel Streptokokken). Für die genaue Diagnose ist die Art des Ausflusses ausschlaggebend, ob wässrig, milchig oder gar eitrig (letzterer ist besonders ernstzunehmen).

In der Bewegung oder danach gibt Nasenausfluss ebenfalls Hinweise auf Infektionen aller Art, ist aber auch sehr häufig Zeichen von Haltungsfehlern.

Nasenbluten
Häufig bei Rennpferden, seltener bei Warmblut-Reitpferden, kann genetisch oder haltungsbedingt, manchmal auch verletzungsbedingt sein.

Nervenschnitt
Wurde früher häufig bei Erkrankungen der Hufrolle durchgeführt.

Das Pferd wird dadurch beschwerdefrei, aber die Krankheit schreitet fort. Operation dient nur der Schmerzunterbindung. Das Pferd darf keine Turniere mehr bestreiten und kann nur vorsichtig eingesetzt werden.

Nesselfieber
Allergische Erkrankung besonders der Haut, auch der Schleimhaut, mit Quaddelbildung.

O

Ohrmilben
Beim Pferd seltener als beispielsweise beim Hund; spezielle Milbenart, deren Lieblingsplatz im Kopfbereich und in den Ohren liegt.

Osteomalazie
Demineralisierung des Skeletts durch Vitamin-, Phosphor- oder Kalziummangel, häufig auch hormonbedingt.

P

Phlegmone siehe Einschuss

Piephacke
Schleimbeutelentzündung am hinteren oberen Teil des Sprunggelenkes, entstanden durch äußere Einflüsse (Ausschlagen, Gegenschlagen), harmlos, aber ein Schönheitsfehler, langwierig, häufig schwer behandelbar.

Prellungen
Schmerzhafte Umfangsvermehrung durch Blutergüsse, häufig harmlos.

Q

Quaddel
Örtliche Hautentzündung, meistens gekennzeichnet durch runde oder eckige Erhebungen, oft Allergien.

R

Reflux
Zurückfließen vom Dünndarminhalt in den Magen, immer krankheitsbedingt.

Rheumatische Kolik
Verursacht durch Wetterumschwung.

Rhinopneumonitis
Entzündung des Atmungsapparates, meistens durch Herpesviren hervorgerufen.

Röntgendiagnose
Radiologische Untersuchung, mit deren Hilfe man Knochen- und Gelenkveränderungen erkennen kann.

Rosse
Empfängnisbereite Phase der Stute, dauert regulär vier bis acht Tage, in dieser Zeit oft verändertes Verhalten der Stute.

Rotz
Stark ansteckende Erkrankung im Nasen- und Kopfbereich der Pferde mit tödlichem Ausgang. Früher wurden Kriege verloren oder beeinflusst durch diese Pferdekrankheit, heute ist sie in Deutschland ausgerottet.

S

Salmonellosen
Gerade in den letzten Jahren werden wieder in zunehmendem Maße Salmonelleninfektionen registriert. Es ist anzunehmen, dass diese Entwicklung mit der zunehmenden Verseuchung des Bodens und Grundwassers im Zusammenhang steht.

Obwohl die Pferde vollkommen gesund erscheinen, kann es sein, dass sie mit dem Kot Krankheitserreger ausscheiden.

Durch die Kotentfernung, aber auch durch das Personal, werden die Bakterien im ganzen Betrieb sehr schnell verschleppt, sodass bald alle Pferde la-

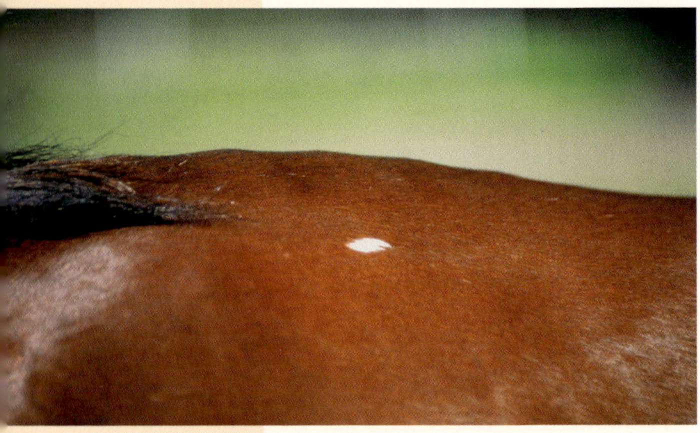

Nach einem Satteldruck bleiben oft auffällige Narben zurück.

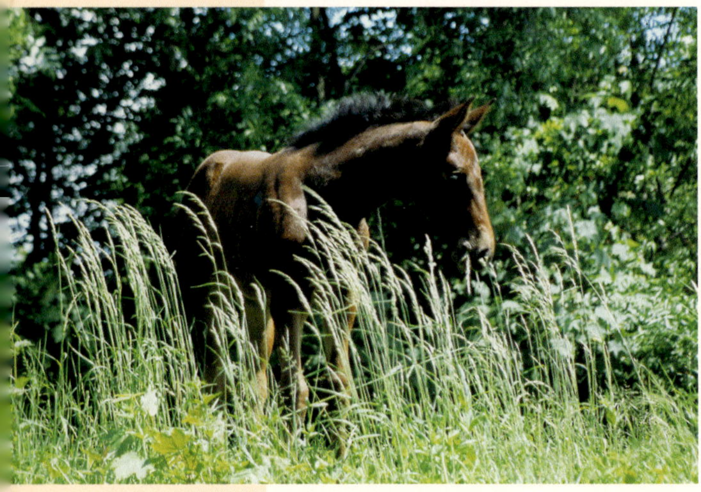

Pferde können bereits im Fohlenalter an Sprunggelenksentzündungen erkranken.

tent mit dieser Infektion behaftet sind und dementsprechend Bakterien ausscheiden.

Wird die Widerstandskraft des Pferdes vielleicht durch eine andere Erkrankung gemindert, entwickelt sich durch einen Salmonellenbefall sehr schnell eine Erkrankung des Magen-Darm-Trakts, verbunden mit heftigen Durchfällen, Kreislaufschwäche und schlechtem Allgemeinbefinden. Bei manchen Pferden mit sehr starkem Befall kann es zu einem blutigen Durchfall kommen.

Besonders gefährlich sind Salmonelleninfektionen bei Fohlen. Eine Behandlung ist recht kostenintensiv, da über einen längeren Zeitraum Antibiotika verabreicht werden müssen.

- Einige Salmonellenarten sind anzeigepflichtig!

Satteldruck

Hautentzündung oder Quetschung durch falsch sitzenden Sattel.

Schleimbeutel

Dienen als Schutz vor äußeren Einwirkungen an besonders disponierten Körperstellen, zum Beispiel bei der Piephacke.

Schlundverstopfung

Verstopfung der Speiseröhre durch falsches Futter oder falsche Fütterungstechnik; kann tödlich enden. Häufig entsteht eine Lungenentzündung dadurch, dass Futter in die Luftröhre und Bronchien gelangt.

Sehnenentzündung

Meistens mit Sehnenfaserrissen einhergehend. Vorwiegend sind die Beugesehnen der Pferde betroffen durch falsche Belastung oder äußere Einwirkungen wie falsches Bandagieren, Schläge, Gegentreten und schlechte Bodenverhältnisse. Es gibt viele Schweregrade bis hin zur Sehnenzerreißung. Zuerst häufig Umfangsvermehrung und Druckschmerz an der entsprechenden Sehne. Bei weiterer Belastung des Pferdes führt dies zur Lahmheit.

Entsprechend dem Grad der Erkrankung schwierig heilbar. Fazit: Je früher behandelt wird, desto besser!

Senkrücken
Rücken nach unten durchgebogen; sehr häufig bei älteren Pferden.

Spat
Erkrankung des Sprunggelenks, beginnend mit Arthritis, übergehend in Arthrose, dann Verknöcherung der Gelenke, oft beidseitig, genetisch oder stellungsbedingt. Kann schon bei Zweijährigen auftreten. Falls die Gelenke verknöchern und dadurch fest schließen, haben einige Pferde keine Schmerzen mehr.

Man erkennt diese Erkrankung durch die Beugeprobe und eine radiologische Untersuchung des Gelenks. Typisches Erkennungszeichen für den Reiter: Die Pferde laufen sich ein.

Star, grauer
Genetisch bedingte Linsentrübung, tritt häufig bereits beim zweijährigen Pferd auf.

Stauballergie
Durch verunreinigte Luft, besonders im Stall, hervorgerufene Entzündung des Atmungsapparates. Symptome: Tränenfluss der Augen und Quaddeln auf der Haut, Nasenausfluss, Husten.

Stimmbandlähmung
Unheilbar; chronische Lähmung des linken Stimmbandes des Kehlkopfes, einhergehend mit einer Rückbildung der linken Kehlkopfmuskulatur.

Stoffwechselstörung
Fütterungs- oder haltungsbedingte Störung einzelner Organe (Leber, Schilddrüse, Nebenniere, Niere) oder ganzer Organsysteme.

Stollbeule
Druckstelle an den Ellenbogen, hervorgerufen durch Stollenverletzung beim Springen, bis Tennisballgröße.

Streptokokken
Bakterien, die überall beheimatet sind und beim Eindringen in Wunden oder Körperöffnungen zu Erkrankungen und starken Entzündungen führen können. Beim Eindringen in die Gebärmutter einer Stute führen sie zu schweren Fruchtbarkeitsstörungen.

T

Tetanus
Durch Bakterien hervorgerufen, die nur in Bereichen gedeihen, wo wenig oder kein Sauerstoff hingelangt, zum Beispiel unter Wundschorf oder in Körperhöhlen wie der Gebärmutter. Diese Bakterien sondern ein Nervengift ab, das entlang der Nervenbahnen in das Gehirn gelangt. Die Erkrankung führt häufig zum Tode durch Krämpfe und Lähmungen (Wundstarrkrampf). Meistens sind diese Bakterien in verunreinigten Wunden vorhanden. Pferde und Schafe sind für diese Erkrankung besonders empfindlich.

Deshalb wichtig: Jedes Pferd muss gegen Tetanus schutzgeimpft sein. Nach der Grundimmunisierung (zweimal im Abstand von drei bis sechs Wochen) wird der Schutz im Abstand von zwei Jahren aufgefrischt.

Tollwut
Virusbedingte Gehirnerkrankung, hundertprozentig tödlich, hervorgerufen durch tollwütige Füchse, Hunde, Katzen, Fledermäuse, die andere Tiere beißen. Betroffen werden Menschen und

alle Haustiere, die gebissen werden könnten. Vorbeugende Impfung ist sehr erfolgreich. Es ist zu empfehlen, alle Weidetiere zu impfen, besonders in tollwutgefährdeten Bezirken.

Tränen-Nasenkanal-Verstopfung

Die Tränenflüssigkeit des Auges fließt durch einen Gang durch Knochen und Nase, der im Bereich der Nüstern endet. Dieser Kanal verstopft häufig durch eitriges Sekret, das durch eine Spülung beseitigt werden kann. Es gibt auch Verklebungen oder genetisch bedingte Verschlüsse, die irreparabel sind. Dann muss sich die Tränenflüssigkeit über den Lidrand entleeren.

Tupferprobe

Eine Probe, um Bakterien oder Viren zu ermitteln. Tupferproben werden häufig entnommen aus dem Uterus, der Klitoris, der Nase, den Bindehäuten der Augen, von Wunden oder der Haut.

U

Überbeine

Sie entstehen durch äußere Einwirkung, durch Schlagen, Stoßen, auch mit den eigenen Beinen. Zunächst entsteht eine Knochenhautentzündung, die im Laufe einiger Wochen zu einer bleibenden Verknöcherung führt. Ob sie harmlos ist oder nicht, hängt von der Lage ab. Bei jungen Vollblutrennpferden gibt es so genannte Fehlbelastungsüberbeine in den Vordergliedmaßen.

Trainingsfehler können bei Vollblutrennpferden Überbeine verursachen.

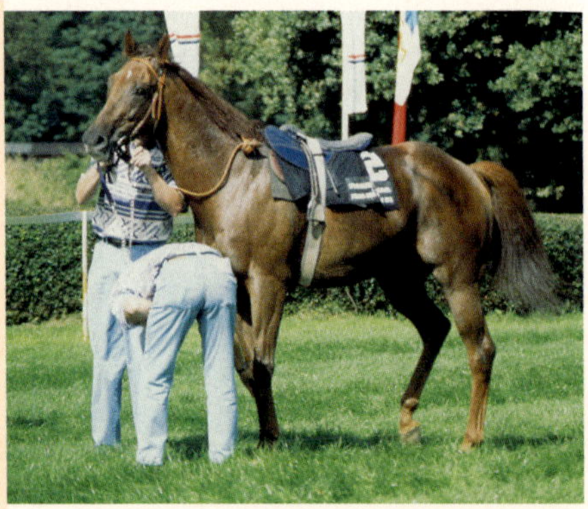

V

Virusabort

Durch Herpesviren hervorgerufene Frühgeburt (Abort). Das Fohlen wird etwa im sechsten bis achten Trächtigkeitsmonat tot geboren oder stirbt innerhalb kurzer Zeit. Für tragende Stuten ist daher eine Schutzimpfung gegen Herpes sehr wichtig, je nach Impfstoff zwei- bis dreimal während der Trächtigkeit.

Verschlag

Kreuzverschlag ist eine schwere Muskelerkrankung. Er entsteht durch falsche oder fehlende Bewegungsangebote, Überbelastung oder fehlerhafte Fütterung. Betroffen sind vor allem Kaltblüter, Norweger, Isländer und Traber. Sehr schmerzhafte Erkrankung meist mit schweren Folgeschäden.

W

Warzen

Warzen entstehen durch Viren spezieller Art, bei jungen Tieren besonders um das Maul und die Nüstern herum. Verschwinden nach einigen Wochen von selbst, sind sehr ansteckend, aber harmlos. Warzenähnliche Gebilde kommen häufig vor an den Augen, am Maul, an den Nüstern, am Unterbauch und an den äußeren Geschlechtsorganen. Warzen sind schwierig zu behandeln, da häufig wiederkehrend (Sarkoid).

Weiße Linie
Am Huf die Verbindungslinie zwischen Sohlenhorn und Wandhorn. Sichtbar, wenn man den Huf von unten betrachtet. Störungen: Beschlagsfehler, Stoffwechselstörungen (zum Beispiel bei Hufrehe).

Windschnappen
Koppen, durch einen Ton gekennzeichnetes Abschlucken von Luft. In der Regel harmlos, nicht ansteckend, genetisch bedingt. Pferde stehen unter Stress, wenn man versucht, diese stereotype Verhaltensweise zu unterbinden. Ausgelöst häufig durch Haltungsfehler.

Wolfszähne
Rückentwickelte Backenzähne, die teilweise im Ober- und Unterkiefer vor den Hauptzahnreihen sitzen. Es sind kleine Stiftzähne, die, wenn sie im Gebiss stören, leicht entfernt werden können.

Wundstarrkrampf siehe Tetanus

Z

Zahnerkrankungen
Erkrankungen der Schneidezähne sind meist bedingt durch Stellungsfehler, Frakturen und Entwicklungsfehler, meistens harmlos; Zahnerkrankungen der Backenzähne entstehen durch Entwicklungsfehler beim Zahnwechsel, Frakturen und andere äußerliche Einwirkungen, schwierig behandelbar.

Zangen
Mittlere Schneidezähne – oben und unten je zwei. Der Zahnwechsel beginnt mit den Zangen im Alter von zweieinhalb Jahren.

Zwanghuf
Einengung der hinteren Hufteile (Trachten) infolge von Haltungsfehlern und Krankheiten, besonders bei Hufrollenerkrankungen und durch Belastungsfehler.

Zyste
Eine Zyste ist ein mit Flüssigkeit gefülltes, von einer Bindegewebskapsel umschlossenes Gebilde, das sich an verschiedenen Stellen des Körpers bilden kann.
Einige Beispiele:

- Im Knochen: In Verbindung mit einem Gelenk sehr problematisch, häufig Auslöser von Lahmheiten, besonders im Kron- und Hufbeinbereich, schwierig behandelbar.
- An den Eierstöcken: Führt oft zu starken Rückenschmerzen, leicht behandelbar.
- In der Gebärmutter: Hormonell bedingt, führt häufig zur Sterilität, dauerhaft schwierig behandelbar.
- Im Nasenbereich: Häufig durch Störungen der Atmung gekennzeichnet, leicht behandelbar.
- In inneren Organen (zum Beispiel Leber): Durch Bandwürmer hervorgerufen, schwierig behandelbar.

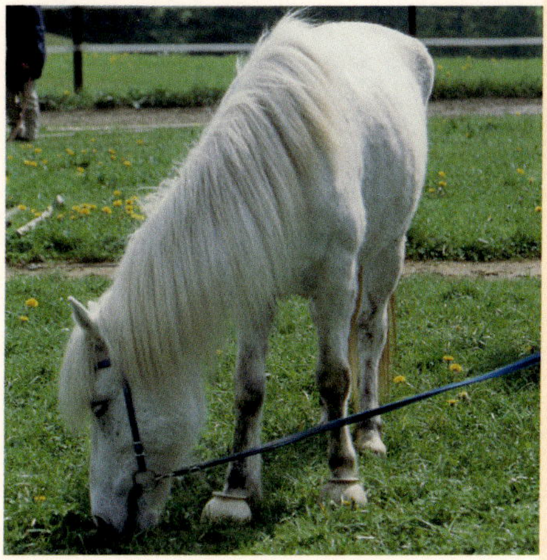

Bandwürmer sind möglicherweise schuld, wenn Pferde struppig und mager sind.

Quellennachweis

- Richtlinien zur Beurteilung von Pferdehaltung unter Tierschutzgesichtspunktender Deutschen Reiterlichen Vereinigung e.V. (FN) und der Deutschen Veterinärmedizinischen Gesellschaft e.V.
- Prof. Dr. Dr. h.c. Helmut Meyer, Direktor a.D. des Instituts für Tierernährung der Tierärztlichen Hochschule Hannover
- Salvana-Werke, Elmshorn

Tipps zum Weiterlesen

Ausgewählte Titel aus dem Cadmos Verlag

Haltung, Pflege, Fütterung

Bruhns, Erika
Handbuch Offenstall
2000

van Damsen, Birgit
Der Weideratgeber
2003

van Damsen, Birgit
Insektenschutz für Pferde
2003

Groß, Heike
Wenn Pferde kochen könnten
1999/2004

Holst, Andrea/Bolze, Daniela
Erste Hilfe
2003

Künzel, Nicole
Pferde richtig pflegen
2005

Rüsbüldt, Anke
Erste Hilfe für mein Pferd
2000/2004

Rüsbüldt, Anke
Pferde richtig impfen und entwurmen
2001

Schmelzer, Angelika
Pferdefütterung – leicht gemacht
1999

Schmelzer, Angelika
Basispass Pferdekunde
2001

Schmelzer, Angelika
Sachkundenachweis Pferdehaltung
2003

Schmelzer, Angelika
Richtige Pferdefütterung
2005

Pferderassen

Dahl, Dorothee
Shetland Ponys
2001

Haller, Martin
Lipizzaner
2003

Millán-Ruiz, Brigitte
Das spanische Pferd
1997

Schmelzer, Angelika
Islandpferde
2002

Schmelzer, Angelika
Alles über das Deutsche Reitpony
2003

Schmelzer, Angelika
Welsh Ponys und Cobs
2003

Schulte, Erhard
Trakehnens Pferde
1998

Slawik, Christiane
Tinker Ponys
2000

Slawik, Christiane
Schwere Jungs
2002

van der Heuvel
Friesenpferde
2000

Waiditschka, Gudrun
Lusitanos
2001

Wolf, Ulrich
Haflinger
2001